INTRODUCTION OF OPTOMETRY

안경학개론

편집위원

김상엽 · 문병연
유동식 · 조현국

도서출판 대학서림

머리말

PREFACE

우리나라 안경사는 첫째, 비정시를 광학적으로 교정하기 위한 자각적 굴절검사. 둘째, 조절력을 보정하는 근용안경처방을 위한 검사. 셋째, 눈의 피로를 줄이기 위한 프리즘굴절력의 크기 및 기저 방향을 결정하는 검사와 조절 · 폭주와 관련된 시기능검사. 넷째, 안경의 조제가공 및 안경테의 조정, 그리고 안경 및 콘택트렌즈의 판매를 수행할 수 있는 면허를 소지한 전문가이다. 안경사가 되기 위해서는 우선 대학에서 안경광학과를 전공하여야 한다. 처음 안경광학을 접하는 학생들에게 무엇을 가르칠 것인지, 어떻게 가르칠 것인지, 그리고 얼마만큼 가르칠 것인지에 대한 고민은 교육자로서 누구나 갖는 고민이다. 본 '안경학개론'은 모든 교재가 추구하는 바와 같이 학생들에게 안경광학에 대한 전반적인 지식을 제공하고 기본적인 개념을 정립시키는데 목적을 두었다. 그리고 강의실에서 보여지는 학생들의 학습성향을 고려하여 서술 내용을 더 넓게 더 깊이 하기보다는 더 줄이고 더 간략히 하고자 노력하였다.

이번 개정판에서는 전체적인 내용의 변화보다는 부분적으로 필요한 그림이나 표를 교체하고 수정하였으며, 일부 본문 내용을 추가하였다. 저자들은 앞으로도 계속 사용자들의 의견을 반영하여 더 쉽고 유용한 '개론서'가 되도록 최선을 다할 것이다.

교재 개정을 위해 애써 주신 교수님들께 감사드리며, 더 나은 교재로 거듭날 수 있도록 많은 교수님들의 참여와 의견을 부탁드립니다.

감사합니다.

2023년 2월

한국안경광학과교수협의회

차 례

CONTENTS

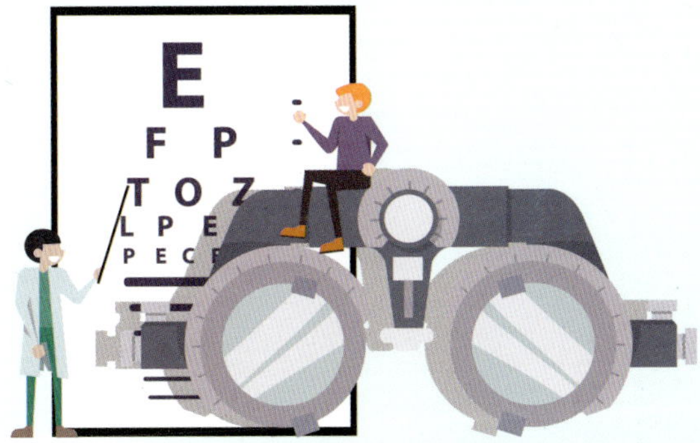

제 01 강 옵토메트리와 안경사의 이해

- 옵토메트리의 이해
- 안경사의 이해
- 안경사의 직무영역과 사회적 역할

1 옵토메트리란?

옵토메트리(optometry)란 사전적인 의미로 그리스어의 '보이는 곳'이라는 단어인 'opsis'와 '측정하다'인 'metron'이 합쳐져 파생된 단어로서 '보는 기능을 측정하는 것' 즉, '시력검안'이라 말할 수 있다. 옵토메트리학(optometry)은 안과학(ophthalmology)과 함께 시과학(vision science)이라는 포괄적 범주에 속해 있다. 안과학은 눈의 질환을 진단하여 약물처방 및 수술의 방법을 이용한 눈 치료에 관한 이론을 연구하거나 임상적 적용방법을 연구하는 학문이다. 이 안과학 분야에서 임상적으로 실행하는 전문가를 안과전문의사(ophthalmologist)라고 한다. 그리고 옵토메트리학은 눈의 질병을 진단하거나 근시, 원시, 난시와 같은 굴절이상과 조절, 양안시와 같은 눈의 기능을 측정하여 이에 관한 문제를 해결하기 위하여 안경 및 콘택트렌즈 등을 이용한 교정이론과 임상적 적용방법을 연구하는 학문이다. 이 옵토메트리 분야의 임상전문가를 검안사(optometrist) 혹은 검안전문의사(optometric doctor: OD)라고 하며, 이들은 안질환의 의학적 진단 및 처치, 비정시의 광학적 교정 등 국민들의 눈 건강을 예방 · 관리하는 것을 주요업무로 하고 있다. 우리나라의 경우 안과적 진단 및 약제를 사용한 안과적 치료를 제외하고는 안경사가 검안사(검안전문의사)의 업무와 역할을 담당하고 있다.

2 우리나라의 안경사

눈이 사람의 신체에서 얼마나 중요한 기관인가는 '몸이 천냥이면 눈은 구백냥이다.'라는 옛말에서 알 수 있다. 안경사는 바로 이 눈과 관련된 다양한 지식을 습득하여 눈 검사와 안경의 조제 · 가공 등 매우 전문화된 직무를 수행하는 눈 전문가이다. 안경사는 국민들이 편안한 시생활을 할 수 있도록 정확한 굴절검사는 물론 평가와 처방을 통해 최적의 안경과 콘택트렌즈를 조제 · 가공하여 다양한 생활환경에서 편안한 시력활동을 할 수 있도록 한다. 이러한 시력관리의 중요성은 산업현장에서 작업능률을 향상시키는 바탕이 되어 국가산업 발전에 영향을 끼칠 수 있는 것에서도 알 수 있다. 우리나라의 옵토메트리 교육은 먼저 교육제도를 확립시킨 후 국가자격제도를 관철하자는 의도로 1978년 실시된 대한안경인협회(現 대한안경사협회) 주관의 통신교육이 시초가 되었다. 그 후 1982년 대한안경인협회는 서울특별시 교육위원회의 인가를 받아 부설 한국안경고등기술학교를 설립하였다. 그리고 1984년 교육부의 인가를 통해 전문대학 내에 최초로 안경사를 양성할 목적으로 안경광학과가 개설되었고, 국가자격제도의 법제화 추진은 1988년 9월에 보건복지부가 제안한 행정입법의 형태로 기존의 의료기사법을 준용하는 속칭 안경사법이 국회를 통과하였다. 이 법에 따라 1989년에 제 1회 안경사 국가시험이 시행되었다.

국내에 안경사라는 용어가 생긴 것은 바로 1987년 11월, 의료기사법이 공표되어 국가시험에 의해 면허를 취득해야만 하는 안경사제도가 도입되면서 부터이다. 면허를 취득해야 하는 전문직인 안경사가 되기 위해서는 그에 맞는 교육과 훈련이 뒤따라야 한다. 즉, 안경사가 되기 위해서는 전문대학 및 대학교의 안경광학과에 입학하여 그 분야를 전공하여야 한다. 1984년부터 국내 전문대학 과정에 안경광학과가 개설되기 시작하였고, 현재는 박사과정까지 개설되어 시력보건분야의 심화교육이 이루어지고 있다(부록 1).

3 안경사의 직무영역과 역할

'의료기사등에 관한 법률 시행령' 제 2조[의료기사, 보건의료정보관리사 및 안경사의 업무범위]; ①항 8호에서는 우리나라 안경사의 업무내용은 다음과 같이 정해 놓고 있다.

> 가. 안경(시력보정용에 한정한다. 이하 같다)의 조제 및 판매와 콘택트렌즈(시력보정용이 아닌 경우를 포함한다. 이하 같다)의 판매에 관한 다음의 구분에 따른 업무. 1) 안경의 조제 및 판매. 다만, 6세 이하의 아동을 위한 안경은

의사의 처방에 따라 조제 · 판매해야 한다. 2) 콘택트렌즈의 판매. 다만, 6세 이하의 아동을 위한 콘택트렌즈는 의사의 처방에 따라 조제 · 판매해야 한다. 3) 안경 · 콘택트렌즈의 도수를 조정하기 위한 목적으로 수행하는 자각적 굴절검사로서 약제를 사용하지 않는 검사. 4) 안경 · 콘택트렌즈의 도수를 조정하기 위한 목적으로 수행하는 타각적 굴절검사로서 약제를 사용하지 않는 검사 중 자동굴절검사기기를 이용한 검사. 나. 그 밖에 안경의 조제 및 판매와 콘택트렌즈의 판매에 관한 업무

안경사의 업무영역

- 비정시 교정을 위한 자각적 굴절검사
- 조절력 보정을 위한 근용안경처방검사
- 안정피로를 경감시키기 위한 조절 및 폭주관련 시기능검사
- 안경 조제가공 및 안경테의 조정
- 안경 및 콘택트렌즈 판매

위 관련 법률에서 보듯이 의사가 아닌 우리나라 안경사가 현실적으로 수행할 수 있는 주요 업무범위를 다시 해석하면 다음과 같이 설명할 수 있다. 첫째, 비정시, 즉 근시, 원시 및 여러 난시를 광학적으로 교정하기 위한 자각적 굴절검사. 둘째, 조절력을 보정하는 근용안경처방을 위한 검사. 셋째, 눈의 피로를 줄이기 위한 프리즘 굴절력의 크기와 기저방향을 결정하는 검사와 조절 및 폭주관련 시기능검사. 넷째, 안경 조제가공 및 안경테의 조정. 마지막으로 안경 및 콘택트렌즈의 판매로 정리할 수 있다. 또한 안경 및 콘택트렌즈와 같은 시력보조기구의 사용법을 알려 주고, 안경 또는 콘택트렌즈의 세척 및 착용 방법, 시력 보호를 위한 눈 관리 방법에 대하여 설명해 주는 것도 안경사의 역할이 되겠다.

의학 분야에서는 1차 진료(primary medical care)라는 용어를 흔히 사용한다. 1차 진료는 일단 질병이 발생하여 진료를 받게 되었을 때 이를 처음으로 담당하는 것을 말한다. 이들 1차 진료 의사가 우선 진료를 하고 필요에 따라서 2차나 3차 진료기관에 더 정밀한 검사나 치료를 의뢰한다. 이와 비슷하게 안경사는 국민의 눈 건강과 시력보건을 담당하는 보건의료인으로서 국민들의 'primary eye care', 다시 말해 '1차적인 시력관리'를 담당하는 역할을 하는 전문가(specialist)여야 하겠다. 안경사는 환자의 시력검사 중 안질환이 의심되는 경우 안과의사의 치료를 권고하여 조기에 안질환을 예방하거나 위급상황을 감소시키는 역할을 하여야 한다. 안경사가 안질환에 대한 기초지식을 배우는 것은 시력저하가 안과적 처치를 요하는 것인지, 광학적 처치를 필요로 하는 굴절이상 및 시기능 이상에 의한 것인지 판별하기 위함이다. 안경사는 안경사의 직무영역에서 최선을 다하며, 국민들의 시력보건을 위해 노력하고 안과의사와 서로 유기적인 관계를 유지하여야 한다. 현재 우리나라 안경 착용인구는 국민의 약 54.5%(2019년 한국갤럽조사)에 이르며, 눈 건강에 대한 체계적인 관리가 필요한 상황에서 안경사의 필요성과 사회적 위상은 꾸준히 높아지고 있다. 시생활의 불편은 전 국민적인 것이므로 안경사는 국민들의 시생활 보호(vision care)를 위한 1차적 시력관리를 담당할 전문가, 즉, 국민의 시력보건을 담당하는 전문보건의료인으로서 그 책임이 막중하다고 하겠다.

4 안경사 임상직무의 시작과 끝

고객이 안경원을 방문하였다고 가정해 보자. 가장 먼저 고운 말씨와 바른 태도로 환자를 응대해야 한다. 이것은 전문가의 위상을 더욱 높이는 기본자세가 될 것이다. 그 다음으로 방문목적을 파악하는 문진(case history)을 통해 문제를 해결하기 위한 정보를 파악하여 대략적인 진단(tentative diagnosis)에 이르게 된다.

대략적인 진단을 내렸다면 이를 확인하기 위한 예비검사(preliminary examination) 단계를 거쳐 본격적인 굴절검사(refraction)를 시행하게 된다. 안경사는 타각적 굴절검사(objective refraction)와 자각적 굴절검사(subjective refraction)를 수행하여 피검자의 굴절이상도를 평가하고 최적의 교정값을 결정한다. 또한 필요에 따라 시기능 검사를 통해 굴절이상 이외의 눈 문제를 구체적으로 해소할 수 있는 방법을 찾아볼 수도 있다. 그리고, 최종적으로 안경 및 콘택트렌즈를 조제하

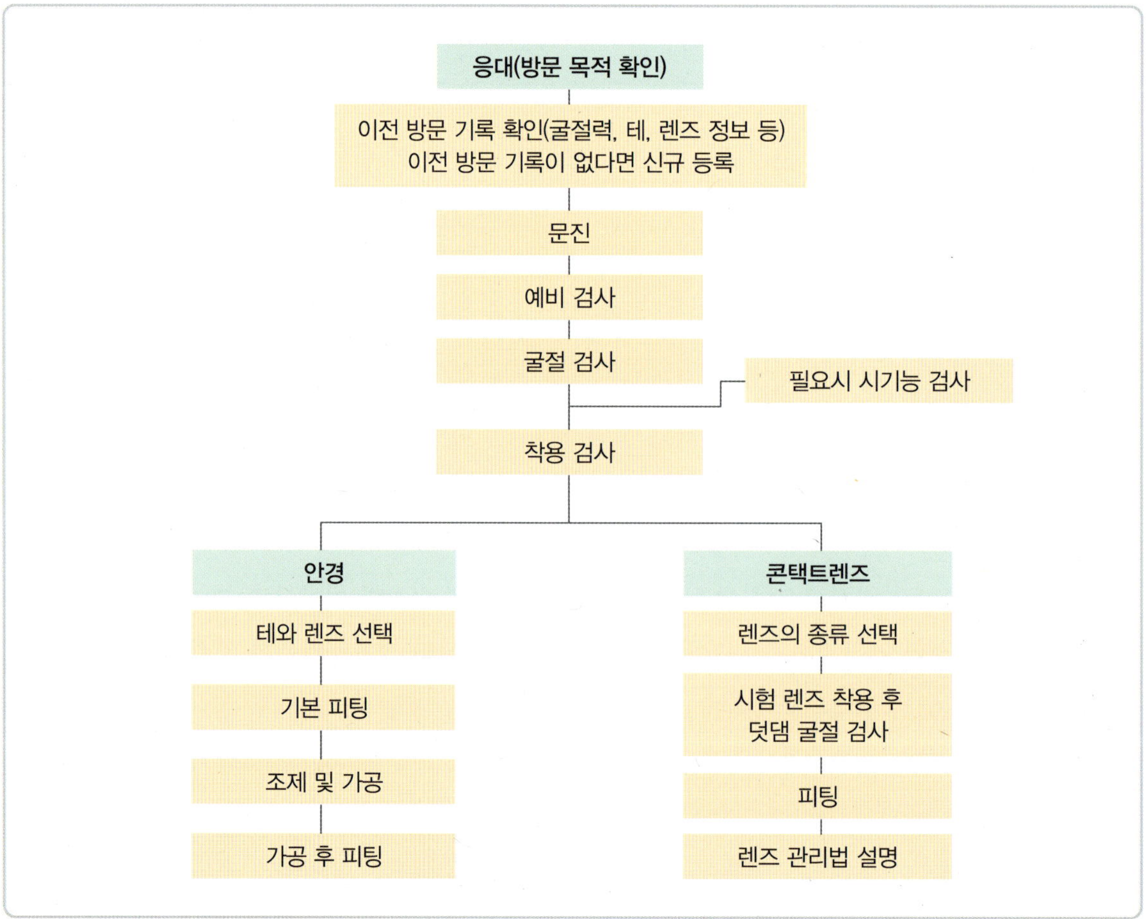

그림 1-1. 안경사 직무 흐름도

거나 가공하고, 피팅을 수행한다.

그림 1-1에 안경사의 직무 내용을 간략하게 순서도로 나타내었다. 세부적인 검사내용에 관해서는 16강에서 다시 설명하도록 하겠다.

5 외국의 옵토메트리 제도

검안사 제도를 법률로 정해 놓은 나라는 미국, 호주, 뉴질랜드, 독일 등이 대표적이다(부록 2, 3). 이들 나라에서는 임상적으로 안과의사, 검안사, 조제안경사(dispensing optician)로 눈과 관련된 직종을 세분화하고 있으며, 특정 국가에서는 눈의 기능이상을 교정하는 시기능교정사(orthoptist)를 두기도 한다. 안과의사는 눈과 관련된 질환을 진단하고 치료에 필요한 약제를 처방하지만 주로 수술적 처치를 통해 눈질환을 치료하는 업무를 담당하고 있다. 검안사는 굴절이상 및 눈의 기능적 문제를 광학적으로 교정하고, 눈질환 처치를 위해 안과의사와 협진하며, 국민들의 1차적인 시력관리에 주도적인 역할을 한다. 조제안경사는 안과의사나 검안사의 안경처방전에 따라 안경조제 및 가공과 판매를 주 업무로 한다. 시기능교정사의 경우 수술이나 약물로 치료가 어려운 다양한 시각적 상태를 비수술적 처치를 통해 개선시키는 것을 주 업무로 한다. 외국의 경우 이들과 같은 전문가들이 유기적으로 협력하여 시각적 문제를 가진 사람을 위해 상호협조체제를 유지하고 있다. 아래에 대표적인 외국의 검안제도를 살펴보도록 하겠다.

5-1. 미국(USA)

미국의 검안사는 눈에 관한 1차 진료를 담당하는 검안의사(OD)이다. 검안사는 안경과 콘택트렌즈를 이용한 시력교정을 전문으로 하며, 경구(oral) 약제와 국소적인(topical) 약제를 사용하여 다양한 눈질환을 진단하고 치료할 수 있는 자격이 있다. 또한 오클라호마(Oklahoma), 켄터키(Kentucky), 루이지애나(Louisiana)와 같은 특정 주에서는 검안사가 레이저를 이용한 굴절교정수술을 시행하기도 한다. 미국의 조제안경사는 검안사와 안과의사가 처방한 시력교정용 처방서에 적합한 안경을 조제하고 판매하는 것을 주 업무로 하고 있다. 참고로 미국에는 현재 23개의 교육기관에서 옵토메트리 학위 과정을 운영하고 있다(부록 4).

5-2. 호주와 뉴질랜드(Australia and New Zealand)

호주와 뉴질랜드에서는 검안사가 국민들의 전반적인 눈 관리를 위한 검사 및 처방의 권한을 가진다. 또한 안과적 질환이 의심될 때에도 검안사의 소견을 먼저 받은 후에 안과 진료를 받도록 규정하고 있다. 호주와 뉴질랜드에는 각각 5개와 1개의 대학에 옵토메트리 과정이 개설되어 있다(부록 5).

5-3. 독일(Germany)

독일의 시력보건 시스템은 다른 나라와는 조금 다른 형태를 띠고 있다. 안과의사와 안경사(안경기능공, 안경기능장)로 크게 두 가지 직군으로 나누어진다. 안과의사는 질환의 진단과 치료 및 수술을 담당한다. 안경기능공(Augenoptikergeselle)은 안경과 콘택트렌즈의 조제 및 판매를 할 수 있다. 생체의학(biomedical) 과정을 이수하지 않은 안경기능장(Augenoptikermeister, refracting optician)은 굴절검사와 시기능검사 만을 담당하며 생체의학 과정을 이수하게 되면 안질환의 진단까지 할 수 있는 검안사의 역할을 하게 된다.

제 02 강 빛의 성질

- 빛의 정의
- 굴절률
- 버전스

1 빛이란?

빛(light)은 인간의 시신경을 자극하여 물체를 볼 수 있게 하는 전자기파(electromagnetic wave)의 일부이다. 제한적으로 가시광선(visible ray)만을 빛으로 고려하는 경우가 있으나 자외선(UV, ultraviolet ray)과 적외선(IR, infrared ray)을 포함하기도 한다. 전자기파는 파장(wave-length)에 따라 다른 특성을 가지지만 비슷한 성질을 가지는 영역에 따라 분류를 하며, 일반적으로 인간이 인식할 수 있는 가시광선은 파장이 380~780 nm인 범위를 말한다(그림 2-1). 우리가 매일 접하는 태양 광선처럼 가시광선 각 파장의 빛이 적당하게 혼합되어 색이 없는 것처럼 보이는 빛을 백색광(white light)이라 하며, 레이저 광선처럼 하나의 파장을 가지는 빛을 단색광(mono-chromatic light)이라 한다. 가시광선의 보라색보다 더 짧은 파장을 가지는 자외선은 파장에 따

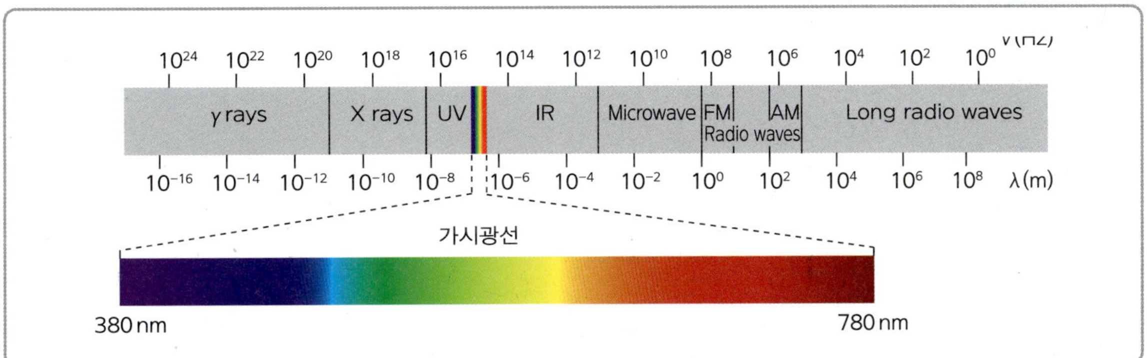

그림 2-1. 전자기파의 파장에 따른 분류

라 UV-A (320~400 nm), UV-B (280~320 nm), UV-C (100~280 nm)로 분류하며, 적외선은 780 nm~1 mm 범위의 파장을 가지는 것으로 분류한다.

역사적으로 파동성 및 입자성과 관련한 빛의 본질에 대해 많은 논란이 있었다. 17세기에 뉴턴(Isaac Newton)은 '빛은 광원에서 방출된 작은 입자들이 빠른 속도로 공간을 퍼져 전파되는 입자들의 흐름'이라고 하였으며, 입자설로 반사, 굴절 등의 현상들을 설명하였다.

19세기에 영(Tomas Young)과 프레넬(Augustin Jean Fresnel)이 간섭과 회절현상을 발견함으로써 파동설이 부각되었으며, 맥스웰(James Clerk Maxwell)이 빛은 전자기파(electromagnetic wave)의 일종이라고 주장하고, 헤르츠(Heinrich Rudolf Hertz)가 이를 입증함으로써 빛의 파동성이 확고해지게 되었다.

20세기에 들어서 아인슈타인(Albert Einstein)은 '빛은 광양자라는 에너지를 가진 입자의 흐름'이라는 입자설로 광전효과(photoelectric effect)를 설명하였으며, 콤프턴(Arthur Holly Compton)의 X선 산란 실험도 빛의 광양자설(light quantum theory)을 뒷받침하였다.

현대물리학에서 빛은 입자성과 파동성 두 가지를 모두 가지고 있는 것으로 인식되고 있으며, 이를 빛의 이중성(duality of light)이라 한다. 빛의 입자성과 파동성을 나타내는 대표적인 성질은 다음과 같다.

입자성: 광전효과, 콤프턴효과
파동성: 간섭, 회절, 편광

파동은 매질이 이동하는 것이 아니며, 에너지가 진동을 통해 전달되는 현상이다. 파동은 매질의 유무에 따라 매질이 필요한 역학적 파동과 빛처럼 매질이 없어도 전파될 수 있는 전자기파(electromagnetic wave)로 구분될 수 있다. 또한 파동의 진동 방향과 진행 방향이 서로 수직인 횡파(transverse wave)와 서로 나란한 종파(longitudinal wave)로 나눌 수 있으며, 횡파와 종파의 대표적인 예로 빛(전자기파)과 소리(음파)를 들 수 있다(그림 2-2).

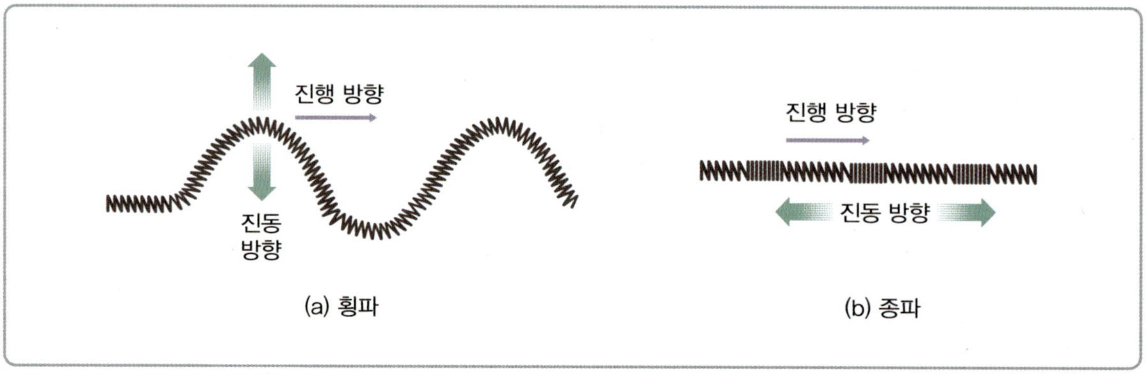

그림 2-2. 횡파와 종파

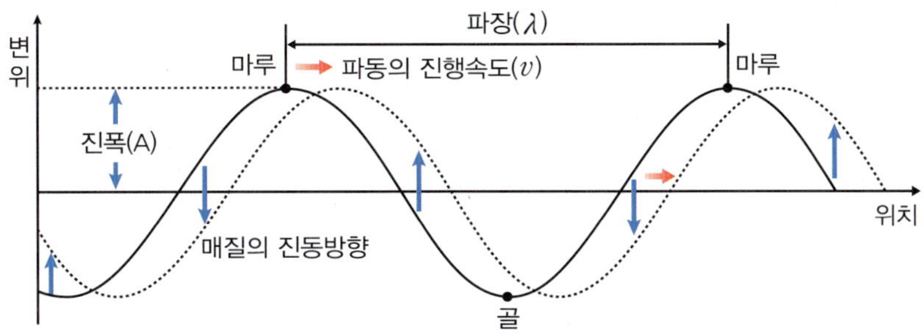

그림 2-3. 파동의 진폭과 파장

그림 2-3에서 파동의 가장 높고, 낮은 부분을 각각 마루(crest)와 골(trough)이라고 한다. 마루와 골 사이 높이의 절반을 진폭(amplitude)이라고 하며, 같은 모양의 진동이 반복되는 최소 길이(예: 마루에서 인접한 마루 또는 골에서 인접한 골까지의 거리)를 파장(wavelength, λ)이라고 한다. 매질의 한 점이 한번 진동하는 시간을 주기(period, T), 매질의 한 점이 1초동안 진동하는 횟수를 진동수(frequency, f)하며, 주기와 진동수의 단위는 각각 초(second, sec), 헤르츠(Hertz, Hz)이다. 진동수와 주기는 서로 역수 관계에 있다. 파동의 속도(wave velocity, v)는 일정시간동안 일정한 거리를 움직인 비율을 말하며, 한 주기동안 한 파장만큼 진행한다. 따라서

$\lambda = vT = \frac{v}{f}$ 이다.

한 매질에서 진행하던 파동은 매질이 달라지면 진동수(또는 주기)는 변하지 않으나 속도가 달라지며 파장길이도 달라진다.

용·어·설·명

- 광전효과(photoelectric effect): 금속 등의 물질에 한계 진동수 이상의 빛을 비출 때 물질의 표면에서 전자가 튀어 나오는 현상. 빛은 광자라고 하는 작은 알갱이로 이루어져 있으며, 에너지가 큰 광자가 원자에 속박된 전자와 충돌하여 전자가 방출된다.

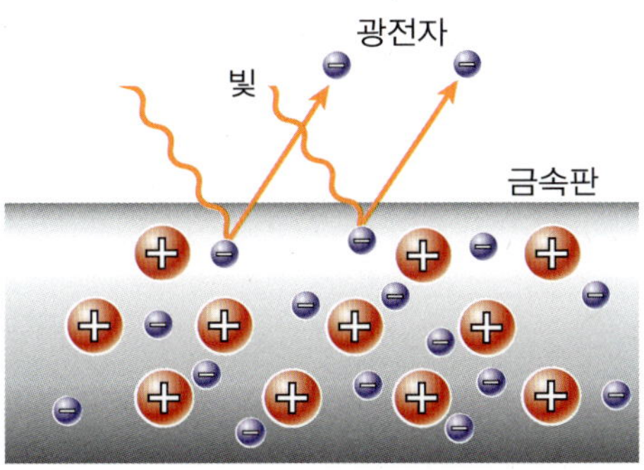

그림 2-4. 광전효과

- 콤프턴 효과(Compton effect): 물질에 특정 파장의 X선이 입사할 때 전자와 함께 파장이 달라진 X선이 출사하는 현상. 입사한 광자의 에너지 일부가 전자에 전달되어 전자가 튀어 나오며, 산란되어 나오는 X선은 에너지가 작아져 입사한 X선에 비해 파장이 길어진다.

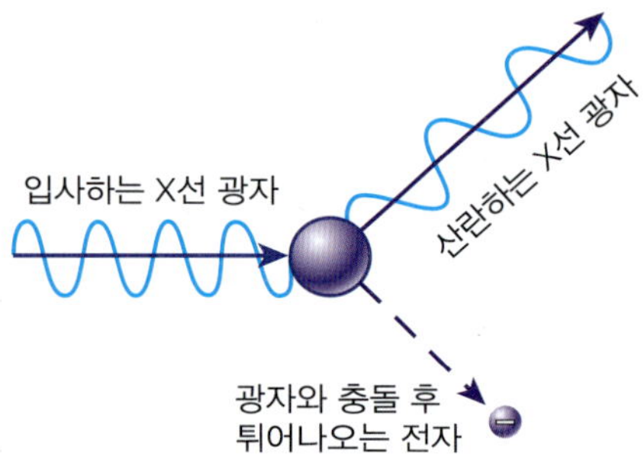

그림 2-5. 콤프턴 효과

- 간섭(interference): 여러개의 파동이 만나 마루와 마루 또는 골과 골이 겹쳐질 때 진폭이 더 큰 파동이 되고(보강간섭, constructive interference), 반대로 마루와 골 또는 골과 마루가 겹쳐지면 상쇄되어 진폭이 줄어든다(상쇄간섭, destructive interference).

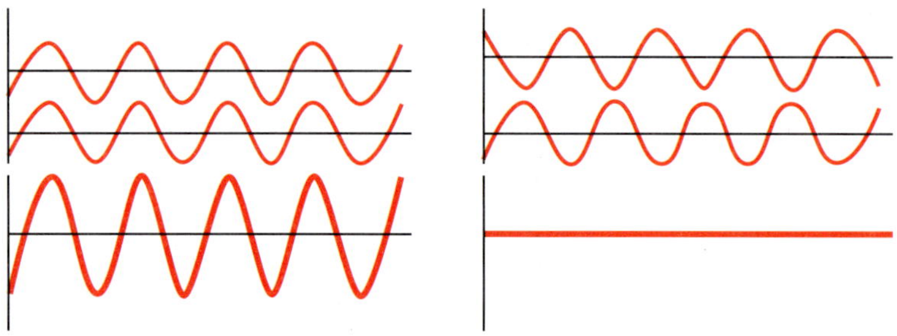

(a) 보강간섭 (b) 상쇄간섭

그림 2-6. 파동의 간섭

- 회절(diffraction): 파동이 장애물이나 좁은 틈을 통과할 때 파동이 직진하지 않는 뒤쪽 영역까지 전달되는 현상.

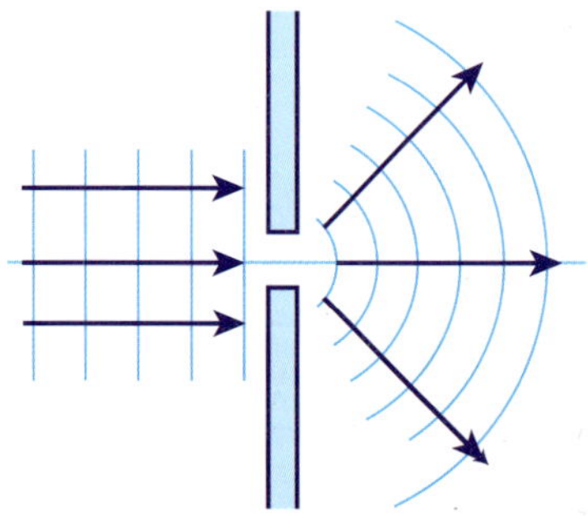

그림 2-7. 파동의 회절

• **편광**(polarization): 모든 방향으로 진동하면서 진행하는 자연광과는 달리 특정한 방향으로만 진동하면서 진행하는 현상. 방해석 등 특정 광물질이나 편광필름에 자연광을 투과시켜 편광을 얻을 수 있으며, 특정한 방향으로 입사한 빛이 반사되면서 편광이 되기도 한다.

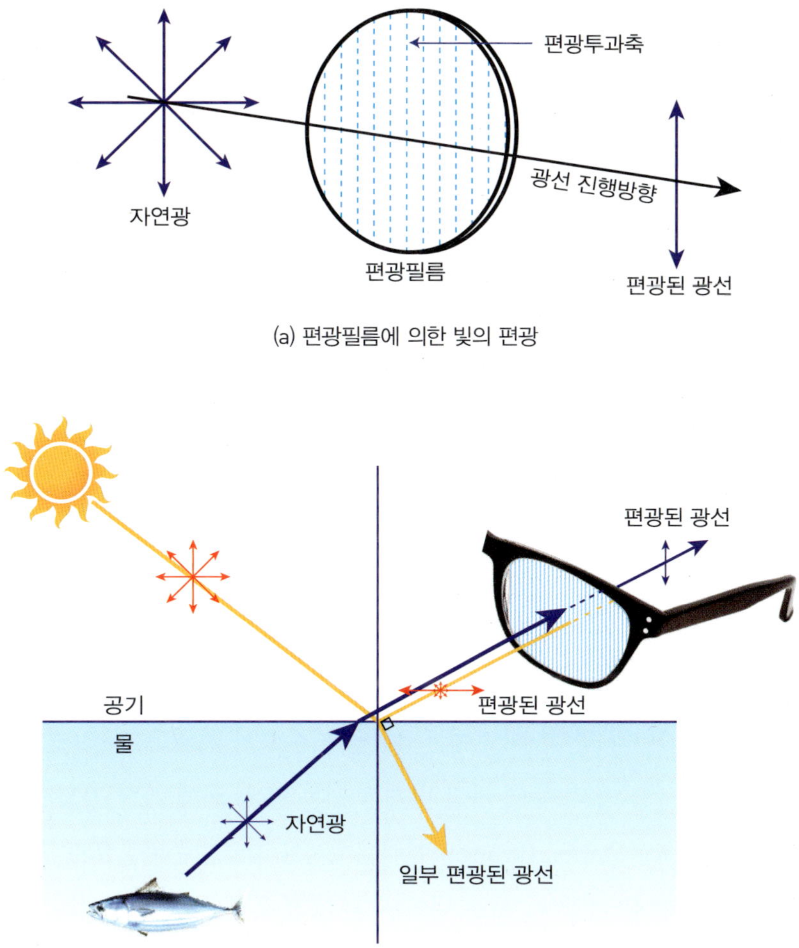

(a) 편광필름에 의한 빛의 편광

(b) 반사에 의한 빛의 편광

그림 2-8. 투과와 반사에 의한 빛의 편광

편광필름을 통과하면서 편광투과축과 같은 방향으로 진동하는 성분만 투과가 된다. 수면 등에서 태양광의 반사광선(수평방향 진동성분의 편광)은 눈부심을 일으킬 수 있으며, 이를 차단하기 위해 편광투과축을 수직방향으로 위치시키면 눈부심을 일으키는 반사광선을 차단할 수 있다.

• **매질**(medium): 파동을 전달시키는 물질. 빛을 포함한 전자기파는 매질이 없는 진공에서도 전파된다.

2 굴절률과 버전스

2-1. 굴절률

진공중에서 모든 파장의 빛은 가장 빠른 C=299,792,458 m/s ≈ 3×10^8 m/s의 일정한 속도로 진행하지만 물, 유리 등 매질속에서는 속도가 느려지며, 파장에 따라서도 속도가 달라진다. 진공중에서 진행하던 단색광은 매질을 만나면 진동수는 변하지 않지만 파장이 짧아지며, 속도도 느려진다. 특정 파장의 빛에 대해서 진공중에서 속도C와 어떤 매질속에서 속도의 비율을 그 매질의 절대 굴절률(absolute refractive index) 또는 굴절률이라 하며, 진공과 다른 매질에서 빛의 속도의 비교는 그 매질의 광학적 밀도(optical density)의 측정값을 나타낸다. 상대적으로 빛의 속도가 빨라 굴절률이 작은 매질을 광학적으로 소한(rare) 매질이라고 하며, 속도가 느려 굴절률이 큰 매질을 밀한(dense) 매질이라고 한다.

매질속에서 빛의 속도를 v, 매질의 굴절률을 n으로 표시할 때 다음과 같이 정의한다.

$$n = \frac{C}{v}$$

매질중에서 빛의 속도는 파장에 따라 달라진다. 파장이 짧을수록 속도는 느려지며, 파란색보다 파장이 긴 빨간색 빛의 속도가 더 빠르다. 일반적으로 굴절률의 측정은 파장이 587.6nm인 프라운호퍼(Joseph von Fraunhofer)의 d선이나 546.1 nm의 e선을 기준으로 하며, 이것을 참조기준파장(reference wavelength)이라 한다. 이전에는 d선을 기준으로 하였고, 나라별로 d선과 e선을 기준으로 사용하고 있으나 e선이 우리 눈이 가장 밝게 느끼는 555 nm에 가장 가깝기 때문에 ISO (International Organization for Standardization)에서는 e선을 참조기준파장으로 규정하고 있다. d선과 e선을 기준으로 한 굴절률은 각각 n_d, n_e로 나타낸다. 예전에 렌즈 소재로 많이 사용되었던 크라운

표 2-1. 주요 매질의 굴절률(n_d)

매질	굴절률
공기(air)	1
물(water)	1.33
각막(cornea)	1.376
수정체(crystalline lens)	1.386~1.406
크라운 유리(crown glass)	1.52
플린트 유리(flint glass)	1.6
CR-39	1.498
폴리카보네이트(polycarbonate)	1.586
중굴절률 플라스틱(middle index plastic)	1.56
고굴절률 플라스틱(high index plastic)	1.70
다이아몬드(diamond)	2.42

글라스의 굴절률은 n_d=1.523, n_e=1.525, CR-39는 n_d=1.498, n_e=1.5로 크게 차이가 나는 것은 아니며, 안광학에서는 꼭 구분해서 표기해야 하는 경우가 아니면 첨자를 생략하고 n으로 표기한다. 자주 접하는 주요 매질의 굴절률은 표 2-1에서 볼 수 있다. 공기의 굴절률은 1.00029로 거의 1에 가깝고, 물은 1.33, 광학유리는 1.523~1.885, 광학플라스틱은 1.498~1.74의 굴절률을 가진다.

같은 시간 t동안 빛이 진공중에서 C의 속도로 거리 s만큼 이동을 하였고, 굴절률이 n인 매질속에서 v의 속도로 s'만큼 이동을 하였다면 다음과 같이 나타낼 수 있다.

$$t = \frac{s}{C} = \frac{s'}{v}$$

$$\frac{C}{v} = n = \frac{s}{s'}$$

$$s = ns',\ s' = \frac{s}{n}$$

여기서 s를 광학적 거리 또는 광로장(optical distance), s'는 축소거리 또는 환산거리(reduced distance)라 한다. 광학적 거리는 굴절률 n인 매질속에서 진행한 거리를 같은 시간동안 진공중에서 진행한 거리로 변환한 것을 의미하며, 축소거리는 진공중에서 진행한 거리를 같은 시간동안 굴절률 n인 매질속에서 진행한 거리로 변환한 것을 의미한다.

용·어·설·명

• **프라운호퍼 선(Fraunhofer lines)**: 프라운호퍼가 처음 발견하였으며, 태양 스펙트럼선에서 검은 선으로 나타나는 흡수선이다. 태양광이 태양이나 지구대기를 통과하면서 여러 원소에 의해 특유의 파장이 흡수되기 때문에 생긴다.

C선	(Hα, 656.28 nm)
D_1선	(Na, 589.59 nm)
d(또는 D_3)선	(He, 587.56 nm)
e선	(Hg, 546.07 nm)
F선	(Hβ, 486.13 nm)

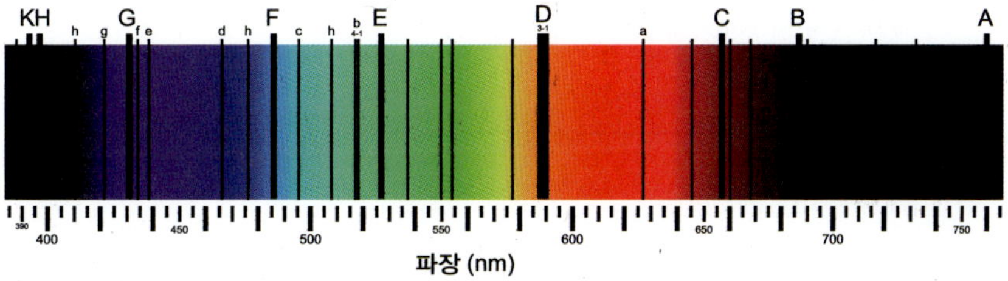

그림 2-9. 프라운호퍼 선

2-2. 버전스

빛은 파동성과 입자성을 가지고 있으며, 광원에서 나온 빛이 퍼져 나가는 모습도 입자성과 파동성으로 나타낼 수 있다. 그림 2-10은 점광원으로부터 빛이 퍼져 나가는 모습을 묘사한 그림이다. 작은 입자들이 직진해서 사방으로 퍼져나가는 것으로, 또는 파동이나 파면의 형태로 퍼져나가는 것으로 나타낼 수 있다.

기하광학에서는 빛이 아주 작은 입자로 이루어져 있고, 직선경로를 따라 이동하는 것으로 간주한다. 각 입자가 진행하는 경로를 직선으로 나타낸 것을 광선(ray)이라고 하며, 여러 개 광선들이

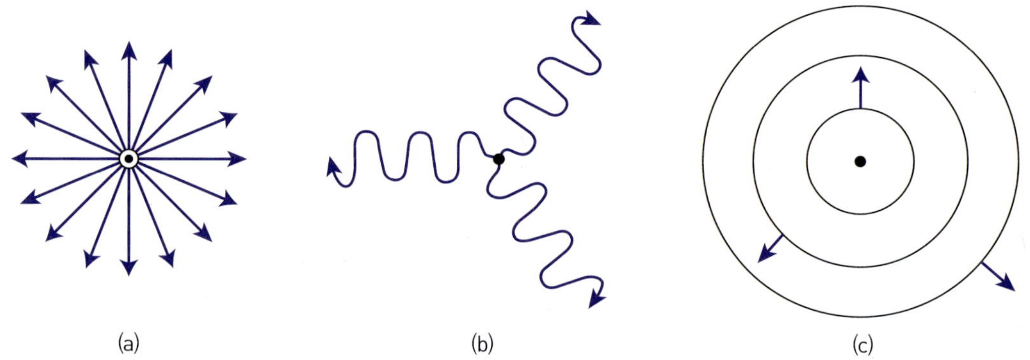

그림 2-10. **광원으로부터 빛의 전파.** (a)는 입자들처럼 직진성을 가지는 광선으로 퍼져나가는 것을 보여주고 있다. (b)는 파동으로 퍼져 나가는 것을 보여주고 있으며, (c)는 잔잔한 호수에 돌을 던졌을 때 물결이 동심원을 이루어 퍼져나가듯 광선들의 조합이 파면을 이루어 퍼져나가는 모습을 보여주고 있다.

부·호·규·약

1. 광선은 왼쪽에서 오른쪽으로 진행한다.
2. 각은 라디안(radian)으로 표시하며, 반시계방향으로 회전할 때 (+), 시계방향으로 회전할 때 (−) 방향으로 한다.
3. 거리는 렌즈, 굴절면 등의 기준점 또는 기준면으로부터 고려하는 점까지 측정하며, 기준점에서 오른쪽으로 측정되는 값은 (+), 왼쪽으로 측정되는 값은 (−)부호를 가지고, 위쪽 방향은 (+), 아래쪽 방향은 (−) 부호를 가진다.

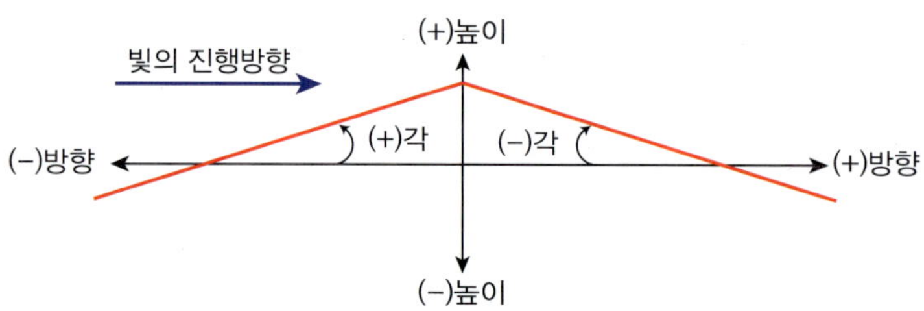

그림 2-11. 그림으로 나타낸 부호규약

모인 다발을 광선속(bundle of rays, pencil of rays)이라고 한다. 즉, 기하광학에서는 빛이 광선의 형태로 직진해서 진행하는 것으로 생각하여 빛의 굴절과 반사, 상의 형성 등을 다룸으로써 렌즈, 거울, 프리즘 등의 작용을 좀 더 잘 이해할 수 있도록 한다. 광선의 추적, 작도를 위해 부호의 통일이 필요하며 모든 부호는 Cartesian 부호규약에 따른다.

기하광학에서 빛이 모이고 퍼지는 정도를 수치로 나타낸 것을 버전스(vergence)라고 하며, 발산점 또는 수렴점으로부터 일정 거리만큼 떨어진 지점에서 파면(wavefront)의 곡률로 나타낸다. 같은 광원의 빛이 매질이 달라지면 굴절률도 달라지고 파면의 곡률도 변하게 된다. 따라서 버전스 V는 매질의 굴절률을 고려해야 하며 다음과 같이 정의한다.

$$V = \frac{n}{r}$$

여기서 n은 광선이 존재하는 매질의 굴절률이며, r은 광선이 퍼져나가는 점 또는 모이는 점에서 파면까지의 거리이다. 따라서 버전스는 축소거리(reduced distance)의 역수로 볼 수 있다. 굴절률은 단위가 없으며, r은 미터(meter)로 나타낸 거리이다. 버전스의 단위는 m^{-1}이며, 이것을 디옵터(diopter)라 하고 D 또는 Dptr로 표기한다. 광선들 또는 그 연장선이 한 점에서 퍼져 나갈 때 발산광선속(divergent bundle of rays), 한 점을 향해 모일 때 수렴광선속(convergent bundle of rays)이라 하며, 광선들이 평행하게 진행할 때 평행광선속(parallel bundle of rays)이라 한다. 발산광선속과 수렴광선속은 각각 (−)와 (+)의 버전스를 가지며, 평행광선속은 파면에서 수렴점 또는 발산점까지의 거리가 ∞이므로 버전스가 0 D이다(그림 2-12).

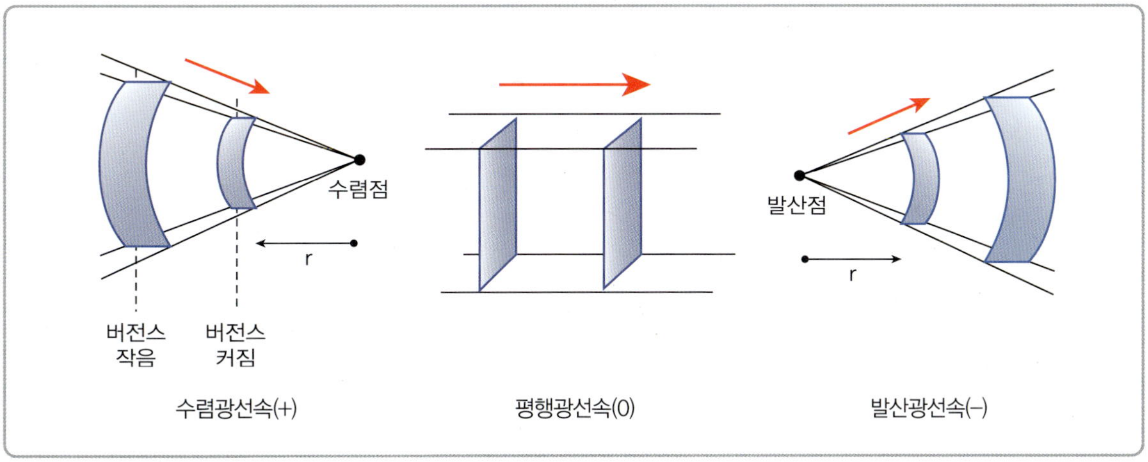

그림 2-12. 광선속의 종류와 버전스 크기

예제 2-1 공기 중에서 눈앞 5 m 지점에 있는 광원에서 나온 빛이 눈에 입사할 때 버전스는?

풀이 2-1 공기의 굴절률은 1이고, 광원으로부터 퍼져 나가므로 발산광선속이다. 눈을 기준으로 광원이 앞에 있으므로 버전스는 $\frac{1}{-5m}=-0.20D$이다.

예제 2-2 공기 중에서 볼록렌즈가 햇빛을 받아 렌즈 뒤 25 cm 지점에서 가장 밝게 빛을 모았다. 광선속의 종류와 버전스는?

풀이 2-2 태양은 지구와 거리가 멀어서 거의 무한대 거리에 있는 것으로 볼 수 있다. 따라서 태양에서 지구로 오는 빛은 평행한 광선으로 볼 수 있으며, 렌즈에 입사하는 광선속의 버전스는 0 D이다. 렌즈를 통과해서 빠져 나가는 광선들은 밝은 한 점으로 수렴되므로 출사하는 광선속은 수렴광선속이고, 수렴점이 렌즈 뒤 25 cm 지점에 있으므로 버전스는 $\frac{1}{+0.25m}=+4.00D$이다.

제 03 강 빛의 굴절과 반사

- 빛의 굴절
- 빛의 반사
- 고스트상
- 반사방지막 코팅
- 전반사

빛은 한 지점에서 다른 지점으로 이동할 때 무수히 많은 경로들 중 시간이 최소가 되는 경로를 따라 진행한다. 동일한 매질내에서는 빛의 속도가 일정하므로 최단거리인 두 지점을 잇는 직선의 경로를 따라 진행한다. 그러나 두 지점이 다른 매질속에 있다면 매질에 따라 빛의 속도가 달라지며, 두 지점을 잇는 직선의 경로가 아닌 시간이 최소가 되는 경로를 따라 진행한다. 이것을 페르마의 원리(Fermat's principle)라 한다. 빛의 반사와 굴절의 법칙은 이 원리에 기초를 두고 있다.

1 빛의 굴절

한 매질에서 굴절률이 다른 매질로 빛이 진행할 때 경계면에서 진행방향이 변화하는 현상을 굴절(refraction)이라 한다. 매질의 굴절률에 따라 빛의 속도는 변하며 밀한 매질, 즉 굴절률이 큰 매질일수록 빛의 속도는 느려진다. 그림 3-1에서처럼 굴절률이 작은 매질에서 굴절률이 큰 매질로 빛이 입사할 때 파면의 일부가 먼저 경계면을 만나 속도가 느려지면서 진행방향이 변하게 된다. 소한 매질에서 밀한 매질로 광선이 진행할 때 광선의 진행방향은 법선을 향해 휘어지게 되고, 입사각에 비해 굴절각이 더 작아진다.

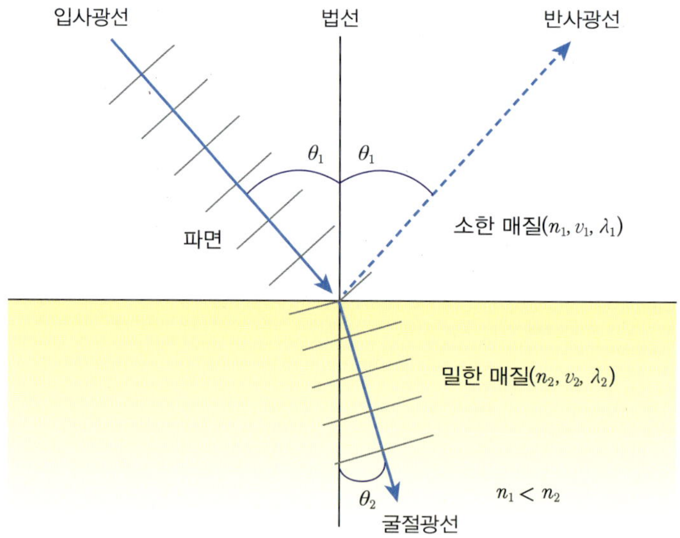

그림 3-1. 빛의 굴절

굴절의 법칙은 다음과 같다.

ㅡ. 입사광선과 굴절광선, 입사점에서 세운 법선은 같은 평면에 있다.

ㅡ. 입사점에서 세운 법선과 입사광선, 굴절광선이 이루는 각을 각각 입사각, 굴절각이라고 하며, 입사각과 굴절각의 정현(sin)의 비는 항상 일정하다. 그림 3-1에서, 굴절률이 n_1인 매질에서 진행속도가 v_1, 파장이 λ_1인 파동이 굴절률 n_2인 매질로 진행하여 속도와 파장이 각각 v_2, λ_2가 되었고, 입사각과 굴절각이 각각 θ_1, θ_2 일 때,

$$\frac{\sin\theta_1}{\sin\theta_2} = \frac{n_2}{n_1} = n_{12}$$

$$n_1 \sin\theta_1 = n_2 \sin\theta_2$$

이다. 이 수식을 스넬의 법칙(Snell's law)이라고 하며, n_{12}는 매질 1의 굴절률 n_1에 대한 매질 2의 상대굴절률(relative index of refraction)이라 한다. 매질 1이 공기, 또는 진공이라면 상대굴절률 n_{12}는 매질 2의 절대굴절률 n_2와 같다. 스넬의 법칙은 주기가 T일 때 다음처럼 나타낼 수도 있다.

$$\frac{\sin\theta_1}{\sin\theta_2} = n_{12} = \frac{n_2}{n_1} = \frac{C/v_2}{C/v_1} = \frac{v_1}{v_2} = \frac{\lambda_1/T}{\lambda_2/T} = \frac{\lambda_1}{\lambda_2}$$

일상생활에서 접할 수 있는 굴절현상의 예로, 빛이 유리판처럼 양 면이 평행한 투명판을 통과하

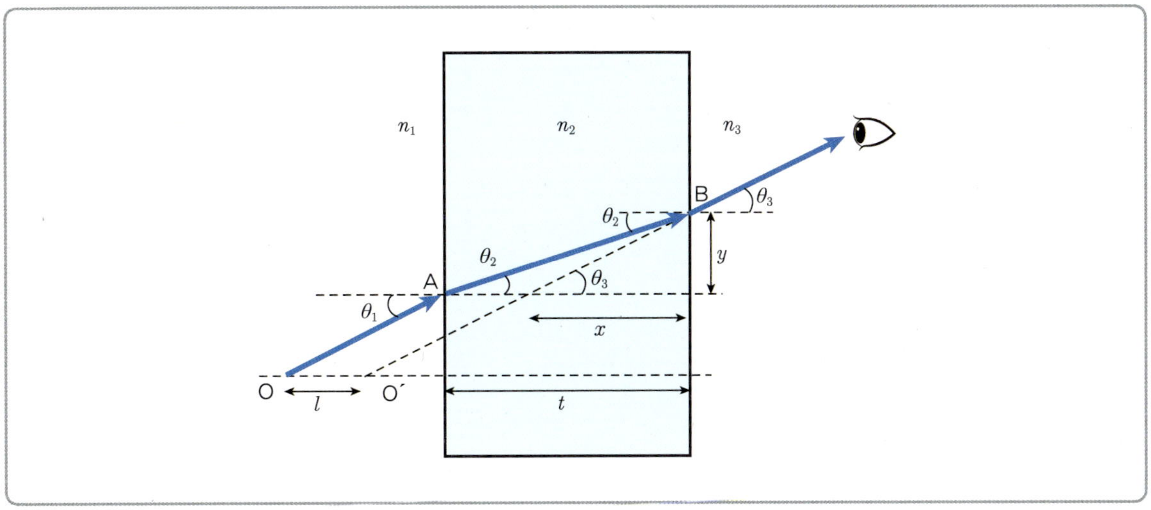

그림 3-2. 양면이 평행한 투명판을 통한 빛의 굴절. 물체의 위치가 l 만큼 이동되어 보인다.

여 진행하는 경우를 생각해 보자. 광선은 앞면과 뒷면에서 굴절을 하지만 우리 눈은 빛이 굴절하는 경로를 인지하지 못하고 눈에 입사하는 광선의 연장선에 물체가 있는 것으로 느낀다. 따라서 관찰자에게는 O에 있는 물체가 마치 O'에 있는 것으로 느껴진다. 실제 물체의 위치와 관찰자가 느끼는 물체 위치의 차이는 스넬의 법칙을 이용하여 구할 수 있다.

그림 3-2에서 투명판의 두께가 t, 굴절률이 n_2이며, 양쪽 매질의 굴절률이 각각 n_1, n_3, 앞면과 뒷면에서 입사각과 굴절각이 각각 θ_1, θ_2와 θ_2, θ_3라면

$$n_1 \sin\theta_1 = n_2 \sin\theta_2$$

$$n_2 \sin\theta_2 = n_3 \sin\theta_3$$

이고, 따라서

$n_1 \sin\theta_1 = n_3 \sin\theta_3$ 이다.

투명판 양쪽의 매질이 같아서 $n_1 = n_3$라면, $\theta_1 = \theta_3$이다.

즉, 투명판의 앞면에 입사하여 투명판을 지나는 광선은 옆으로 편향이 되지만, 투명판 뒷면을 빠져 나오는 광선과 앞면에 입사하는 광선은 평행하다. 따라서 빛의 방향은 변하지 않지만 옆으로 편위가 되었다.

입사각이 작아서 거의 수직으로 입사하는 근축광선의 경우를 생각하면

$$\tan\theta_2 = \frac{y}{t} \approx \sin\theta_2$$

$$\tan\theta_3 = \frac{y}{x} \approx \sin\theta_3$$

이다. 뒷면에서 스넬의 법칙은

$n_2 \sin\theta_2 = n_3 \sin\theta_3$이므로

$$n_2 \frac{y}{t} = n_3 \frac{y}{x}$$

이고,

$$x = \frac{n_3}{n_2} t$$

이다.

$$l = t - x$$

이므로, x를 대입하면

$$l = t - \frac{n_3}{n_2} t = (1 - \frac{n_3}{n_2}) t$$

이다. 여기서 투명판이 공기중에 놓여 있다면 $n_1 = n_3 = 1$이고, 따라서

$$l = (1 - \frac{1}{n_2}) t$$

이다. 공기중에서 투명판을 통해 보는 관찰자에게는 물체 O로부터 나오는 광선이 O의 상(image)인 O'로부터 오는 것으로 느껴지며, 물체는 l만큼 더 가까이 있는 것으로 보인다. 상 O'는 눈으로 들어가는 광선의 연장선에 의한 것으로, 만약 관찰자가 O'지점에 실제로 간다면 실상(real image)은 없다. 이러한 상을 허상(virtual image)이라 한다.

예제 3-1 굴절률이 1.5이고 두께가 6 mm인 유리판을 통해 보았을 때, 물체는 얼마만큼 가까워져 보이는가?

풀이 3-1 $l = \left(1 - \frac{1}{1.5}\right) 6 = 2mm$, 실제 물체까지 거리보다 2 mm만큼 더 가까이 있는 것으로 보인다.

용·어·설·명

- **근축광선(paraxial ray)**: 입사각의 크기가 아주 작아서 $\sin\theta \approx \theta$를 만족하는 영역의 광선. 근축영역으로 범위를 제한하여 렌즈의 주변부에서 발생하는 수차의 영향을 무시할 수 있으며, 결상관계를 좀 더 간단하게 이해할 수 있다. 특수한 경우를 제외하고 근축광선만을 다룬다.

그림 3-3처럼 공기중에서 물속의 물체를 보는 경우를 생각해 보자. A지점에 있는 물체에서 나온 광선은 물과 공기의 경계면에서 굴절한 후 눈으로 입사를 한다. 물 밖에서 물체를 보고 있는 사람은 눈으로 입사하는 광선의 연장선인 B지점에 물체가 있는 것으로 인지한다.

실제 물체의 깊이가 y, 겉보기 깊이 y', 물과 공기의 경계면에서 입사각과 굴절각이 θ_1, θ_2이고, 경계면에 거의 수직으로 광선이 입사하는 경우를 생각하면

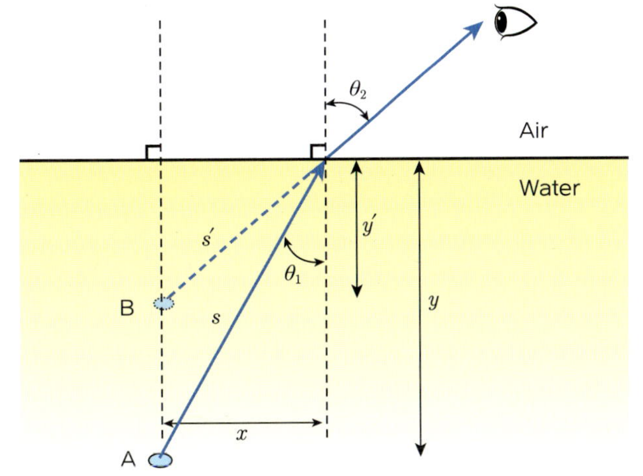

그림 3-3. 물속에 있는 물체를 볼 때의 굴절과 상의 이동

$$\sin\theta_1 \approx \tan\theta_1 = \frac{x}{y}$$

$$\sin\theta_2 \approx \tan\theta_2 = \frac{x}{y'}$$

이다. 물과 공기의 굴절률은 각각 1.33과 1이므로 스넬의 법칙에 대입하면

$$1.33\sin\theta_1 = \sin\theta_2$$

$$1.33\frac{x}{y} = \frac{x}{y'}$$

$$y' = 0.75y$$

이다. 따라서 공기중에서 물속 1 m 깊이의 물체를 볼 때 실제깊이보다 덜 깊은 0.75 m의 깊이에 있는 것으로 보인다.

2 빛의 반사

한 매질에서 진행하는 광선이 다른 매질의 경계면에 부딪혀 원래의 매질로 되돌아가는 현상을 반사(reflection)라 한다(그림 3-1). 거울 등과 같이 매끄럽고, 평평한 경계면에 입사한 빛은 일정한 방향으로 반사가 되며, 정반사(regular reflection, secular reflection)라 한다. 매끄럽지 않거나 평평하지 않은 경계면에서는 여러 방향으로 흩어져 반사가 되며, 이것을 난반사(diffuse reflec-

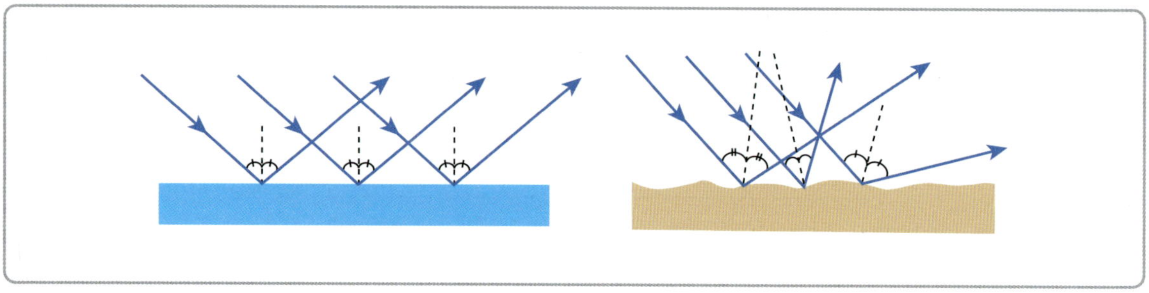

그림 3-4. 정반사와 난반사

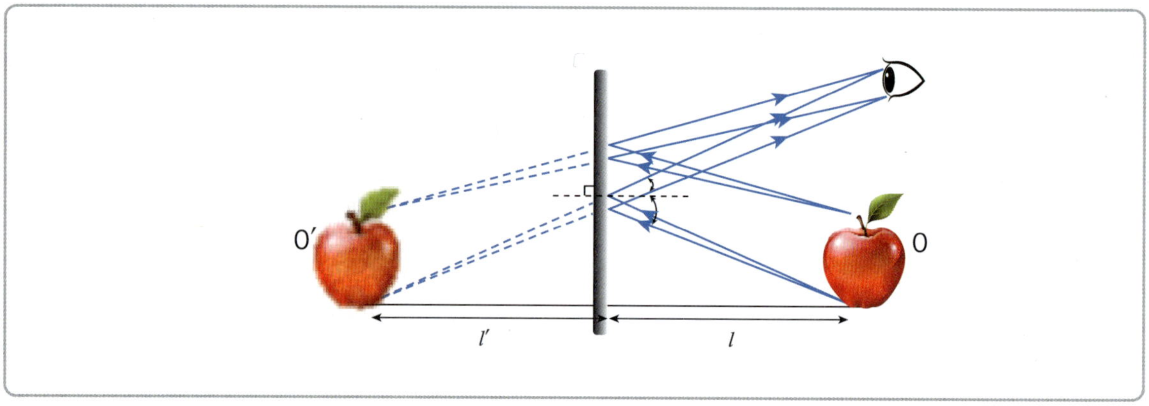

그림 3-5. 거울에 의한 반사와 허상

tion)라 한다(그림 3-4). 난반사에서 평행하게 입사한 광선이 서로 다른 방향으로 반사가 되지만 각각의 입사점에서 반사의 법칙은 성립된다.

입사점에서 경계면에 수직하게 세운 법선과 입사광선이 이루는 각을 입사각, 반사광선이 이루는 각을 반사각이라고 한다. 반사의 법칙은 다음과 같다.

1. 입사광선과 반사광선, 입사점에서 세운 법선은 같은 평면에 있다.
2. 입사각과 반사각은 같다.

반사도 일종의 굴절현상으로 볼 수 있다. 그림 3-1에서 스넬의 법칙은

$$n_1 \sin\theta_1 = n_2 \sin\theta_2$$

이다. 반사는 경계면에서 다시 원래의 매질로 되돌아가는 것이고, 빛의 진행 방향이 반대이므로 n_2를 $-n_1$로 대체한다. $-n_1$은 반사광선이 n_1인 매질속에서 입사광선과 반대방향으로 진행함을 의미한다.

$$n_1 \sin\theta_1 = -\, n_1 \sin\theta_2$$

따라서 $\theta_2 = -\theta_1$이고, 법선에 대해 입사각과 반사각은 크기가 같고 방향이 반대임을 의미한다.

그림 3-5는 관찰자가 평면거울에서 반사되는 광선을 통해 물체를 보고 있는 그림이다. 물체가 위치해 있는 것으로 느끼는 O'는 실제로 존재하는 것이 아니며 눈에 들어가는 광선의 연장선들에 의한 것으로 실상이 아닌 허상이다. 평면거울에서 반사에 의해 형성된 물체의 상은 정립(upright, erect) 허상이고, 좌우가 반전된다. 상은 반사면 앞에 물체가 놓여 있는 거리만큼 반사면 뒤에 있다. 즉, 반사면에서 상까지의 거리 l'는 반사면에서 물체까지의 거리 l과 같다.

3 반사광선에 의한 고스트상과 반사방지막 코팅

입사광선의 대부분이 굴절을 하는 경우에서조차 모든 경계면에서 일부 반사가 발생한다(그림 3-6). 흡수에 의한 영향을 무시한다면, 굴절률이 n_1인 매질에서 광선이 입사하여 n_2인 매질로 굴절할 때 경계면에서 반사율 R은

$$R = \left(\frac{n_2 - n_1}{n_2 + n_1}\right)^2$$

이다.

예를 들면 공기중에서 굴절률 1.5를 가지는 렌즈 또는 유리는 앞면으로부터 4%의 빛을 반사하고 96%의 빛은 뒷면을 향해 투과시킨다.

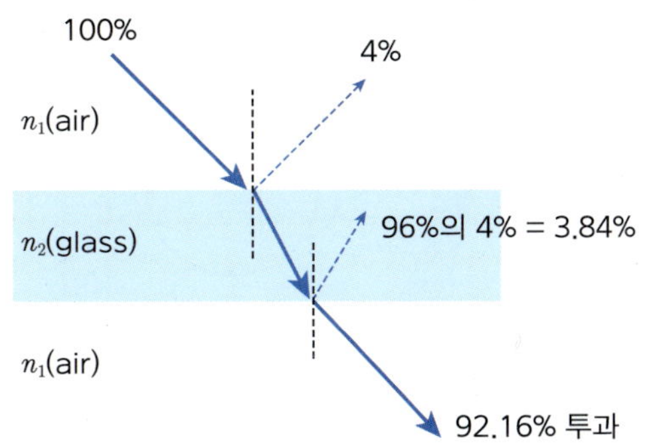

그림 3-6. 유리판에서 빛의 반사율과 투과율

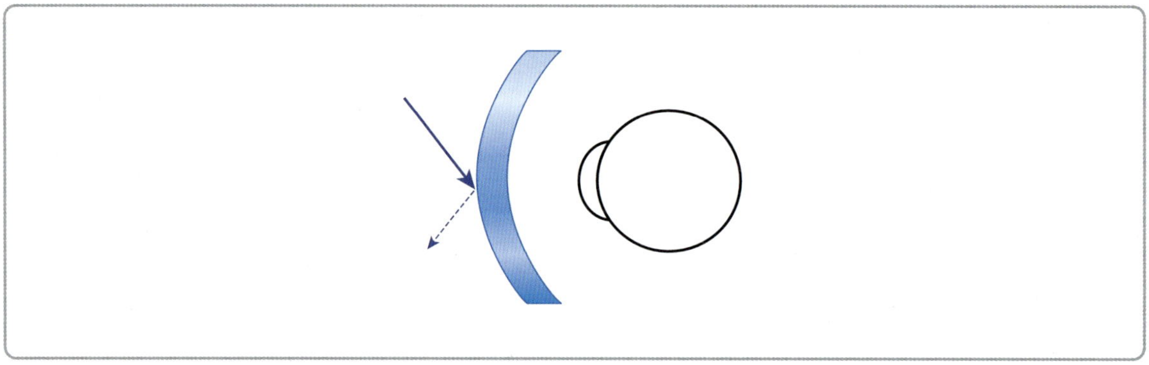

그림 3-7. **렌즈 앞면에서 빛의 반사.** 반사광선에 의해 안경착용자와 마주하고 있는 사람이 불편함을 느낄 수 있다.

이 반사광선은 안경 착용자와 대화를 하는 상대방이나 착용자 본인에게 불편함을 주는 고스트 상(ghost image)을 발생시킬 수 있다. 그림 3-7처럼 안경착용자의 눈을 마주보며 대화를 하는 상대방이 렌즈 표면에서 반사되는 광선에 의해 안경착용자의 눈을 선명하게 보지 못하므로 대화에 방해가 될 수도 있다.

안경 착용자가 느끼는 고스트 상은 전방 또는 후방에 있는 밝은 물체에서 나온 빛이 렌즈 앞면, 뒷면, 각막표면 등에서 반사함으로써 발생되며, 착용자가 다른 물체를 주시하고 있을 경우, 이를 방해할 수도 있다. 그림 3-8은 렌즈 앞쪽에서 밝은 빛이 들어올 경우, 각각 렌즈 내부 전반사에 의한 고스트 상(a), 각막과 렌즈 뒷면 또는 앞면의 반사에 의한 고스트 상(b, c)을 보여주고 있다. 그림 3-9처럼 렌즈 뒤쪽에서 밝은 빛이 들어와 렌즈 뒷면 또는 앞면에서 반사하여 눈에 들어올 때도 고스트 상이 만들어진다. 고스트 상은 주변의 밝기, 물체의 밝기와 위치 등과 관련되며, 안경을 착

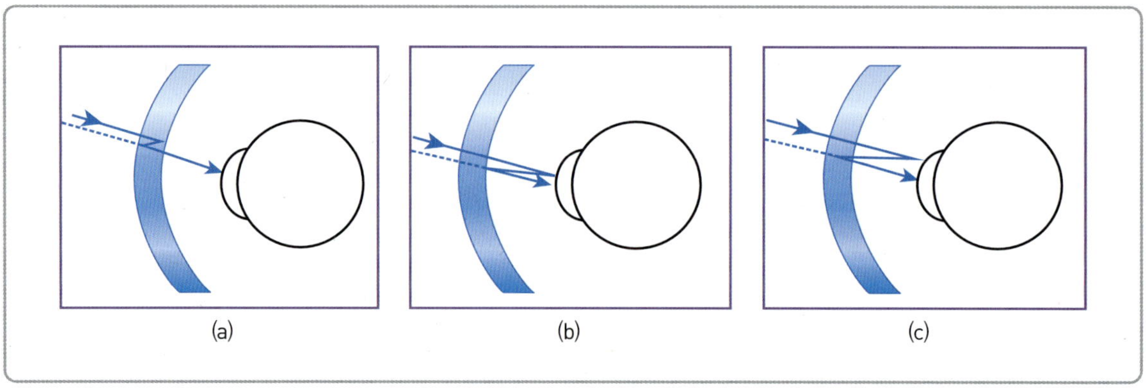

그림 3-8. **전방 물체에 의한 고스트 상.** 전방에 있는 물체에서 입사한 광선이 렌즈 앞, 뒷면에서 전반사(a), 각막과 렌즈 뒷면에서 반사(b), 각막과 렌즈 앞면에서 반사(c)하여 고스트 상을 만든다.

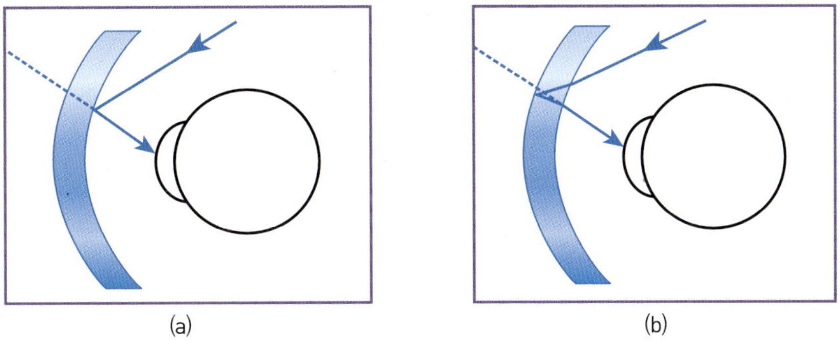

그림 3-9. 후방 물체에 의한 고스트 상. 후방에 있는 물체에서 입사한 광선이 렌즈 뒷면에서 반사(a), 렌즈 앞면에서 반사(b)하여 고스트 상을 만든다.

용하였다고 해서 항상 고스트 상을 느끼는 것은 아니다.

파동이 소한 매질에서 밀한 매질로 입사할 때 두 매질의 경계면에서 반사되는 광선은 위상이 반파장만큼 변하게 되고, 이 반사광선은 입사광선과 상쇄간섭(destructive interference)을 일으켜 결과적으로 입사광선의 양을 줄이게 된다. 이러한 상쇄간섭으로 인한 입사광선의 손실을 줄이고 고스트 상을 없애기 위해 렌즈 표면에 반사방지막 코팅(anti-reflection coating, AR coating)을 한다. 코팅막에서 반사되는 광선과 렌즈 앞면에서 반사되는 광선이 서로 상쇄간섭을 일으키도록 하여 입사광선의 손실을 막고 고스트 상의 발생을 방지할 수 있다.

그림 3-10에서 반사광선 A와 B의 상쇄간섭 효과가 크게 하기 위해서 두 반사광선이 반파장만큼 위상차이가 있어야 하며, 양과 진폭이 같아야 한다. 이를 각각 위상조건과 진폭조건이라고 하며,

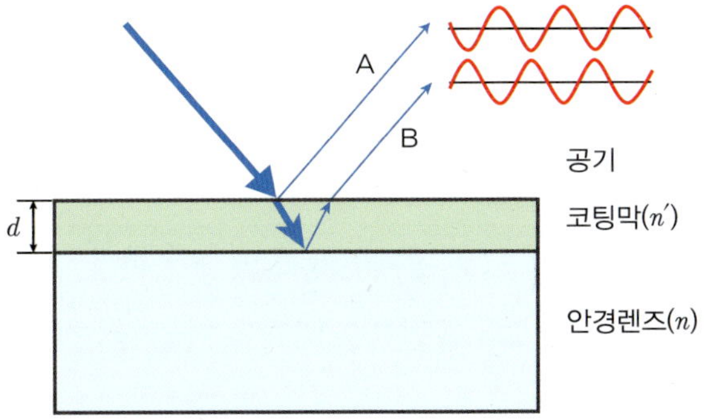

그림 3-10. 코팅막에 의한 반사광선의 상쇄간섭

위상조건은 코팅막의 두께와 관련된다. 공기중에서 입사하는 빛의 파장이 λ, 렌즈의 굴절률이 n이며, 코팅막의 굴절률과 두께가 각각 n', d라면

$$d = \frac{\lambda}{4n'}$$

이다.

공기와 코팅막의 경계면에서 빛의 반사율 R', 코팅막과 렌즈의 경계면에서 반사율 R은 각각

$$R' = \left(\frac{n' - 1}{n' + 1}\right)^2$$

$$R = \left(\frac{n - n'}{n + n'}\right)^2$$

이다.

진폭조건에 따라 $R' = R$이어야 하며, 따라서 $n' = \sqrt{n}$이다. 굴절률이 1.5인 렌즈의 경우 코팅막의 굴절률은 1.22 정도이며, 입사하는 광선의 파장이 500 nm일 때 코팅막의 두께는 100 nm 정도이다.

진폭조건을 잘 충족시키는 물질을 구하기는 쉽지 않기 때문에 근사치의 굴절률을 가지는 물질을 사용한다. 따라서 완전 상쇄간섭을 일으키도록 하는 것은 거의 불가능하며, 일부 잔여 반사광선이 남아 있게 된다. 또한 여러 파장의 광선들로 구성된 가시광선 전체를 고려해야 하므로 단일층이 아닌 여러층으로 막을 코팅하여 그 효율을 높일 수 있다. 이것을 다층반사방지막 코팅(multi-AR coating)이라고 한다.

4 전반사

굴절률이 큰 매질 1에서 작은 매질 2로 광선이 진행할 때 일부 반사광선은 입사점에서 세운 법선에 대해 입사각과 같은 각도로 반사를 한다. 나머지 굴절광선은 굴절의 법칙에 따라 입사각에 비해 더 큰 굴절각으로 굴절하며, 입사각이 커지면 굴절각도 점점 커진다. 굴절각이 90°가 되어 경계면을 따라 진행할 때 입사각을 임계각(critical angle) i_c이라고 하며, 임계각보다 더 큰 각도로 입사를 할 경우 매질 2로 굴절되지 못하고 모두 경계면에서 반사가 된다(그림 3-11). 이 현상을 전반사(total reflection)라고 한다. 매질 1, 2의 굴절률을 각각 n_1, n_2라고 하면, 스넬의 법칙에서

$$n_1 \sin i_c = n_2 \sin 90°$$

$$\sin i_c = \frac{n_2}{n_1}$$

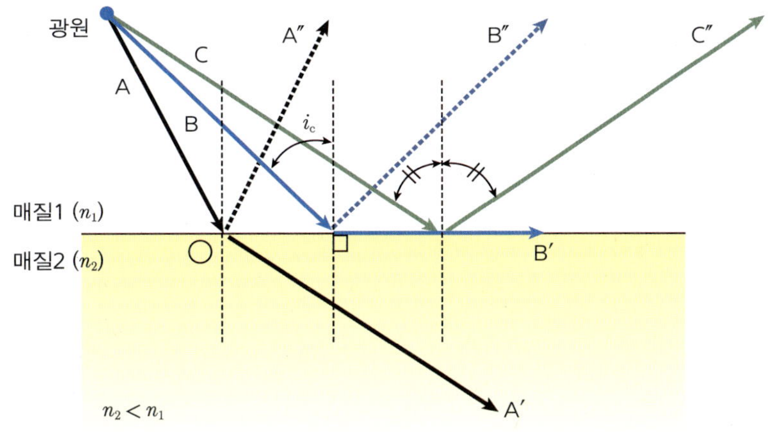

그림 3-11. 전반사와 임계각

$$i_c = \sin^{-1}\left(\frac{n_2}{n_1}\right)$$

이다.

굴절률이 1.5인 유리에서 공기중으로 광선이 입사하는 경우, 임계각은 41.8°이며, 굴절률이 1.33인 물의 경우 임계각은 48.8°이다. 전반사는 광통신, 내시경 등의 분야에서 응용된다.

제 04 강 구면에서 빛의 굴절과 반사

- 가우스 결상식
- 렌즈 제작자 공식
- 초점과 초점거리
- 굴절력
- 주평면과 주점
- 렌즈의 합성과 분리
- 토릭렌즈의 표기
- 렌즈표기의 변환

곡률중심점이라고 하는 점에서 같은 거리에 있는 무수히 많은 점들로 이루어진 면을 구면(spherical surface)이라고 한다. 구면과 곡률중심점 사이의 거리를 곡률반경(radius)이라고 하며, 반지름의 역수를 곡률(curvature)이라고 한다. 구면 위의 모든 점에서 곡률반경 또는 곡률이 일정하며, 다른 형태의 면들보다 제작도 쉬운 편이라 구면은 렌즈와 거울 등의 광학기구의 제작에 많이 사용된다. 안경으로서 구면렌즈(spherical lens)는 근시(myopia), 원시(hyperopia), 노안(presbyopia)을 교정하는데 사용된다.

1 구면에서 빛의 굴절

굴절률이 n_1인 매질속에 렌즈가 있으며, 굴절률이 n, 곡률반경이 r인 렌즈의 앞면에 빛이 입사하는 경우를 생각하자. 그림 4-1에서 C는 구면의 곡률중심점이며, 물점 O와 곡률중심점을 잇는 선을 광축(optical axis)이라고 한다. 물점 O에서 나온 광선은 렌즈의 앞면에서 굴절된 후 O′에 상을 맺는다. 이때, 물점과 렌즈, 렌즈와 상 사이의 거리는 각각 l, l'이다. 입사점 P에 접하는 평면에서

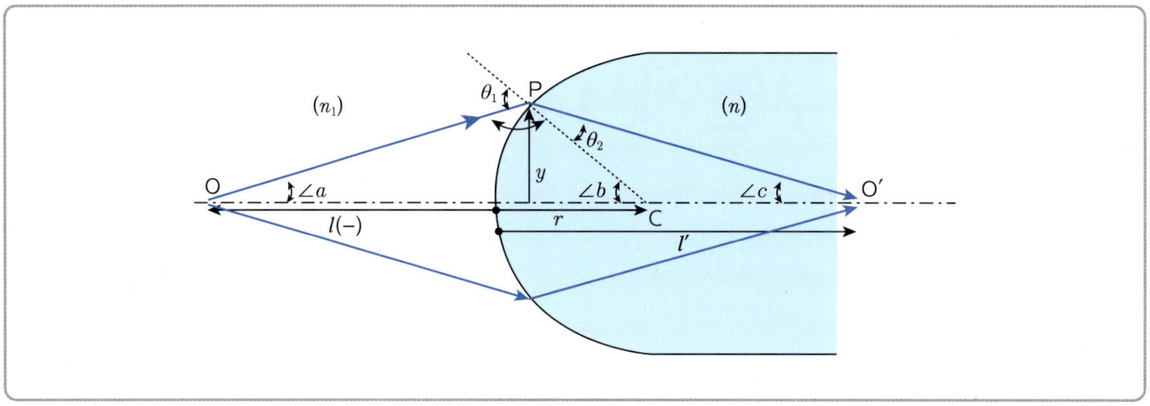

그림 4-1. 구면에서 광선의 굴절

빛이 굴절하는 것으로 생각할 수 있으며, P점에서 세운 법선은 곡률중심점 C를 통과한다. 법선을 기준으로 입사각과 굴절각은 각각 θ_1, θ_2이다.

P점에서 스넬의 법칙은

$$n_1 \sin\theta_1 = n \sin\theta_2$$

이다. 근축광선을 생각하면 $\angle a$가 작을 경우이고, θ_1, θ_2 역시 아주 작아지므로

$$\sin\theta_1 \approx \theta_1,\ \sin\theta_2 \approx \theta_2$$

이며,

$$n_1\theta_1 = n\theta_2$$

이다.

$\triangle$OPC에서

$$(\pi - \theta_1) + \angle a + \angle b = \pi$$

$$\theta_1 = \angle a + \angle b$$

$\triangle$PCO'에서

$$\angle c + \theta_2 + (\pi - \angle b) = \pi$$

$$\theta_2 = \angle b - \angle c$$

이며, 스넬의 법칙에 대입하면

$$n_1(\angle a + \angle b) = n(\angle b - \angle c)$$

이다.

근축영역일 때

$$\sin\angle a \approx \tan\angle a \approx \angle a = \frac{y}{-l}$$

$$\sin\angle b \approx \tan\angle b \approx \angle b = \frac{y}{r}$$
$$\sin\angle c \approx \tan\angle c \approx \angle c = \frac{y}{l'}$$

로 쓸 수 있다. 이 식들을 대입하면 스넬의 법칙은

$$n_1\left(\frac{1}{r}-\frac{1}{l}\right)=n\left(\frac{1}{r}-\frac{1}{l'}\right)$$

$$\frac{n}{l'}=\frac{n_1}{l}+\frac{n-n_1}{r}$$

로 나타낼 수 있으며, 이 수식을 구면의 가우스 결상식(Gauss's formula)이라고 한다.

$\frac{n_1}{l}$과 $\frac{n}{l'}$은 각각 입사하는 광선속과 렌즈면에서 굴절한 후 빠져나가는 광신속의 버전스이며, $\frac{n-n_1}{r}$은 구면의 면굴절력이다.

$$\frac{n_1}{l}=L,$$
$$\frac{n}{l'}=L',$$
$$\frac{n-n_1}{r}=D'$$

라고 하면,

$$L+D'=L'$$

은 버전스 형태로 나타낸 가우스 결상식이다. 버전스 L로 입사한 광선은 구면의 굴절력 D'의 영향으로 버전스 L'로 변화되어 구면을 빠져 나감을 의미한다.

렌즈가 공기중에 있을 경우에 $n_1=1$이므로, 구면의 가우스 결상식은

$$\frac{n}{l'}=\frac{1}{l}+\frac{n-1}{r}$$

로 쓸 수 있다.

한점에서 퍼져 나오거나 한점을 향해 입사하는 광선이 구면에서 굴절(또는 반사)후에 광축에 평행하게 진행할 때 그 물점(object point) F를 굴절면의 물측초점 또는 제 1초점(primary focal point)이라고 하며, 구면의 정점에서 물측초점까지의 거리를 물측초점거리 또는 제 1초점거리(primary focal length) f라 한다. 광축에 평행하게 입사한 광선은 구면에서 굴절(또는 반사)후 한점을 향해 모이거나 한점에서 퍼져나가는 것처럼 보인다. 그 상점(image point) F'를 굴절면의 상측초점 또는 제 2초점(second focal point)이라고 한다. 구면의 정점에서 상측초점까지의 거리를

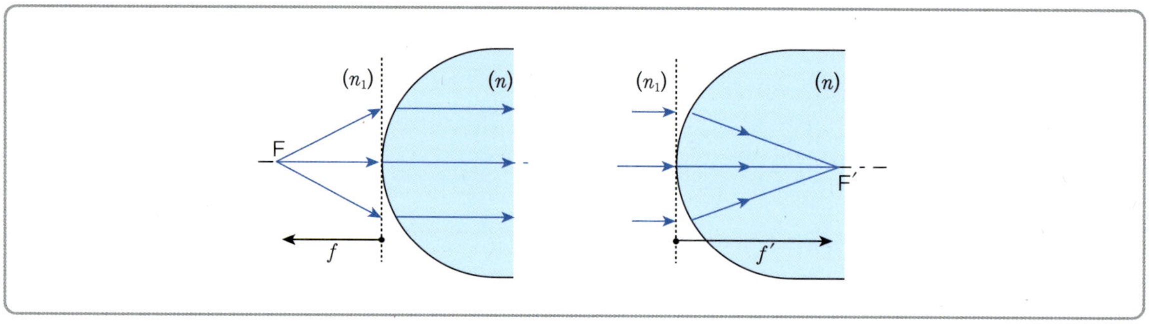

그림 4-2. 볼록 구면에서 초점과 초점거리

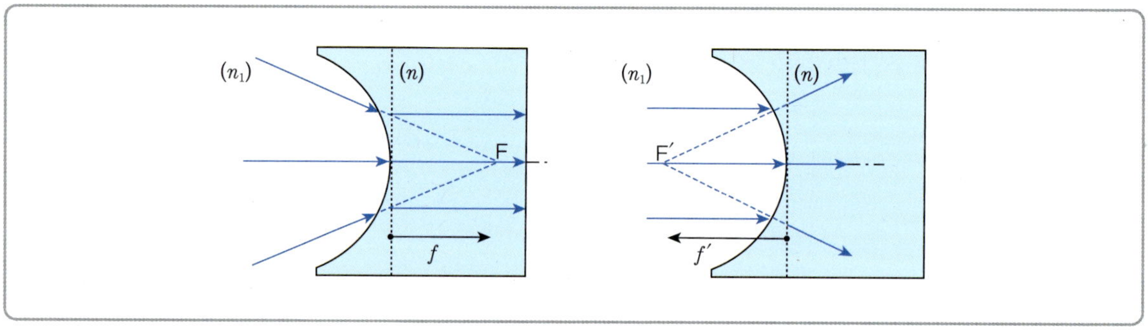

그림 4-3. 오목구면에서 초점과 초점거리. 광선의 연장선이 초점을 이루고 있다.

상측초점거리 또는 제 2초점거리(second focal length) f'라 한다. 실제로 광선이 지나가면서 초점을 형성하는 경우를 실초점(real focal point)이라고 하며, 광선의 연장선이 모여 초점을 형성하는 경우는 허초점(virtual focal point)이라고 한다(그림 4−2, 4−3).

무한대 거리의 물점으로부터 광선이 공기중에 있는 구면에 거의 평행하게 입사할 경우, 구면에서 굴절된 광선은 상측초점 F'에 상점을 형성하게 된다. 이 경우 위의 가우스 결상식에서 l'를 f'로 바꿔 쓸 수 있다.

$$\frac{n}{f'} = \frac{1}{\infty} + \frac{n-1}{r} = D'$$

제작된 렌즈에 대해서 n, f', r은 변하지 않는 값이므로, 가우스 결상식은 다음과 같이 쓸 수 있다.

$$L' = \frac{n}{l'} = \frac{1}{l} + \frac{n-1}{r} = \frac{1}{l} + \frac{n}{f'} = L + D'$$

2 구면거울에서 반사

반사면이 구의 일부의 형태를 가지는 경우 구면거울이라 한다. 반사면이 곡면의 내부에 있다면 오목(concave) 거울, 곡면의 바깥쪽에 있다면 볼록(convex) 거울이다. 그림 4-4에서 C는 구면거울의 곡률중심점, M은 거울의 중심이며, CM은 구면거울의 곡률반경 r이다. 광축은 곡률중심점 C와 거울의 중심 M을 지나는 선으로 정의한다.

입사점 P에 입사하는 광선은 P에 접하는 평면에서 빛이 반사하는 것으로 생각할 수 있으며, P점에서 세운 법선은 곡률중심점 C를 통과한다. 법선을 기준으로 입사각과 반사각이 각각 θ_1, θ_2이라면 반사의 법칙에 따라 $\theta_1=-\theta_2$이다. 구면에서 반사하는 경우에도 위에서 구한 굴절하는 경우의 가우스 결상식을 그대로 사용할 수 있으며, 입사하는 광선이 거울에서 반사한 뒤 원래의 매질로 되돌아가는 것이므로 n을 -1로 대체한다. -1은 공기중에서 거울로 입사한 광선이 공기중으로 반사되며, 입사하는 광선과 방향이 반대임을 의미한다.

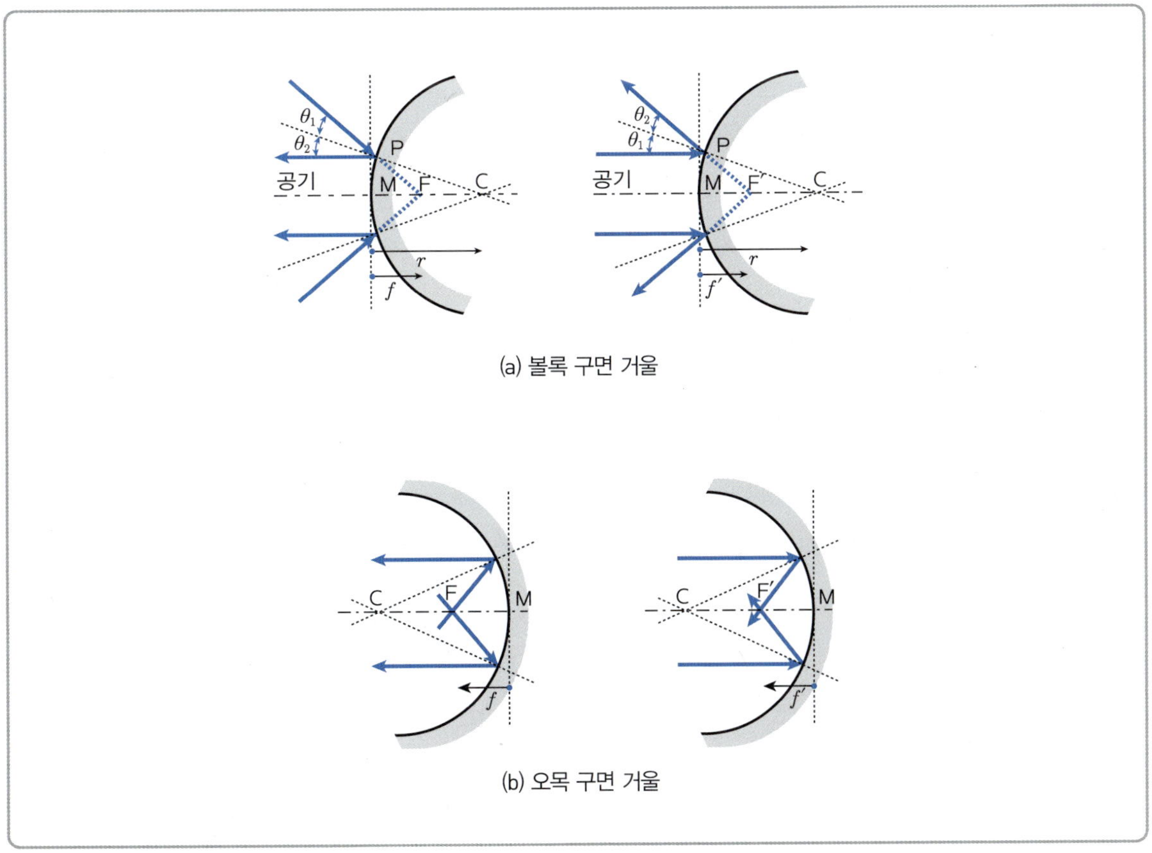

그림 4-4. 구면거울에서 초점과 초점거리

$$L' = \frac{-1}{l'} = \frac{1}{l} + \frac{-1-1}{r} = \frac{1}{l} + \frac{-1}{f'} = L + D'$$

$$\frac{2}{r} = \frac{1}{f'}$$

구면거울에서 초점거리는 거울의 곡률반경의 절반이며, 따라서 초점은 곡률중심 C와 거울중심 M의 중간에 위치한다.

물측초점 F를 향해 입사하는 광선은 볼록거울에 반사된 후 광축에 평행하게 반사하며, F를 지나는 광선은 오목거울에서 반사된 후 광축에 평행하게 반사한다. 광축에 평행하게 입사한 광선은 볼록거울에서는 상측초점 F'에서 퍼져 나가는 것처럼 반사하며, 오목거울에서는 F'를 향해 반사된다. 여기서 F와 F'는 각각 물측초점, 상측초점이지만 그림에서 알 수 있듯이 구면거울에서는 물측초점과 상측초점이 일치하고 있다. 거울중심 M에서 초점까지 거리는 초점거리(focus length)라고 한다. 무한대 거리의 광축상에 위치하는 물점은 구면거울에 의해 초점에 상을 형성하게 된다. 오목거울에 의해 형성되는 상은 실상(real image)이며, 볼록거울에 의해 형성되는 상은 허상임을 볼 수 있다.

각막의 앞면은 볼록구면거울로 작용할 수 있으며, 각막곡률계(keratometer)는 볼록구면거울의 결상원리를 이용하여 각막앞면의 곡률반경을 측정하는데 응용된다.

예제 4-1 볼록구면 거울에서 거울중심과 곡률중심점 사이 거리가 1 m이다. 초점의 위치는?

풀이 4-1 볼록거울이므로 곡률중심점은 거울면 뒤로 1 m 지점에 있으며, 구면거울에서 초점은 거울과 곡률중심점의 가운데 지점에 있으므로 거울 뒤 50 cm 지점에 위치한다.

3 얇은 렌즈에서 빛의 굴절과 결상

렌즈는 커브를 가지는 두 개의 면으로 이루어져 있으며 각 면이 구면의 일부로 형성되어 있을 때 구면렌즈(spherical lens)라 한다. 렌즈는 형상에 따라 평볼록(오목), 양볼록(오목), 볼록(오목)메니스커스형으로 구분할 수 있다(그림 4-5). 평볼록(plano-convex) 또는 평오목(plano-concave)렌즈는 한면의 곡률반경이 무한대인 경우이며, 양볼록(biconvex) 또는 양오목(biconcave)렌즈는 전후면의 곡률중심점이 렌즈를 중심으로 양쪽에 위치하고 있다. 볼록(positive) 또는 오목메니스커스(negative meniscus) 렌즈는 전후면의 곡률중심이 렌즈를 중심으로 오른쪽에 위치하고 있다. 앞면의 곡률반경이 뒷면의 곡률반경보다 작은 경우는 볼록렌즈이며, 중심부분이 가장자리보다 두꺼워

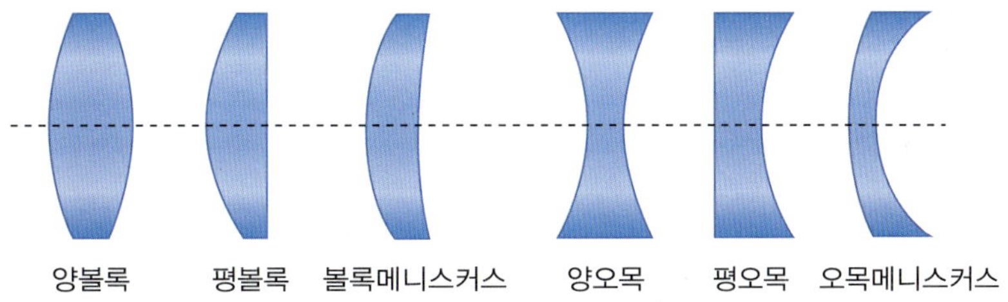

그림 4-5. 렌즈의 형상

진다. 반면 앞면의 곡률반경이 뒷면의 곡률반경보다 큰 경우는 오목렌즈이며, 중심부분보다 가장자리가 더 두껍다. 앞, 뒷면이 구면으로 이루어진 안경렌즈에서 앞, 뒷면의 곡률중심점을 잇는 선을 광축이라고 하며, 얇은 렌즈에서 광축과 렌즈가 만나는 점을 광학중심점(optical center)라고 한다.

앞에서 구한 구면의 가우스 결상식을 앞면과 뒷면에 각각 적용하여 얇은 렌즈에서 결상식을 구할 수 있다. 렌즈 앞과 뒤의 매질이 각각 n_1, n_2이고, 렌즈의 굴절률과 두께가 각각 n, t인 경우를 생각하자(그림 4-6). 앞면과 뒷면의 곡률반경은 각각 r_1, r_2이며, 곡률중심점 C_1과 C_2를 연결하는 선이 광축이다.

물점 O에서 나온 광선은 렌즈의 앞면에서 굴절한 후 O'를 향해 진행하다가 뒷면을 만나 한번 더 굴절을 한 후 O''에 최종 상을 형성한다. O'은 앞면에 대해서는 실상으로, 뒷면에 대해서는 허물체로 작용한다.

앞면과 뒷면에서 가우스 결상식은 각각

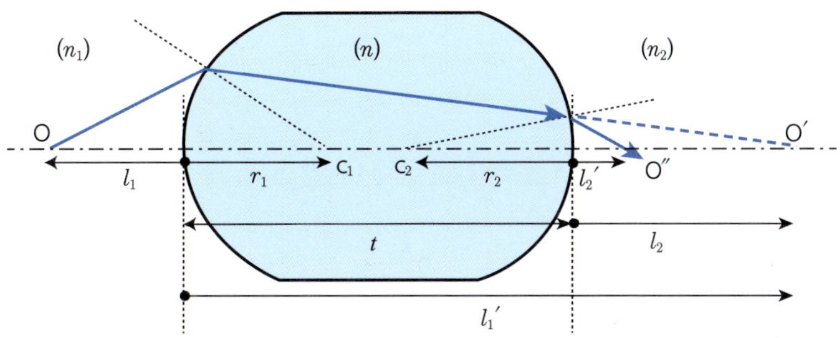

그림 4-6. 렌즈의 앞면과 뒷면에서 광선의 굴절

$$\frac{n}{l_1'} = \frac{n_1}{l_1} + \frac{n - n_1}{r_1}$$

$$\frac{n_2}{l_2'} = \frac{n}{l_2} + \frac{n_2 - n}{r_2}$$

이다.

$$l_2 = l_1' - t$$

이지만 안경렌즈는 얇은 렌즈로 취급을 하므로 두께를 거의 무시할 수 있다고 가정하면

$$l_2 \approx l_1'$$

이다. 따라서 뒷면에 대한 가우스 결상식은

$$\frac{n_2}{l_2'} = \frac{n}{l_1'} + \frac{n_2 - n}{r_2}$$

로 쓸 수 있다. 앞면의 결상식을 뒷면의 결상식에 대입하면

$$\frac{n_2}{l_2'} = \frac{n_1}{l_1} + \frac{n - n_1}{r_1} + \frac{n_2 - n}{r_2}$$

이다. 이 수식을 얇은 렌즈의 결상식이라고 한다.

렌즈가 공기중에 놓여 있다면 $n_1 = n_2 = 1$이고

$$\frac{1}{l_2'} = \frac{1}{l_1} + \frac{n - 1}{r_1} + \frac{1 - n}{r_2}$$

으로 쓸 수 있다.

렌즈에 입사하는 광선의 버전스: $\frac{1}{l_1} = L$

렌즈에서 출사하는 광선의 버전스: $\frac{1}{l_2'} = L'$

렌즈 앞면굴절력: $\frac{n - 1}{r_1} = D_1'$

렌즈 뒷면굴절력: $\frac{1 - n}{r_2} = D_2'$

이라면 버전스 형태로 나타낸 결상식은

$$L' = L + D_1' + D_2' = L + D'$$

이다.

렌즈의 두께를 무시하였으므로 렌즈 전체의 굴절력은 앞면의 굴절력과 뒷면의 굴절력의 합으로 나타낼 수 있다.

$$D' = \frac{n - 1}{r_1} - \frac{n - 1}{r_2} = (n - 1)\left(\frac{1}{r_1} - \frac{1}{r_2}\right) = D_1' + D_2'$$

이 공식을 렌즈 제작자 공식(lens maker's formula)이라고 한다. 곡률반경을 제외하고 분자만

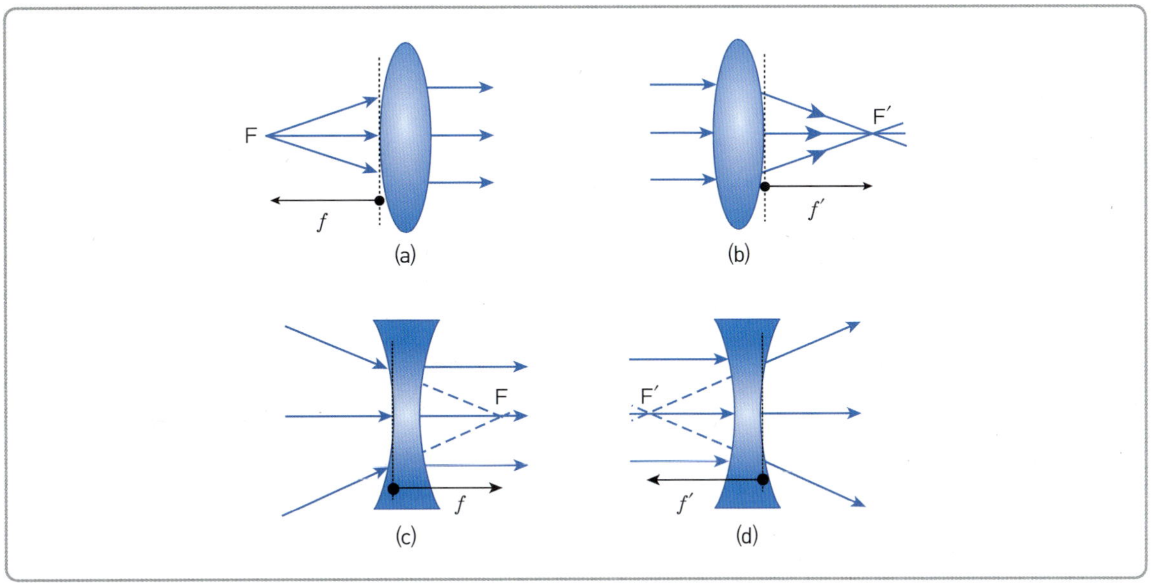

그림 4-7. 얇은 렌즈의 초점과 초점거리
(a) 볼록렌즈의 물측초점과 초점거리, (b) 볼록렌즈의 상측초점과 초점거리
(c) 오목렌즈의 물측초점과 초점거리, (d) 오목렌즈의 상측초점과 초점거리

생각하면 굴절률은 항상 1보다 큰 값이므로 앞면굴절력은 (+), 뒷면굴절력은 (−)값이다. 따라서 앞면은 (+)면, 뒷면은 (−)면이라고도 한다.

구면에서와 마찬가지로 렌즈 전체에서도 한점에서 퍼져 나오거나 한점을 향해 입사하는 광선이 굴절 후에 광축에 평행하게 진행할 때 그 물점(object point) F를 렌즈의 물측초점 또는 제 1초점(primary focal point)이라고 하며, 물측정점에서 물측초점까지의 거리를 물측초점거리 또는 제 1 초점거리(primary focal length) f라 한다. 광축에 평행하게 입사한 광선은 렌즈에서 굴절 후 한점을 향해 모이거나 한점에서 퍼져나가는 것처럼 보인다. 그 상점(image point) F'를 상측초점 또는 제 2초점(second focal point)이라고 한다. 상측정점에서 상측초점까지의 거리를 상측초점거리 또는 제 2초점거리(second focal length) f'라 한다(그림 4−7).

렌즈가 공기중에 있고, 무한대 거리에 있는 물점으로부터 렌즈에 거의 평행광선속으로 입사하는 경우를 생각하면 $l_1 \to \infty, l_2' \to f'$이므로 결상식은

$$\frac{1}{f'} = \frac{1}{\infty} + \frac{n-1}{r_1} + \frac{1-n}{r_2} = D'$$

이다.

제작된 렌즈에 대해서 n, f', r_1, r_2는 변하지 않는 값이므로, 결상식은

$$L' = \frac{1}{l_2'} = \frac{1}{l_1} + \frac{n-1}{r_1} + \frac{1-n}{r_2} = L + D_1' + D_2' = L + D' = L + \frac{1}{f'}$$

로 쓸 수 있다.

렌즈 앞과 뒤의 매질이 같을 경우 렌즈의 물측초점과 상측초점은 렌즈를 기준으로 같은 거리, 반대 방향에 있어 $f' = -f$ 이다. 안경렌즈는 상측초점거리 f' 를 기준으로 해서 굴절력(refractive power)을 나타내며, 상측정점굴절력이라고 한다. 굴절률이 n'인 매질에서 상측정점초점거리가 f' 일 때 렌즈의 굴절력은 $D' = \frac{n'}{f'}$이며, 렌즈가 공기중에 있을 때에는 $D' = \frac{1}{f'}$이다. 상측초점이 볼록렌즈는 렌즈 뒤쪽에, 오목렌즈는 렌즈 앞쪽에 있으므로 볼록렌즈는 (+)렌즈, 오목렌즈는 (−)렌즈라고도 한다.

4 주평면과 주점

상의 작도 시 가상적인 굴절면으로 주평면(principal plane)을 생각할 수 있다. 주평면은 렌즈에 입사하는 광선과 출사하는 광선의 연장선이 만나는 점들이 이루는 평면이다. 렌즈의 물측초점을 통과하거나 물측초점을 향해 입사하는 광선속은 렌즈에서 굴절 후 평행한 광선속이 된다. 이 때 입사광선과 굴절광선들의 연장선이 만나는 점들이 이루는 평면을 물측주평면이라고 하며 물측주평면이 광축과 만나는 점을 물측주점 또는 제 1주점(primary principal point)이라고 한다. 평행한 광선속은 렌즈에 입사하여 렌즈의 상측초점을 향해서 또는 상측초점에서 발산하는 것처럼 출사된다. 이 때 입사광선과 굴절광선들의 연장선이 만나는 점들이 이루는 평면을 상측주평면이라고 하며 상측주평면이 광축과 만나는 점을 상측주점 또는 제 2주점(secondary principal point)이라고 한다(그림 4–8). 광선은 렌즈의 앞면과 뒷면에서 두 번 굴절을 하지만 렌즈에 입사한 광선은 물측주평면에서 굴절후 광축에 평행한 광선이 되며 다시 상측주평면에서 굴절후 렌즈를 빠져 나가는 것으로 생각할 수 있다. 물측주평면과 상측주평면 사이에서는 광선이 평행하게 진행하는 것으로 간주함으로써 두 주평면 또는 주점 사이에서는 횡배율이 1인 것으로 생각할 수 있다. 주점은 두꺼운 렌즈나 여러개의 렌즈로 구성된 렌즈계(lens system)에서 가우스 결상식을 만족시키는 기준점이 되며, 초점거리를 측정할 때 기준이 되는 점이기도 하다. 주점의 위치는 렌즈의 형상에 따라 달라지며, 렌즈의 두 면중 곡률이 더 큰 면쪽에 치우쳐 있다(그림 4–9). 주점에서 초점까지의 거리를 주점초점거리(principal focal length)라고 하며 주점초점거리를 버젼스로 나타낸 것을 주점굴절력이라고 한다. 편의를 위해 안경렌즈의 굴절력은 상측정점굴절력을 기준으로 하지만 광학기기에서는 상측주점굴절력을 기준으로 한다.

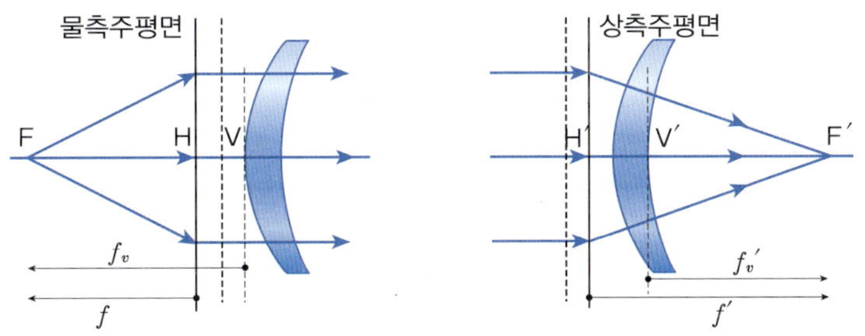

그림 4-8. 볼록렌즈의 주점과 초점거리. 주점을 기준으로 측정한 f, f'는 각각 물측주점초점거리, 상측주점초점거리, 정점을 기준으로 측정한 f_v, f_v'는 각각 물측정점초점거리, 상측정점초점거리이다.

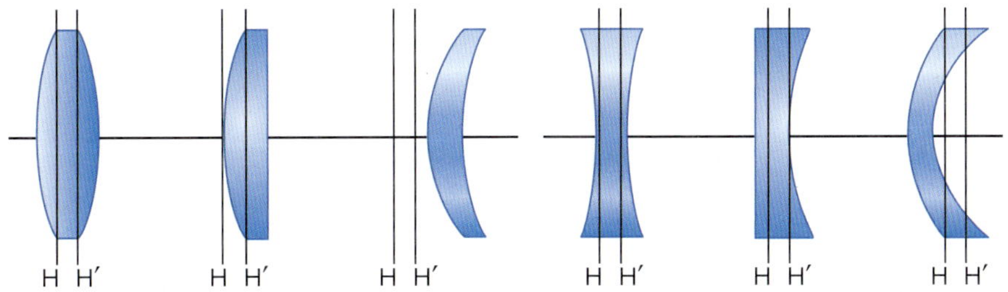

그림 4-9. 렌즈의 형상에 따른 주점의 위치. H는 물측주점, H′는 상측주점이다.

용·어·설·명

- 횡배율(lateral magnification): 광축에 수직인 물체에 대한 상의 크기의 비율

광축과 렌즈 앞면의 교점을 물측정점 또는 앞 정점(front vertex point), 뒷면과의 교점을 상측정점 또는 뒷 정점(back vertex point)이라고 한다. 얇은 렌즈에서는 주점과 정점이 일치된 것으로 가정하여 상측주점이 아닌 상측정점 또는 뒷정점(back vertex point)을 기준으로 한 초점거리와 굴절력을 사용하며, 이것을 상측정점초점거리(back vertex focal length) f_v', 상측정점굴절력(back vertex power) D_v'라 한다.

그러나 렌즈에서 주점과 정점은 일치하지 않으며, 두꺼운 렌즈의 상측주점굴절력 D'는 앞면의 굴절력(D_1')와 뒷면의 굴절력(D_2')에 렌즈의 두께(t)와 굴절률(n)이 고려된

$$D' = D_1' + D_2' - \frac{t}{n} D_1' D_2'$$

이고, 상측정점굴절력 D_v'는

$$D_v' = \frac{D_1'}{1 - \frac{t}{n}D_1'} + D_2'$$

이다.

두께를 무시한 얇은 렌즈의 굴절력은 앞면의 굴절력과 뒷면의 굴절력의 합으로 나타낼 수 있다. 앞서 언급한 것처럼 일반적으로 안경렌즈는 얇은렌즈로 취급한다.

$$D' (= D_v') = D_1' + D_2'$$

5 렌즈와 구면거울에서 상의 작도와 배율

한 물점에서 나온 광선들 중 몇 개의 대표광선이 얇은 구면렌즈에 의해 굴절된 뒤, 또는 구면거울에 의해 반사된 뒤 상을 만드는 것을 그림으로 작도할 수 있으며, 상의 작도를 통해 상이 만들어지는 위치, 상의 크기 등을 알 수 있다.

얇은 렌즈에서 대표광선은 다음과 같다(그림 4-10).

a 광축에 나란하게 렌즈에 입사한 광선은 상측초점을 향해 굴절하거나 상측초점에서 나오는 것

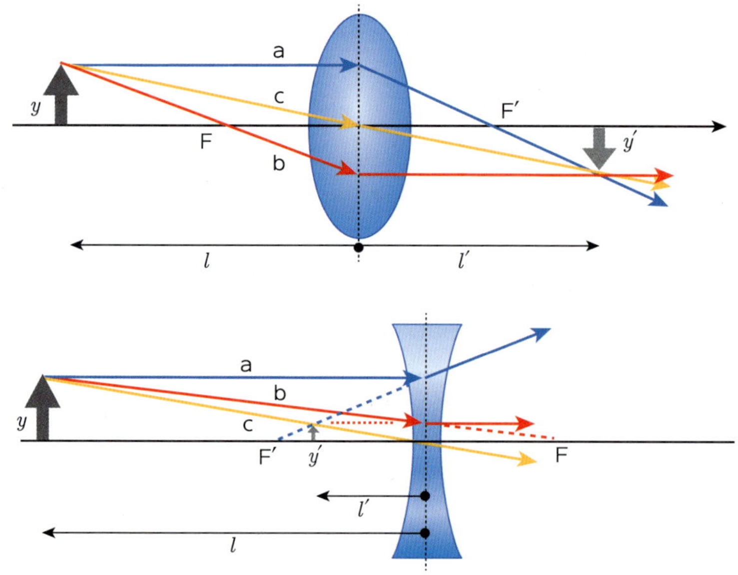

그림 4-10. 렌즈에서 상의 작도

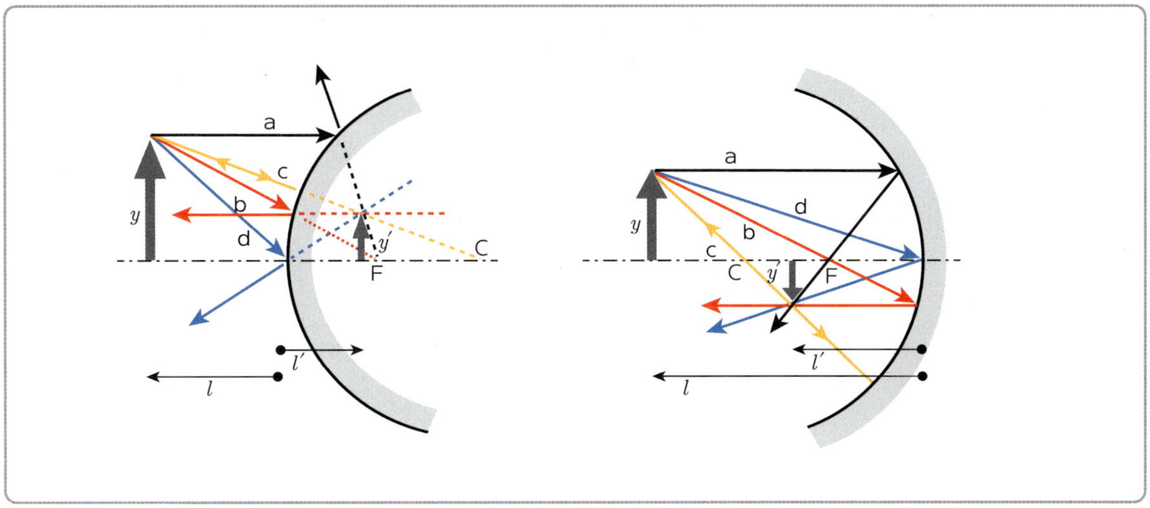

그림 4-11. 구면 거울에서 상의 작도

처럼 굴절된다.

b. 물측초점을 향하거나 또는 지나 진행하는 광선은 굴절후 광축에 나란하게 진행한다.

c. 광학중심점(p.64 참조)을 지나 진행하는 광선은 굴절작용 없이 직진한다.

구면거울에서 대표광선은 다음과 같다(그림 4-11).

a. 광축에 나란하게 거울면에 입사한 광선은 초점을 향해 반사하거나 초점에서 나오는 것처럼 반사된다.

b. 초점을 향하거나 또는 지나 진행하는 광선은 반사 후 광축에 나란하게 진행한다.

c. 곡률중심점을 향하거나 지나 진행하는 광선은 거울에 0°의 각도로 입사하며 따라서 반사후 입사한 경로를 되돌아간다.

d. 거울 중심을 향해 입사한 광선은 광축에 대칭인 경로로 반사된다.

물체의 크기와 상의 크기를 비교함으로써 배율(magnification)을 계산할 수 있다. 광축에 수직인 물체에 대한 상의 크기의 비율을 횡배율(lateral magnification)이라 한다. 그림 4-10과 4-11에서 알 수 있듯이 물체와 상의 크기의 비율은 거리의 비율로 변환할 수 있으며, 렌즈에서 배율은 다음 수식을 사용하여 계산될 수 있다.

$$M = \frac{y'}{y} = \frac{l'}{l}$$

거울에서는 입사한 광선이 반사후 원래의 매질로 되돌아가므로 다음의 수식으로 바뀐다.

$$M = \frac{y'}{y} = -\frac{l'}{l}$$

여기서 M은 배율, l는 렌즈(또는 거울)로부터 물체까지 거리, l'는 렌즈(또는 거울)로부터 상까지 거리이다.

부호규약이 적용되어야 하며, 광축 위로 향하면 (+), 아래로 향하면 (−)이고, 입사광선과 같은 방향으로 측정된 거리는 (+), 반대방향으로 측정된 거리는 (−)이다. 배율이 (+)이면 물체와 상이 같은 방향을 향하고 있는 정립상(erect image)을 형성하며, (−)이면 물체와 상이 서로 뒤집혀 있는 도립상(inverted image)을 형성한다.

6 원주렌즈와 토릭렌즈의 결상

6-1. 원주렌즈의 결상

렌즈의 광학중심점을 지나도록 하면서 렌즈의 한쪽 가장자리에서 반대쪽 가장자리를 연결하는 가상적인 선을 경선(meridian)이라고 한다. 난시(astigmatism)교정용 렌즈나 프리즘 착용시 방향에 대한 기준이 필요하며, 안경광학에서는 TABO (Technisher Ausschuss für Brillenoptik) 표기를 사용한다. 검사자가 피검사자를 보고 있는 상태에서 좌, 우안 모두에서 반시계 방향으로 각도가 증가한다. 프리즘은 기저의 방향을 0~360° 사이의 값으로 나타낸다. 원주렌즈(cylindrical lens)는 경선으로 방향을 나타내며, 경선의 방향 표기는 큰 각도값은 무시하고, 0~180° 사이의 TABO 각

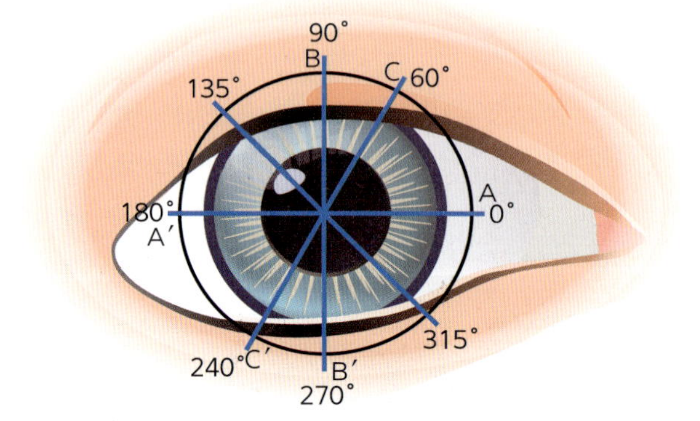

그림 4-12. TABO 방향각

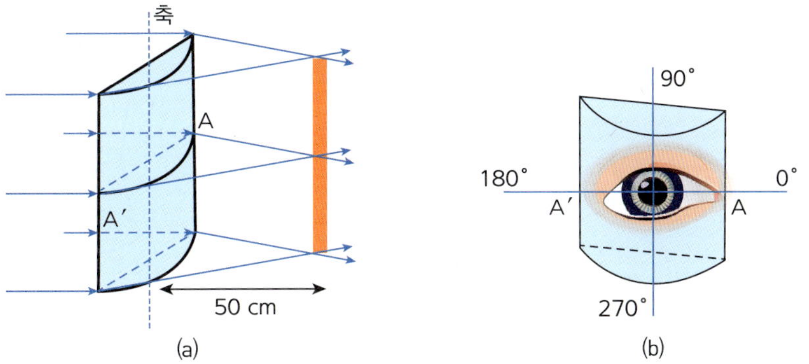

그림 4-13. C+2.00 D인 렌즈의 초선(a)과 축을 90°로 착용한 모습(b). 평면과 원주면이 조합된 원주렌즈이다. 평면에서 굴절력은 0 D이며, 얇은렌즈일 때 원주면에 의해 굴절력이 발생된다. 평행한 광선이 입사하여 렌즈 뒤 50 cm 지점에 수렴하여 초선을 형성하며, 굴절력은 1/+0.5 m=+2.00 D이다.

도로 표기한다. 그림 4-12의 렌즈에서 경선 BB′는 90과 270°에 걸쳐 있지만 90°경선으로, CC′는 60과 240°에 걸쳐 있지만 60°경선으로 나타낸다.

렌즈의 한면이 평면이고 다른 면이 원기둥의 형태를 가질 때 이 렌즈를 원주렌즈라고 한다. 원기둥은 곡률반경이 ∞, 즉 굴절력이 0 D인 경선을 가지며, 이 경선을 축(axis)이라고 한다. 축에 수직인 경선 AA′는 구면렌즈로 작용하며, 렌즈 전체에서 가장 큰 굴절력을 가진다. 따라서 렌즈에 평행하게 입사한 광선속은 선의 모양으로 상을 형성한다. 이것을 초선(focal line)이라고 하며, 초선은 렌즈의 축과 나란하다(그림 4-13).

원주렌즈는 경선에 따라서 곡률반경이 달라지므로 면굴절력도 달라진다. 대부분의 경우에서는 축방향 경선과 축에 수직이며 굴절력이 가장 큰 경선만 고려한다. 원주렌즈는 난시의 교정에 사용되며, 난시인 눈의 굴절상태에 따라 원주렌즈를 착용하는 방향이 달라진다. 원주렌즈의 모든 경선에서 굴절력이 가장 큰 값으로 원주렌즈의 굴절력을 나타내며, 축의 위치를 기준으로 방향을 나타낸다.

그림 4-13의 경우 원주렌즈의 처방은 C+2.00 D, Ax 90°로 표기된다. C는 원주렌즈(cylindrical lens)를 의미하며, 축이 TABO 90-270°에 걸쳐진 방향으로 위치하고 있으며, 렌즈의 굴절력은 축에 수직인 방향에서 가장 크며, 그 값은 +2.00 D임을 의미한다.

6-2. 토릭렌즈의 결상

토릭렌즈(toric lens)는 앞, 뒷면 중 한면이 구면이고, 다른 한 면이 토릭면(toroidal surface)으로 이루어져 있다. 앞면이 토릭면이고, 뒷면이 구면인 경우 전면토릭 또는 외면토릭렌즈라고 하며, 반대로 앞면은 구면, 뒷면이 토릭면으로 이루어진 경우를 후면토릭 또는 내면토릭렌즈라고 한다.

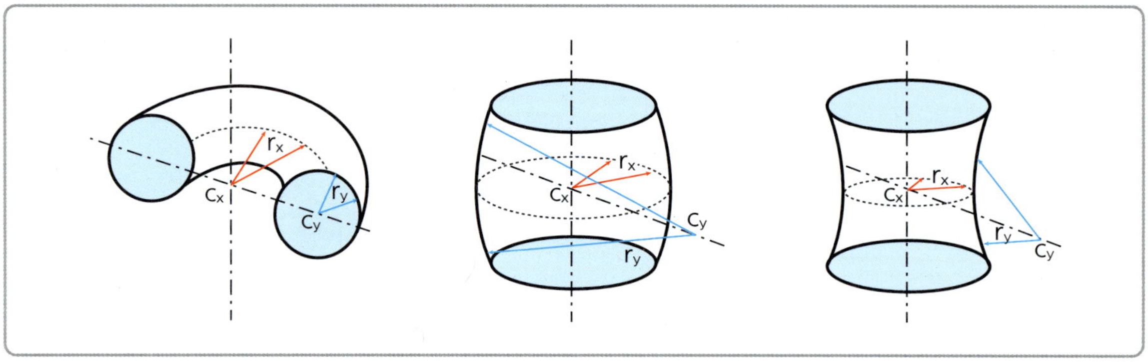

그림 4-14. 토릭면의 형상

토릭면은 도넛(또는 타이어), 술통 등과 같은 모양의 일부로 형성된 면으로 각 경선별로 곡률반경이 다르며, 곡률 반경이 가장 큰 경선과 가장 작은 경선은 서로 수직하다(그림 4-14). 축방향에서 ∞의 곡률반경을 가지는 원주면도 일종의 토릭면으로 생각할 수 있다.

토릭렌즈는 각 경선별로 굴절력이 다르므로 따라서 배율도 달라진다. 배율은 안경렌즈를 착용하였을 때 렌즈의 굴절력, 렌즈 앞면의 굴절력, 렌즈의 두께, 굴절률, 정점간거리 등에 영향을 받는다. 따라서 렌즈 앞면이 토릭면인 외면토릭렌즈보다 렌즈 뒷면이 토릭면인 내면토릭렌즈가 안경배율의 변화가 적어 일반적으로 내면토릭렌즈가 많이 사용되고 있다.

토릭렌즈에서 곡률반경이 가장 작은 경선과 가장 큰 경선을 주경선(principal meridian)이라고 하며, 곡률반경이 가장 커서 굴절력이 작은 경선을 약주경선, 곡률반경이 가장 작아서 굴절력이 큰 경선을 강주경선이라고 한다. 두 주경선은 서로 수직을 이루고 있으며, 두 주경선의 굴절력과 방향

용·어·설·명

- 정점간거리(vertex distance, VD): 안경 착용 시 렌즈 뒷 정점과 각막 정점사이의 거리

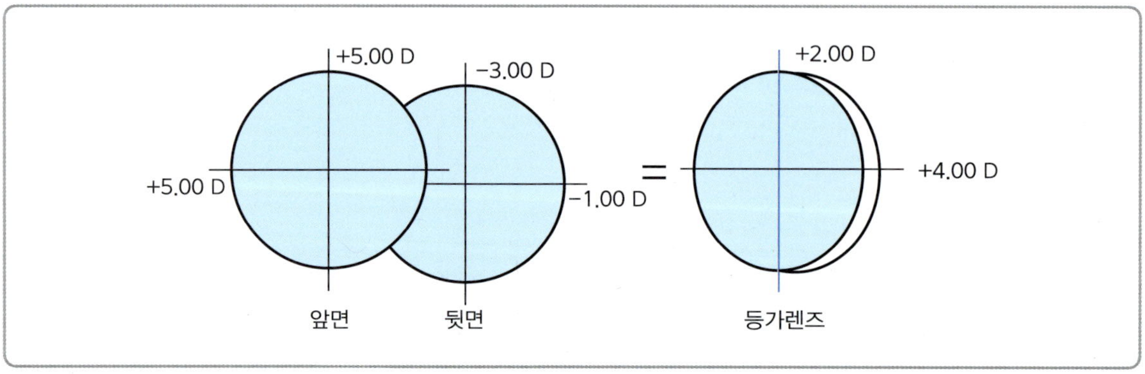

그림 4-15. 앞면과 뒷면의 합으로 이루어진 등가렌즈

으로 렌즈의 상태를 표기한다. 토릭렌즈의 굴절력과 두 주경선의 방향은 난시인 눈의 굴절상태에 따라 달라진다.

앞면이 구면으로 +5.00 D의 면굴절력을 가지며, 뒷면의 수직방향 경선의 굴절력이 −3.00 D, 수평방향 경선의 굴절력이 −1.00 D로 제작된 토릭렌즈를 고려하자(그림 4−15). 두께를 무시한 얇은 렌즈에서 전체 굴절력은 앞, 뒷면 굴절력의 합으로 나타낼 수 있으므로, 렌즈의 굴절력은 수직방향 경선에서 +2.00 D, 수평방향 경선에서 +4.00 D의 굴절력을 가진다. 당연히 수평, 수직이외의 경선방향에서는 +2.00 D보다 크고 +4.00 D보다 작은 굴절력을 가지며, 경선방향에 따라 그 값은 달라진다. 각각의 경선별로 가우스 결상공식을 만족시키며, 상을 맺는 위치도 달라진다.

그림 4−16에서 렌즈앞 무한대에 위치한 물점 O로부터 렌즈에 평행광선속이 입사하는 경우를 생각하자. 경선별로 굴절력이 다르므로 상을 만드는 위치와 모양들도 달라진다. 수직방향 경선은 약주경선으로, 굴절력이 +2.00 D이며, 수직방향을 따라 입사하는 광선은 굴절 후 렌즈 뒤 50 cm 지점에 수평방향의 초선(focal line)을 형성한다. 수평방향 경선은 강주경선으로, 굴절력이 +4.00 D이며, 수평방향을 따라 입사하는 광선은 굴절 후 렌즈 뒤 25 cm 지점에 수직방향의 초선을 형성한다. 강주경선과 약주경선에 의해 형성되는 초선은 각각 전초선, 후초선이라 한다. 강주경선과 약주경선이 서로 수직을 이루고 있으므로, 전초선과 후초선은 서로 수직을 이룬다. 전초선과 후초선 사이의 간격을 스텀간격(interval of Sturm)이라고 한다. 강주경선과 강주경선에 의해 형성되는 전초선은 서로 수직을 이루며, 약주경선과 약주경선에 의해 형성되는 후초선 역시 서로 수직을 이루고 있다. 강주경선과 약주경선 굴절력의 평균값인 +3.00 D에 해당하는, 렌즈 뒤 33.3 cm에 만들어지는 상을 최소착란원(circle of least confusion)이라고 한다. 최소착란원은 선명한 상은 아니

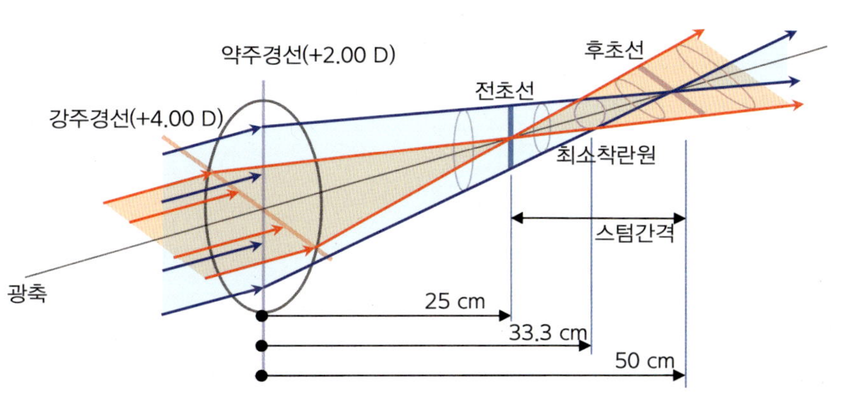

그림 4-16. 토릭렌즈에 의한 상의 형성

지만 물체의 모양과 가장 흡사한 형태를 보인다.

예제 4-2 −5.00 D의 구면렌즈가 공기중에 놓여 있을 때 상측초점의 위치는?

풀이 4-2 오목렌즈는 평행한 광선이 입사하여 마치 상측초점에서 퍼져나가는 것처럼 굴절한다. 렌즈가 공기중에 있을 때 $\frac{1}{f'} = \frac{1}{\infty} + D' = D'$이므로 $f' = -0.2$ m, 즉, 렌즈 앞 20 cm 지점에 위치한다.

예제 4-3 +3.00 D의 렌즈가 공기중에 있다. 물체가 렌즈앞 0.5 m 지점에 있다면, 상이 만들어지는 위치는?

풀이 4-3 렌즈의 결상식에 대입하면 $\frac{1}{-0.5m} + 3.00\,D = -\,2.00\,D + 3.00\,D = +\,1.00\,D = \frac{1}{l'}$ 이므로, 상은 렌즈 뒤 1 m지점에 형성된다.

예제 4-4 공기 중에서 굴절률이 1.5인 렌즈 앞면의 곡률반경이 50 cm, 뒷면의 곡률반경이 25 cm인 얇은 오목메니스커스형 렌즈의 굴절력은?

풀이 4-4 렌즈 제작자 공식에 의해

$\frac{1.5-1}{+0.5m} + \frac{1-1.5}{+0.25m} = 1.00\,D + (-\,2.00)\,D = -\,1.00\,D$이다. 앞면의 면굴절력은 +1.00 D, 뒷면의 면굴절력은 −2.00 D이고, 렌즈 전체의 굴절력은 −1.00 D이다.

예제 4-5 굴절률이 1.5인 얇은 렌즈가 공기중에 놓여 있다. 앞면의 곡률중심점이 렌즈 뒤 10 cm, 뒷면의 곡률중심점이 렌즈 뒤 50 cm에 있다.

① 렌즈 앞면의 굴절력은?
② 렌즈 뒷면의 굴절력은?
③ 렌즈 전체의 굴절력은?
④ 렌즈의 상측정점초점거리는 얼마인가?
⑤ 물체가 렌즈 앞 50 cm 지점에 있다면 상의 위치는?
⑥ 횡배율은 얼마인가?

풀이 4-5 ① 렌즈 앞면의 굴절력은 $\frac{1.5-1}{+0.1m} = +\,5.00\,D$이다.

② 렌즈 뒷면의 굴절력은 $\frac{1-1.5}{+0.5m} = -\,1.00\,D$이다.

③ 렌즈 전체의 굴절력은 앞면과 뒷면의 굴절력의 합이므로 +5.00 D + (−1.00) D = +4.00 D이다.

④ 렌즈 전체의 굴절력 +4.00 D를 $\frac{1}{f'} = D'$에 대입하면 $\frac{1}{+4.00\,D} = +\,0.25m$.
즉, 렌즈의 상측초점은 렌즈 뒤 25 cm 지점에 있다.

⑤ 물체가 렌즈 앞 50 cm 지점에 있고 렌즈의 굴절력이 +4.00 D일 때 결상식에 의해

$\frac{1}{-0.5m} + 4.00\,D = \frac{1}{l'}$, $l' = +0.5m$ 이다. 상은 렌즈 뒤 50 cm 지점에 위치한다.

⑥ 물체와 상의 크기는 알 수 없지만 물체와 상의 위치를 알고 있으므로

$\frac{l'}{l} = \frac{0.5m}{-0.5m} = -1$ 이다. 물체와 상의 크기는 같고, 도립상이 만들어진다.

예제 4-6 사용할 렌즈의 굴절력이 그림과 같을 때

① 렌즈에 평행한 광선이 입사할 때 전초선의 방향은?

② 두 초선사이의 거리는 몇 cm인가?

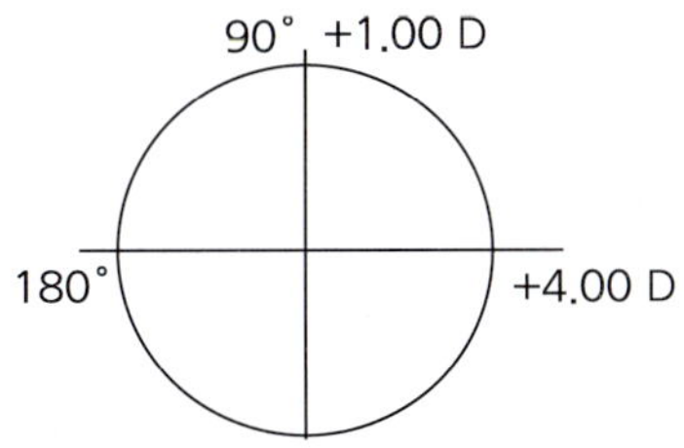

풀이 4-6 ① 강주경선의 방향과 강주경선에 의해 형성되는 전초선은 서로 수직하므로 전초선의 방향은 90° 방향이다.

② $\frac{1}{f'} = D'$ 이므로 강주경선에 의한 전초선의 위치는 $\frac{1}{+4.00D} = +0.25\,\text{m}$ 이고, 약주경선에 의한 후초선의 위치는 $\frac{1}{+1.00D} = +1m$ 이다. 따라서 두 초선사이의 거리는 100 cm − 25 cm = 75 cm이다.

7 토릭렌즈의 표기법

토릭렌즈는 강주경선이나 약주경선의 굴절력과 같은 굴절력을 가지는 구면렌즈와 강주경선과 약주경선 굴절력의 차이만큼의 굴절력을 가지는 원주렌즈의 조합으로 생각할 수 있다. 또는 강주경선과 약주경선의 굴절력을 가지는 두 개의 원주렌즈의 조합으로 생각할 수도 있다(그림 4-17). 각각 다음과 같이 표기할 수 있으며, 같은 렌즈를 나타낸다.

(a) S+2.00 D ⊂ C+2.00 D, Ax 90°

(b) S+4.00 D ⊂ C−2.00 D, Ax 180°

(c) C+2.00 D, Ax 180° ⊂ C+4.00 D, Ax 90°

여기서 S는 구면렌즈, C는 원주렌즈, Ax는 원주렌즈의 축방향을 나타내며, ⊂는 두 개의 렌즈

가 합해져 있음을 의미한다.

난시인 눈의 교정굴절력을 알아내기 위한 굴절검사에서 구면렌즈와 원주렌즈의 조합을 주로 사용한다(그림 4-18).

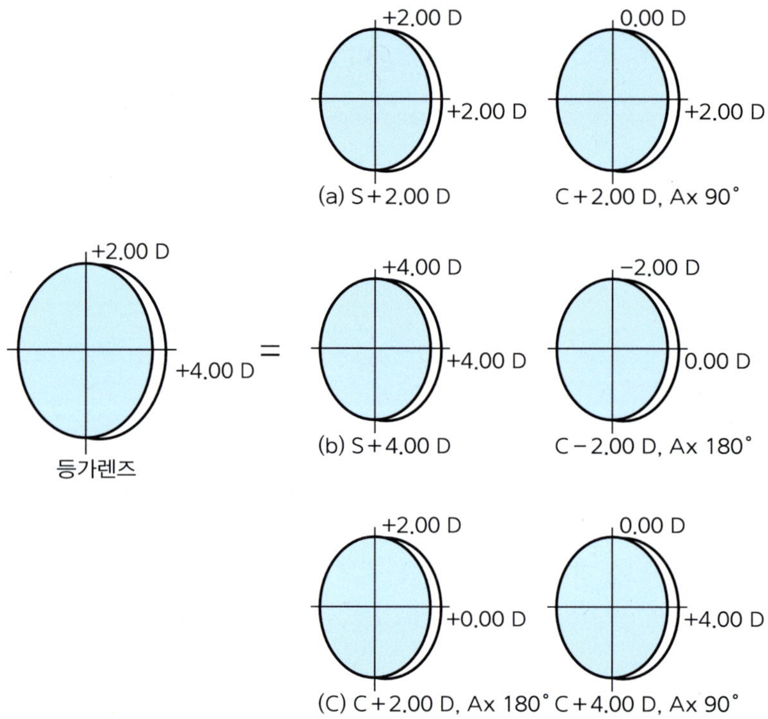

그림 4-17. 구면렌즈와 원주렌즈의 조합인 토릭렌즈

토릭렌즈의 표기법

- 렌즈의 표기는 두 렌즈의 합성을 의미한다.
- 렌즈의 표기전환을 하기 위해서는 강주경선과 약주경선 각각의 굴절력을 갖는 구면렌즈값을 뺀 다음 남아 있는 원주렌즈의 값으로 표기한다.

S±( )D⊃C−( )D, Ax ( )°
S±( )D⊃C+( )D, Ax ( )°
C±( )D, Ax ( )°⊃C±( )D, Ax ( )°

※ S: Sph로도 표기, spherical lens의 약어, 구면렌즈
C: Cyl로도 표기, cylindrical lens의 약어, 원주렌즈
Ax: Axis의 약어, 축방향

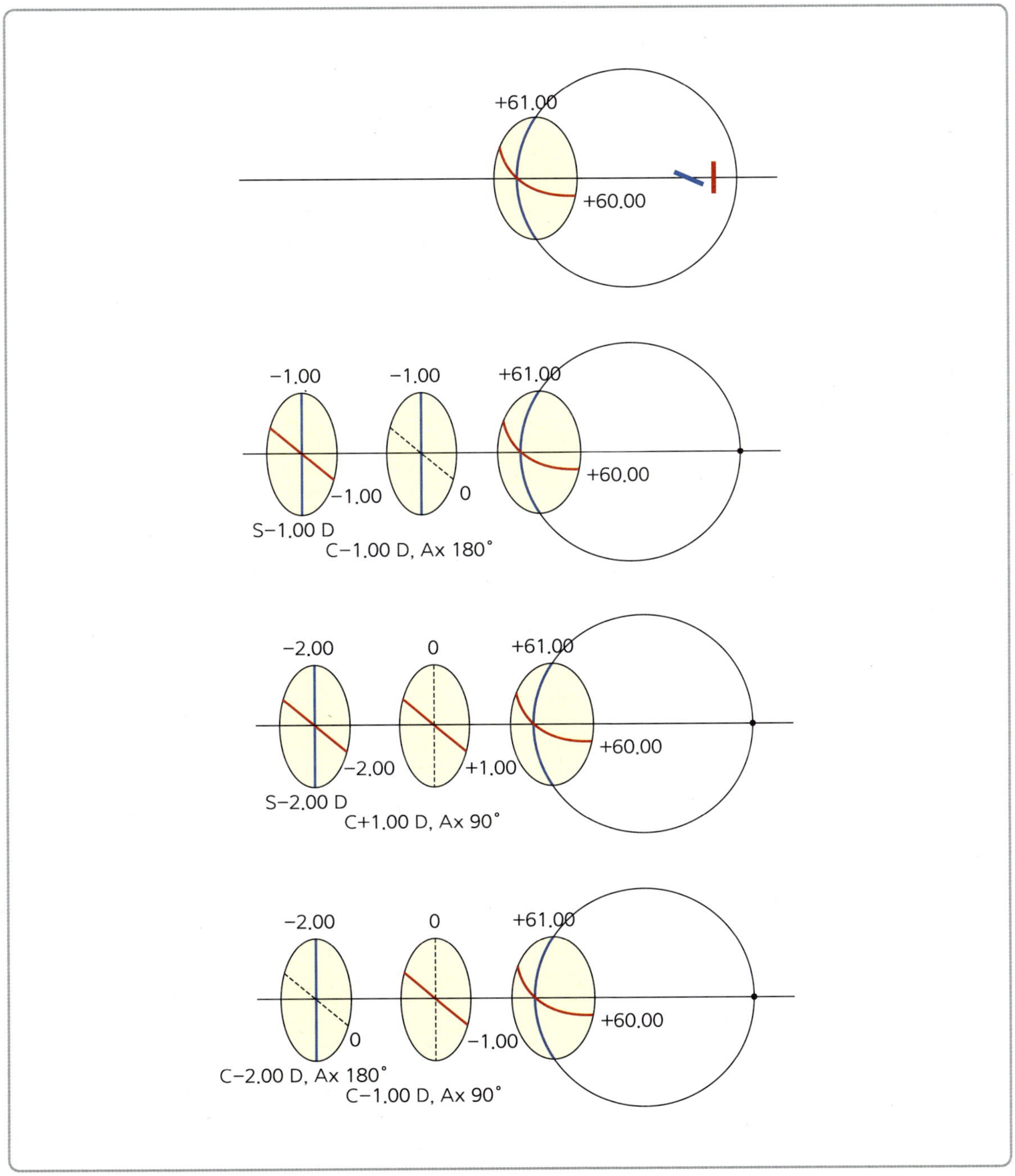

그림 4-18. 근시성복난시를 교정하는 렌즈의 조합. 정상안의 굴절력은 +59 D(p. 85 참조)이다.
S−1.00 D ⊃C−1.00 D, Ax 180°
S−2.00 D ⊃C+1.00 D, Ax 90°
C−2.00 D, Ax 180° ⊃C−1.00 D, Ax 90°

예제 4-7 S−2.50 D⊃C−1.50 D, Ax 90° 렌즈표기를 다른 두 가지로 변환해 보시오.

풀이 4-7 주어진 렌즈표기를 그림으로 나타내면,

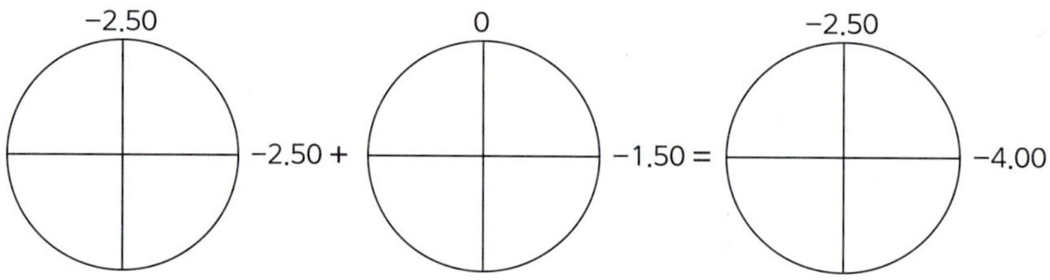

이므로,

S⊃C 표기를 위한 구면렌즈 굴절력은 토릭렌즈의 약주경선 굴절력인 −2.50 D이거나 강주경선 굴절력인 −4.00 D가 되어야 한다.

주어진 렌즈표기의 구면렌즈가 약주경선 굴절력인 S−2.50 D이므로, 표기변환을 위해서는 강주경선 굴절력인 S−4.00 D를 사용하면 된다.

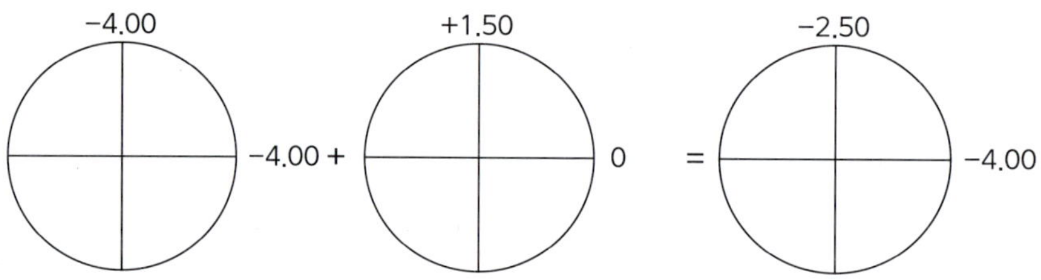

따라서, 변환 렌즈표기는 S−4.00 D⊃C+1.50 D, Ax 180°이다.

C⊃C 표기는 약주경선 굴절력을 갖는 원주렌즈와 강주경선 굴절력을 갖는 원주렌즈로 분리해야 한다.

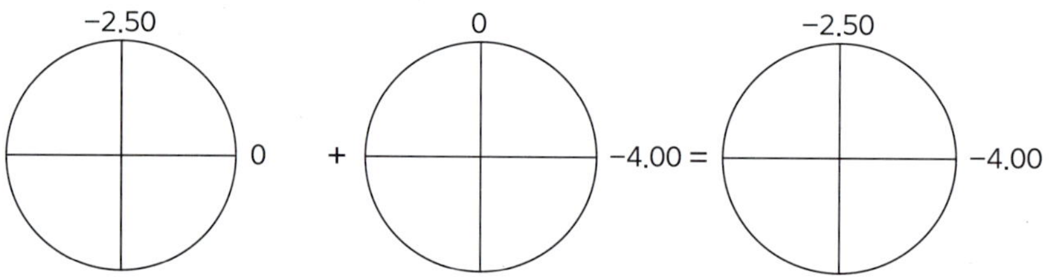

변환 렌즈표기는 C−2.50 D, Ax 180°⊃C−4.00 D, Ax 90°이다.

따라서, 하나의 토릭렌즈는 다음 세 가지로 표기할 수 있다.

S−2.50 D⊃C−1.50 D, Ax 90°

S−4.00 D⊃C+1.50 D, Ax 180°

C−2.50 D, Ax 180°⊃C−4.00 D, Ax 90°

예제 4-8 S+1.50 D ⊃C+1.25 D, Ax 45° 렌즈표기를 다른 두 가지로 변환해 보시오.

풀이 4-8 렌즈를 합성해 보면 다음과 같다.

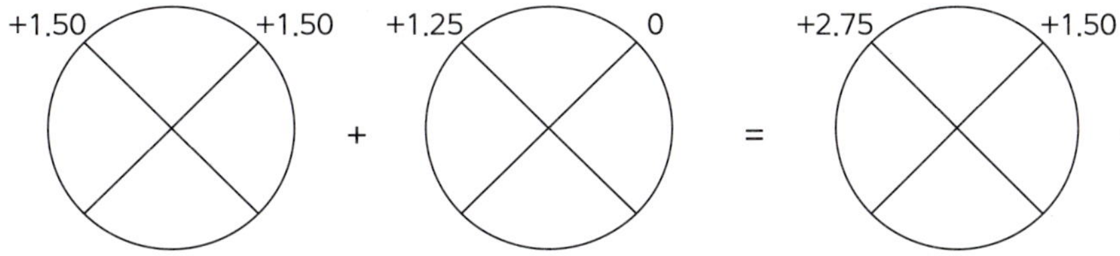

이므로,

변환된 렌즈표기는 다음과 같다.

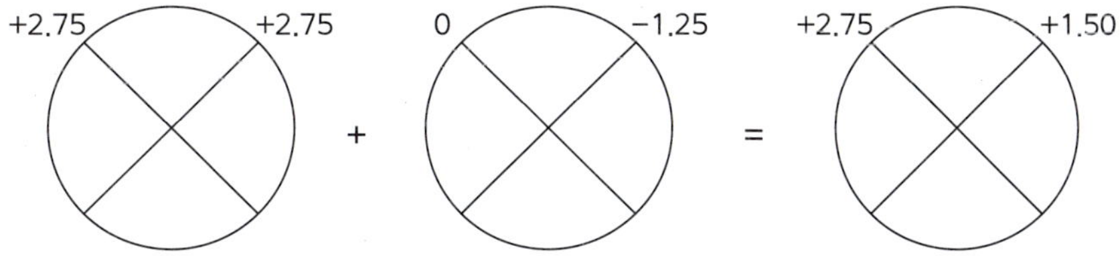

S+2.75 D ⊃C−1.25 D, Ax 135°

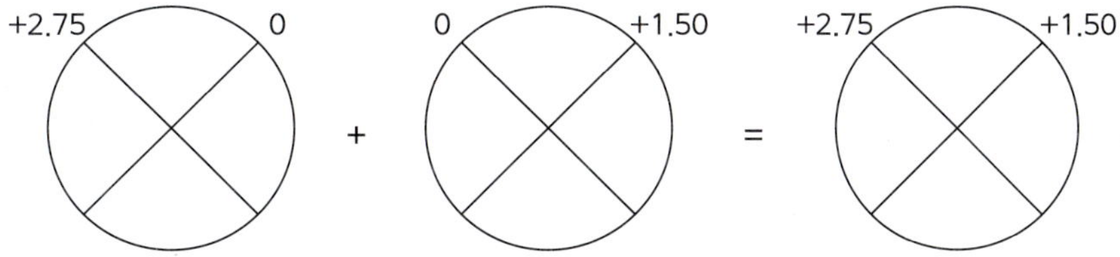

.

C+2.75 D, Ax 45° ⊃C+1.50 D, Ax 135°

제 05 강 프리즘과 프리즘 굴절력

- 프리즘
- 꺾임각과 프리즘 굴절력
- 아베수
- 프렌티스 공식

1 프리즘의 꺾임각

두 개 이상의 평면이 일정한 각도로 기울어져 있는 투명체를 프리즘(prism)이라 한다. 프리즘은 빛의 진행 방향을 바꾸거나 분산(dispersion)시키는 작용을 한다. 두 평면 사이의 교점을 꼭지 또는 정점(apex), 두 평면이 이루는 각을 꼭지각(prism angle), 정각(apical angle) 또는 굴절각(refracting angle)이라 하며, 꼭지의 반대 표면을 기저(base)라 한다.

프리즘을 통과하는 광선은 각 면에서 스넬의 법칙에 따라 굴절을 하며 기저를 향해 진행방향이

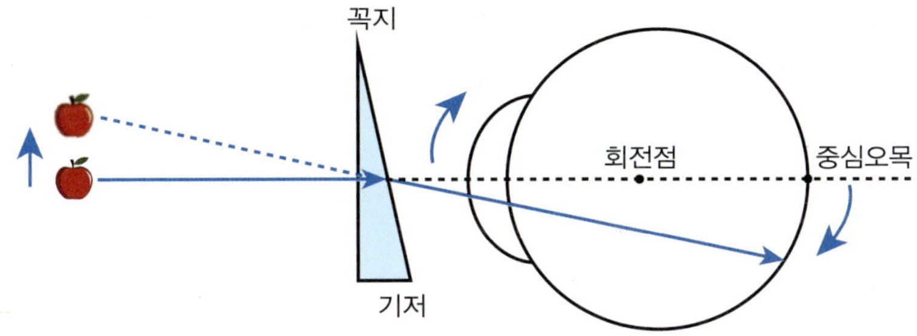

그림 5-1. 프리즘의 명칭과 상의 이동

꺾인다. 눈에 입사하는 광선의 연장선에 물체가 있는 것으로 느끼게 되므로 프리즘을 통해 보는 물체의 상은 꼭지 방향으로 이동이 되어 보이며, 상을 보기 위해 안구도 꼭지 방향으로 회전한다(그림 5-1).

프리즘에 입사하는 광선과 출사하는 광선의 각도 차이를 편각 또는 꺾임각(angle of deviation, δ)이라고 한다. 그림 5-2에서와 같이 꼭지각이 α, 굴절률이 n인 프리즘이 공기중에 있는 경우를 생각하자.

ΔABC에서

$$\left(\frac{\pi}{2}-\theta_1'\right) + \left(\frac{\pi}{2}-\theta_2\right) + \alpha = \pi$$

$$\therefore \theta_1' + \theta_2 = \alpha \quad -- ①$$

ΔBCD에서

$$(\theta_1-\theta_1') + (\theta_2'-\theta_2) + (\pi-\delta) = \pi$$

$$\therefore \delta = (\theta_1-\theta_1')+(\theta_2'-\theta_2)$$

$$= (\theta_1+\theta_2')-(\theta_1'+\theta_2) \quad -- ②$$

이고, 수식 ①을 수식 ②에 대입하면

$$\therefore \delta = (\theta_1+\theta_2') - \alpha \quad -- ③$$

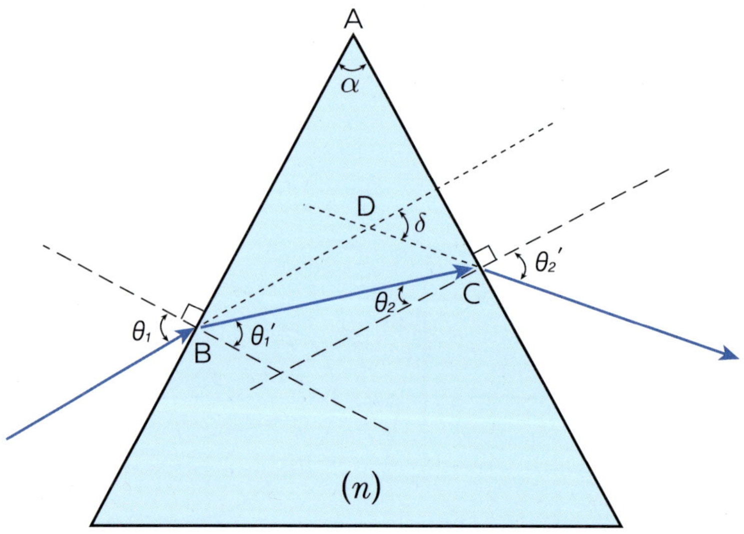

그림 5-2. 프리즘에서 광선의 굴절과 꺾임각

이다. 수식을 통해 프리즘의 꼭지각, 프리즘 앞면에서 입사각과 뒷면에서 출사각을 알면 꺾임각을 알 수 있다. 앞면에서 입사각에 따라 뒷면에서 출사각이 달라지며, 꺾임각도 달라진다. 꺾임각은 광선이 프리즘에 대칭(즉, $\theta_1 = \theta_2'$, $\theta_1' = \theta_2$)으로 통과할 때 최소값을 가진다. 이것을 최소 꺾임각(angle of minimum deviation)이라고 한다.

처방되는 프리즘 대부분은 두께가 얇고, 꼭지각이 작다. 꼭지각이 작은 경우, 광선도 거의 수직으로 입사하게 되어 θ_1이 작아지며, δ도 작은 값이 되고, 최소 꺾임각에 가까워진다. 앞면과 뒷면에서 스넬의 법칙은 각각

$$\sin\theta_1 = n \times \sin\theta_1'$$
$$n \sin\theta_2 = \sin\theta_2'$$

이며, 꼭지각이 매우 작고 입사광선이 프리즘 면에 거의 수직으로 입사할 때

$$\theta_1 = n\,\theta_1'$$
$$n\,\theta_2 = \theta_2'$$

로 쓸 수 있다. 이 두 수식을 수식 ③에 대입하면

$$\delta = n\,\theta_1' + n\,\theta_2 - \alpha = n(\theta_1' + \theta_2) - \alpha$$
$$\therefore \delta = \alpha(n - 1)$$

이다. 꼭지각이 작은 프리즘의 굴절률과 꼭지각을 알면 꺾임각을 알 수 있다.

예제 5-1 꼭지각이 3°이고, 굴절률이 1.5인 얇은 프리즘에서 광선의 꺾임각은?

풀이 5-1 광선의 꺾임각은 $3° \times (1.5 - 1) = 1.5°$이다.

2 프리즘 굴절력과 기저방향

프리즘에 의한 입사광선의 꺾임각을 나타내는 다른 방법은 프리즘 굴절력이다. 프리즘에서 1 m 떨어진 평면에서 프리즘을 통과하여 굴절된 광선이 입사광선의 연장선에 수직으로 1 cm 간격이 있을 때 꺾임각을 1 프리즘디옵터(prism diopter, △)라 한다(그림 5-3). 1 △는 약 0.57°이며 1라디안이 약 57° 정도이므로 1 △≈0.01 라디안(radian) = 1센티라디안(centi radian)이다.

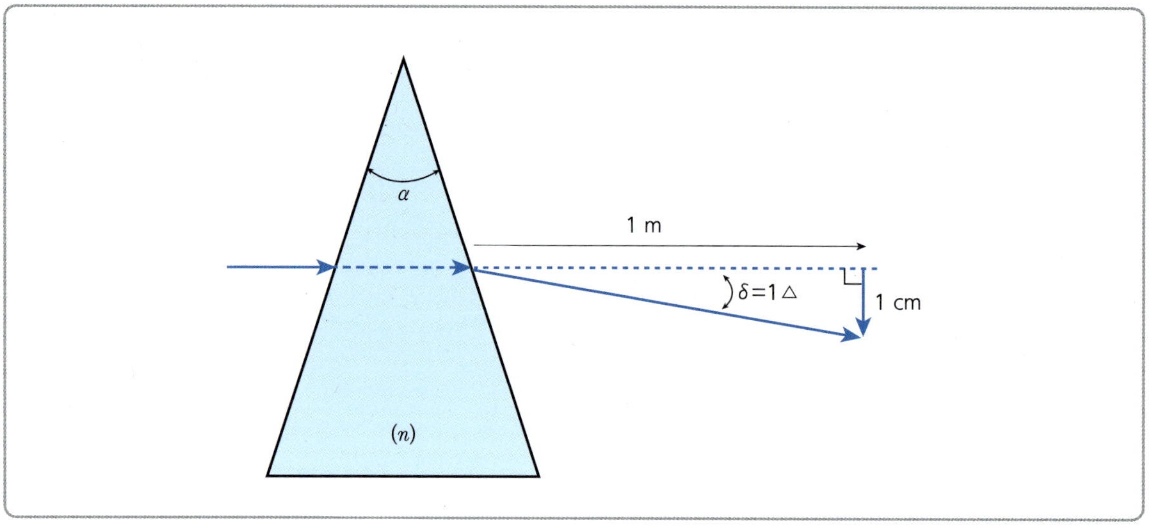

그림 5-3. 프리즘 굴절력

예제 5-2 프리즘을 통과하여 굴절된 광선이 프리즘에서 50 cm 떨어진 평면에서 입사광선의 연장선에 수직으로 2 cm 간격이 있을 때 프리즘 굴절력은?

풀이 5-2 1 m 떨어진 평면에서 수직간격으로 프리즘 수치를 나타내므로, 50 cm에서 2 cm의 간격은 1 m에서 4 cm의 간격이 된다. 따라서 프리즘 굴절력은 4 △이다.

예제 5-3 프리즘을 통과하여 굴절된 광선이 프리즘에서 x m 떨어진 평면에서 입사광선의 연장선에 수직으로 y cm 간격이 있을 때 프리즘 굴절력은?

풀이 5-3 x m에서 y cm의 간격은 1 m에서 $\frac{y}{x}$ cm의 간격이 된다. 따라서 프리즘 굴절력은 $\frac{y}{x}$ △이다.

난시 교정시 원주렌즈의 방향을 표기할 때는 축의 방향을 0°에서 180° 사이의 값으로 표시하지만, 프리즘의 경우 기저의 방향을 0°에서 360° 사이의 값으로 표시한다. 프리즘의 기저방향은 수평방향으로는 코방향, 귀방향, 수직방향으로는 위와 아래 방향으로 표기할 수 있는데 각각 기저내방(B.I., base in), 기저외방(B.O., base out), 기저상방(B.U., base up), 기저하방(B.D., base down)으로 나타낸다. 오른쪽 눈에서 기저내방은 TABO 0°, 기저외방은 TABO 180°이며, 왼쪽 눈에서 기저내방은 TABO 180°, 기저외방은 TABO 0°이다. 좌, 우안 모두에서 기저상방은 TABO 90°, 기저하방은 TABO 270°에 해당된다(그림 5–4).

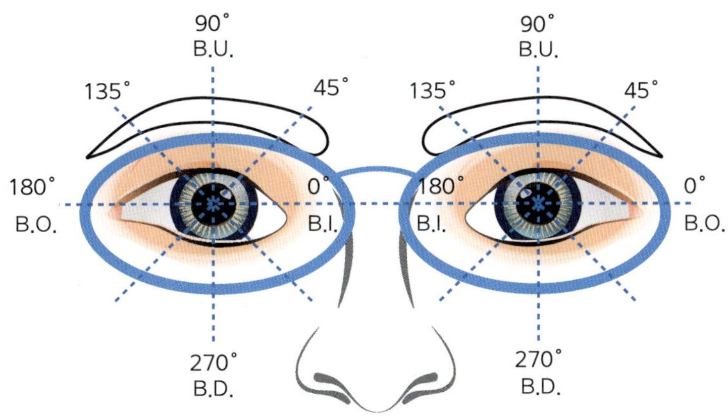

그림 5-4. 프리즘 처방시 TABO 방향각과 기저방향

3 아베수

프리즘의 한쪽 면에 백색광이 입사하면 다른 면에서 단색광들로 분산되어 나온다(그림 5-5). 프리즘에서 빛의 파장에 따라 진행 속도가 다르고, 따라서 굴절률이 달라 한쪽 면으로 들어간 빛이 다른 면으로 나올 때는 파장에 따라 서로 다른 꺾임각 δ를 가지기 때문이다. 가시광선을 대표하는 참조기준파장을 d선(파장 587.6 nm)으로 하고, F선(파장 486.1 nm), C선(파장 656.3 nm), d선

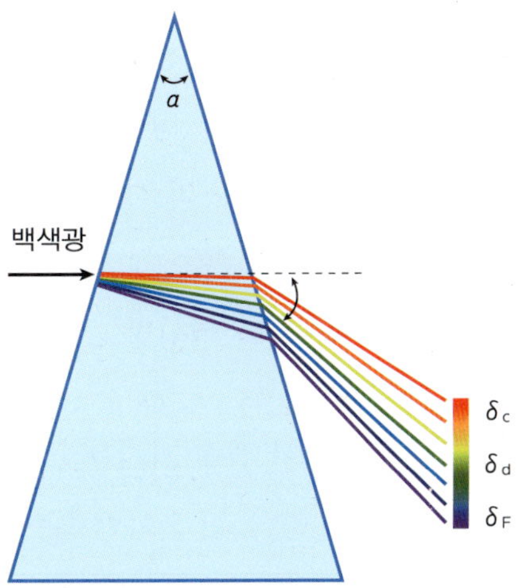

그림 5-5. 프리즘에서 빛의 분산

에 대한 굴절률을 각각 n_F, n_C, n_d, 꺾임각을 δ_F, δ_C, δ_d라고 하면, 물질이 빛을 분산시키는 정도를 나타내는 분산능(dispersive power) ω_d는

$$\omega_d = \frac{\delta_F - \delta_C}{\delta_d} = \frac{(n_F - 1)\alpha - (n_C - 1)\alpha}{(n_d - 1)\alpha} = \frac{n_F - n_C}{n_d - 1}$$

로 정의한다. 이 분산능의 역수를 취한 것을 아베수(Abbe's number) 또는 역분산율이라고 하며 υ_d로 나타낸다.

$$\upsilon_d = \frac{n_d - 1}{n_F - n_C}$$

e선을 참조기준파장으로 할 경우 아베수는

$$\upsilon_e = \frac{n_e - 1}{n_{F'} - n_{C'}}$$

로 정의한다. 여기서 n_e, $n_{F'}$, $n_{C'}$는 각각 e선(파장 546.1 nm), F'선(파장 488.0 nm), C'선(파장 643.9 nm)에 대한 굴절률이다.

아베수가 클수록 분산은 작아지며, 따라서 안경렌즈의 소재는 아베수가 클수록 좋다. 대표적인 광학소재의 아베수는 표 5-1과 같다.

표 5-1. 주요광학소재의 굴절률과 아베수

종류	굴절률(n_d)	아베수(υ_d)
크라운 유리	1.523	59
CR-39	1.498	58
중굴절률 플라스틱	1.56	36
고굴절률 플라스틱	1.70	36
폴리카보네이트	1.586	31

4 렌즈의 프리즘 작용과 프렌티스 공식

렌즈는 중심에서 가장자리로 갈수록 꼭지각이 점점 커지는 프리즘의 집합체로 생각할 수 있다(그림 5-6). 볼록렌즈는 기저가 렌즈의 중심을 향하고, 오목렌즈는 꼭지가 중심을 향해 있다. 오목렌즈의 경우 중심부분 위쪽은 기저가 위를 향하고 있으며, 중심에서 멀어질수록 꼭지각이 커져서 프리즘 작용이 커지고, 중심부에 가까울수록 꼭지각이 작아서 프리즘 작용이 작아진다. 중심부분 아

래쪽은 기저가 아래쪽을 향하고 있으며, 역시 중심에서 멀어질수록 프리즘 작용이 커진다. 중심의 위와 아래에서 기저방향이 반대가 되며, 중심에서는 꼭지각이 '0도'인 평면과 같은 상태로 프리즘 작용이 없다. 얇은 렌즈에서 프리즘 작용이 없는 한 점이 바로 광학중심점이다.

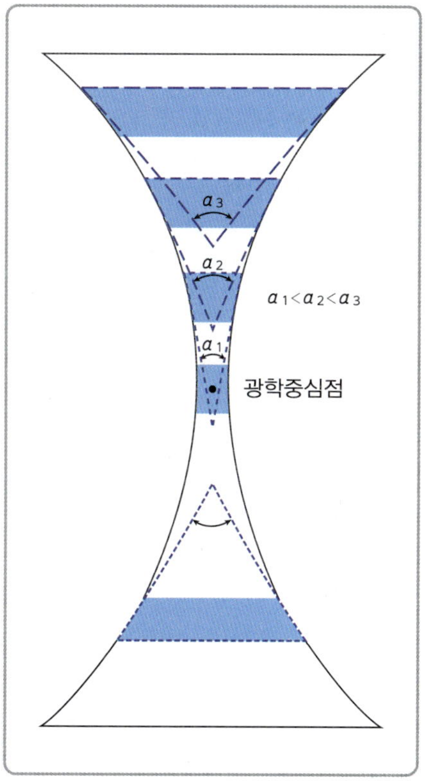

그림 5-6. 프리즘이 집합된 오목렌즈

공기 중에 놓여 있는 렌즈에 평행광선이 입사할 경우 광선은 각각의 면에서 스넬의 법칙에 따라 굴절을 하며, 굴절 후 한 점을 향해(볼록렌즈), 또는 마치 한 점에서 퍼져나가는 것처럼(오목렌즈) 퍼져나간다. 광학중심점으로부터 h cm만큼 떨어진 지점에 입사한 광선이 렌즈 통과 후 꺾이는 정도는 프리즘 굴절력으로 나타낼 수 있다.

$$P(\varDelta) = \frac{h\,(cm)}{f'\,(m)} = \frac{1}{f'} \times h = D' \times h$$

여기서 P는 프리즘 굴절력, f'는 렌즈의 상측초점거리, D'는 렌즈의 굴절력을 나타낸다. 이 공식을 프렌티스 공식(Prentice's rule)이라 하며, 렌즈의 굴절력과 광학중심점으로부터의 거리를 알면 렌즈의 각 지점에서 빛이 꺾이는 정도를 알 수 있다(그림 5-7). 프리즘 굴절력의 단위는 프리즘디옵터(prism diopter)이며, $\varDelta$로 표시한다.

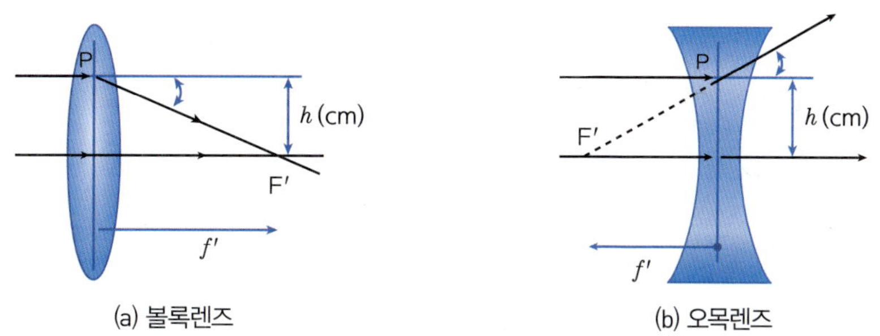

그림 5-7. 렌즈의 상측초점거리와 입사점 P에서 꺾임각

예제 5-4 평행한 광선이 상측초점 거리가 2 m인 렌즈의 광학중심점으로부터 2 cm 떨어진 지점으로 입사한다. 이 지점에서 프리즘 굴절력은?

풀이 5-4 $P = \frac{h(cm)}{f'(m)} = \frac{2cm}{2m} = 1\Delta$

예제 5-5 평행한 광선이 굴절력이 +2.00 D인 렌즈의 광학중심점으로부터 위쪽 방향 1.5 cm 지점을 통과한다. 프리즘 굴절력과 기저방향은?

풀이 5-5 $P = D' \times h = 2 \times 1.5 = 3\Delta$이며, 렌즈의 광학중심점으로부터 위쪽 방향 1.5 cm 지점에서는 꼭지가 90도 방향, 기저가 270도 방향의 프리즘으로 작용하므로, 따라서 프리즘 굴절력과 기저방향은 '3 △, TABO 270°' 또는 '3 △, 기저하방(B.D.)'이다.

제 06 강 특수 안경렌즈의 종류

- 이중초점렌즈
- 누진굴절력렌즈
- 편광렌즈
- 조광렌즈

안경렌즈는 굴절률(n)에 따라 일반렌즈($1.48 \leq n < 1.54$), 중굴절렌즈($1.54 \leq n < 1.64$), 고굴절렌즈($1.64 \leq n < 1.74$), 초고굴절렌즈($1.74 \leq n$)로 분류한다(BS 7394 Part 2).

기능에 따라 시력 교정용으로 근시, 원시, 난시 렌즈 및 프리즘 렌즈로 나누고, 시력 보호용 또는 기능성 렌즈로 자외선 차단렌즈, 적외선 차단렌즈, 눈부심 방지 렌즈, 편광렌즈, 조광렌즈(변색렌즈), 청색광 차단 렌즈 등으로 분류한다.

특히 광학적 교정렌즈는 단초점, 다초점(이중초점렌즈, 삼중초점렌즈, 누진굴절력렌즈) 등으로 분류된다. 위와 같이 분류 기준에 따라 하나의 렌즈에 대해 여러 가지 명칭으로 부를 수 있다.

여기서는 대표적으로 이중초점렌즈, 누진굴절력렌즈와 기능성이 부여된 편광렌즈, 조광렌즈(변색렌즈)에 대해 알아본다.

1 이중초점렌즈

이중초점렌즈(bifocal lens)는 한 장의 렌즈에 2개의 다른 굴절력을 갖도록 설계한 렌즈로, 일반적으로 윗부분은 원거리의 물체를, 아랫부분은 근거리의 물체를 볼 수 있도록 제작된다. 1785년경 플랭클린(Benjamin Franklin)이 한 개의 안경테에 각기 다른 굴절력을 가진 렌즈 2개를 절반씩 결합시켜 만든 형태가 이중초점렌즈의 시초이다. 사용목적에 따라 다양한 디자인의 이중초점렌즈가 사용될 수 있다.

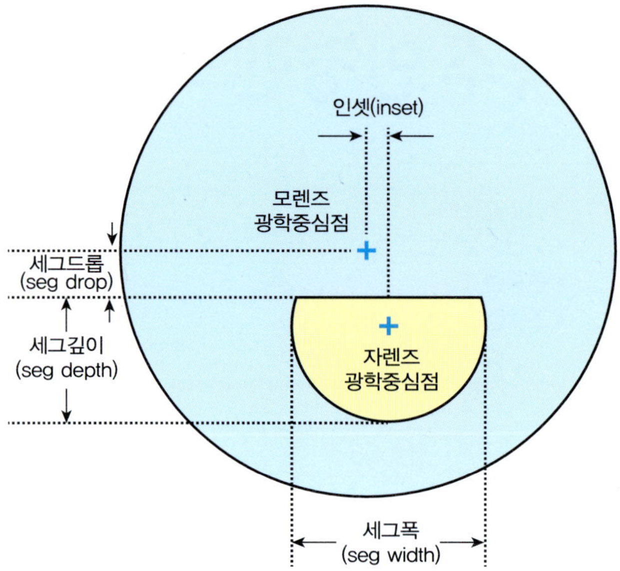

그림 6-1. 이중초점렌즈의 구조. 렌즈의 앞면을 본 모습으로 오른쪽 눈에 착용하는 렌즈이다.

이중초점렌즈는 원용부와 근용부로 구성되며, 그림 6-1과 같은 구조가 대표적이다. 모렌즈(major lens)는 원용교정굴절력을 가지며, 모렌즈에 추가된 자렌즈(segment)와 모렌즈가 함께 근용부를 이룬다. 자렌즈는 모렌즈 중심으로부터 코방향, 아래방향에 위치한다. 인셋(inset)은 모렌즈 광학중심점과 자렌즈 광학중심점사이의 수평거리이며, 세그드롭(segment drop)은 모렌즈 광학중심점과 자렌즈의 상부경계선사이의 수직거리이다. 근용부와 원용부의 굴절력 차이는 자렌즈의 굴절력과 같으며, 가입도(addition, add)라고 한다. 이중초점렌즈는 제조방법에 따라 재료를 녹여 붙여 근용부를 제조하는 융착형(fused type) 이중초점렌즈와 동일한 재질로 곡률을 변화시켜 근용부를 만든 일체형(또는 동일재질형, one piece type) 이중초점렌즈가 있다.

이중초점렌즈는 그림 6-2와 같이 여러 가지 형상으로 제작될 수 있으며, 간단한 특징은 아래와 같다.

EX (Executive)형은 원용부와 근용부의 면적이 같게 직선으로 나누어진 형태이다. 근용부 시야가 넓고, 원용부와 근용부 광학적 중심이 일치되어 상의 도약(image jump)이 없으며 색수차가 없다. 경계선이 길어 외관이 좋지 않고, 가입도가 클수록 모렌즈의 두께가 두꺼워져 무겁다. 상의 도약이란 원용부에서 근용부로 시선이 이동될 때 자렌즈 상부경계선에서 프리즘 굴절력의 불연속성에 의해 상의 위치가 갑자기 이동되어 보이는 현상이다. 자렌즈의 굴절력(가입도)이 클수록, 자렌즈 광학중심에서 자렌즈 상부경계선까지 거리가 멀수록 상의 도약은 크다.

플래트탑(Flat top)은 자렌즈의 상부경계선이 직선 형태로 경계선이 돋보이고 반짝거리는 단점

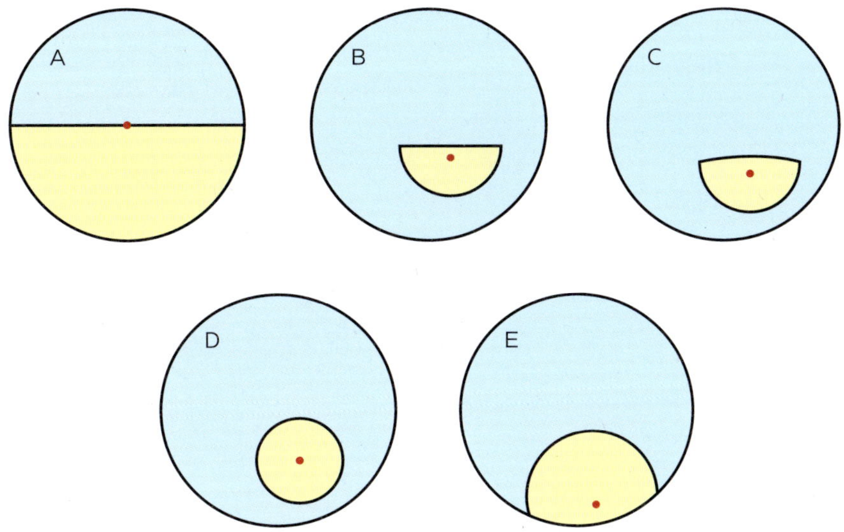

그림 6-2. 여러 이중초점렌즈. A: EX(Executive)형, B: 플래트탑(Flat top), C: 커브드탑(Curved top)형, D: 원형(Kryptok 또는 라운드탑형), E: 울텍스(Ultex)형. 점(•)은 자렌즈(segment)의 광학중심점

을 갖고 있으나 원형에 비해 상의 도약이 적고 동일재질형은 색수차가 없다.

커브드탑(Curved top)형은 플래트탑과 유사하나 상부경계선이 곡선 형태로 원형에 비해 상의 도약이 적고 경계선이 덜 보인다.

원형(Kryptok 또는 라운드탑형)은 자렌즈가 원형모양으로 상의 도약이 크다. 융착형 렌즈로 현재는 거의 생산되지 않는다.

울텍스(Ultex)형은 근용부의 직경이 크고, 자렌즈의 상부경계선과 자렌즈의 광학중심점 사이 거리가 멀어 상의 도약이 크다.

이 외에 자렌즈의 경계가 눈에 띄지 않도록 가공한 Blended 또는 심리스(Seamless)형, 커브드탑(Curved top)형의 자렌즈에서 모서리 부분이 곡선형인 Panoptik형, Ribbon형 등이 있다.

2 누진굴절력렌즈

누진굴절력렌즈(progressive addition lens)는 원용부와 근용부 사이에서 굴절력이 연속적으로 변하도록 한 렌즈로, 노안이 요구하는 모든 조건들을 만족시키기에 다소 무리가 있으나 현재 상용

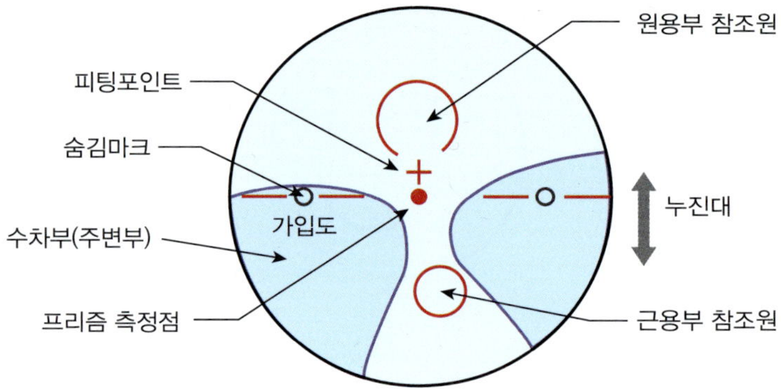

그림 6-3. 누진굴절력 렌즈의 구조와 명칭

렌즈로서 가장 좋은 렌즈다.

그림 6-3과 같이 누진굴절력렌즈의 구조는 원용부, 근용부 및 중간부(누진대), 수차부(비점수차와 왜곡수차)로 구성된다. 누진굴절력렌즈는 원거리와 근거리가 잘 보이고 중간거리도 비교적 잘 보여 주시 거리에 따라 일일이 안경을 쓰거나 벗거나 혹은 바꿔 쓰지 않아도 된다는 장점을 가진다. 또한 상의 도약과 색수차가 없으며 이중초점렌즈와 같이 경계가 없으므로 외관이 좋다. 그러나 누진대 측방부에서의 비점수차와 상면왜곡 등의 수차가 크게 발생하며 렌즈주변부를 통해서 물체를 보면 상의 왜곡과 흐림이 동반된다. 가입도가 클 경우에는 얼굴을 흔들면 물체가 흔들려 보인다. 또 중간거리도 볼 수 있으나 확실하게 안정되어 보이는 상태는 아니며 원거리와 근거리를 볼 수 있는 시야가 이중초점렌즈보다 좁다.

누진굴절력 렌즈와 이중초점렌즈의 특성 비교는 표 6-1과 같다.

표 6-1. 누진굴절력 렌즈와 이중초점렌즈의 특성

	누진굴절력 렌즈 각 부위별 특징	이중초점렌즈의 각 부위별 특징
원용부	• 경도의 난시(비점수차)가 부가된다.	• 단초점렌즈와 똑같이 보인다. 즉, 단초점 렌즈와 같은 결상 특성을 가지고 있다.
근용부	• 근용 실용시야가 좁다. • 주변부에 상의 흔들림과 왜곡이 생긴다. • 색수차가 없다.	• 근용 시야가 누진굴절력 렌즈보다 넓다. • 상의 왜곡과 흔들림이 없다. • 색수차가 있는 경우도 있다.
주변부	• 왜곡, 비점수차가 발생한다. • 주변부에 흐림(blur)이 생긴다. • 원용 실용시야가 약간 좁다.	• 단초점렌즈와 같이 똑같이 보인다. • 원용 실용시야는 누진굴절력 렌즈보다 넓다.
기타	• 경계가 없고 외관이 좋다. • 상의 도약 현상이 없다. • 중간거리도 이용할 수 있다. • 주변부 상의 왜곡, 흔들림이 생긴다. • 시야가 좁다.	• 경계가 있고 눈에 띈다. • 상의 도약 현상이 있다. • 가입도에 따라 명시역의 단절이 있다. • 색수차가 발생한다. • 시야가 비교적 넓다.

3 편광렌즈

빛은 모든 방향에서 똑같이 진동하는 횡파이다. 그러나 빛이 수면, 노면, 설면, 빙면과 같이 평면에서 반사될 때 그 빛은 한 방향으로는 가장 작게 진동하고 이것과 직교되는 방향에서는 가장 크게 진동한다. 그림 2-6과 같이 반사면이 수평면이라면 반사된 빛은 수평방향으로 가장 크게 진동한다. 수면 등에서 태양광의 반사광선(수평방향 진동성분의 편광)은 눈부심을 일으킬 수 있으며, 사물을 주시하는데 방해가 될 수 있다. 편광렌즈(polarized lens)는 반사된 편광의 진동방향과 렌즈의 편광투과축 방향이 서로 수직을 이루도록 하여 눈이 부시게 하는 광선을 차단할 수 있도록 만든 일종의 선글라스 렌즈이다.

4 조광렌즈

밝은 빛에서는 자동적으로 어둡게 변색되고 어두운 곳에서는 자동적으로 퇴색되어 밝아지는 감광성 물질에 의해 변색과 퇴색과정이 이루어지는 렌즈를 조광렌즈(광변색렌즈, 감광렌즈, photochromic lens)라고 한다. 조광렌즈는 그림 6-4와 같이 선글라스 렌즈의 기능과 자외선 차단 기능과 투명 일반렌즈의 기능을 갖는다.

광학유리로 된 조광렌즈는 감광성 물질인 염화은(AgCl, 회색), 브롬화은(AgBr, 갈색) 및 요오드

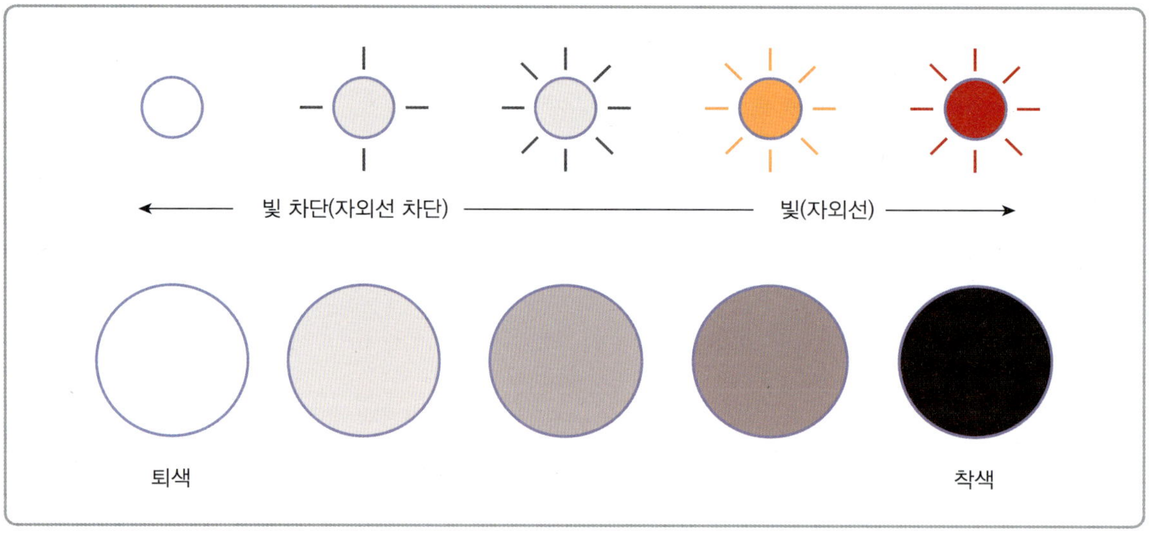

그림 6-4. 조광렌즈의 착색과 변색 과정

화은(AgI, 갈색)등의 미세한 결정이 분산되어 있어 감광성물질이 자외선의 조사량에 따라 착색반응에 관여한다. 자외선(자외선 및 단파장역의 가시광선: 청색광 320~420 nm)에 의해 착색이 되고, 빛이 차단되면 퇴색되는 것으로 이러한 작용을 광호변성작용(光互變性作用: photochromic reaction)이라고 한다.

최근에 시판되는 조광렌즈는 spirooxazine계, spiropyran계, chromene계, dihydroindolizine계와 같은 유기화합물의 광변색 물질을 이용하는 플라스틱 렌즈가 대부분이다. 착색 소요시간은 약 30초(구형 2~3분) 정도이며, 퇴색은 조광 폭의 50% 정도로 되돌아오는 시간을 기준으로 해서 약 1~2분(구형 5~7분)이 소요된다. 자외선이 강하고 기온이 낮은 경우 진하게 착색되며, 여름철 해변보다 겨울철 해변에서 더 진하게 착색된다.

제 07 강 렌즈의 수차

- 색수차
- 단색광 수차
- 구면수차, 비점수차, 코마수차, 상면의 만곡, 왜곡수차

렌즈의 수차(aberration)는 렌즈의 불완전함으로 인해 흐리거나 완벽하지 못한 상을 형성하는 현상을 말하며, 색수차(chromatic aberration)와 단색광 수차(monochromatic aberration)로 구분할 수 있다. 단색광 수차는 한가지 파장의 빛을 고려할 때 나타나는 수차이며, 색수차는 파장에 따라 굴절률이 달라지고 빛의 꺾이는 정도가 달라져 색분산(chromatic dispersion)이 발생되는 현상이다.

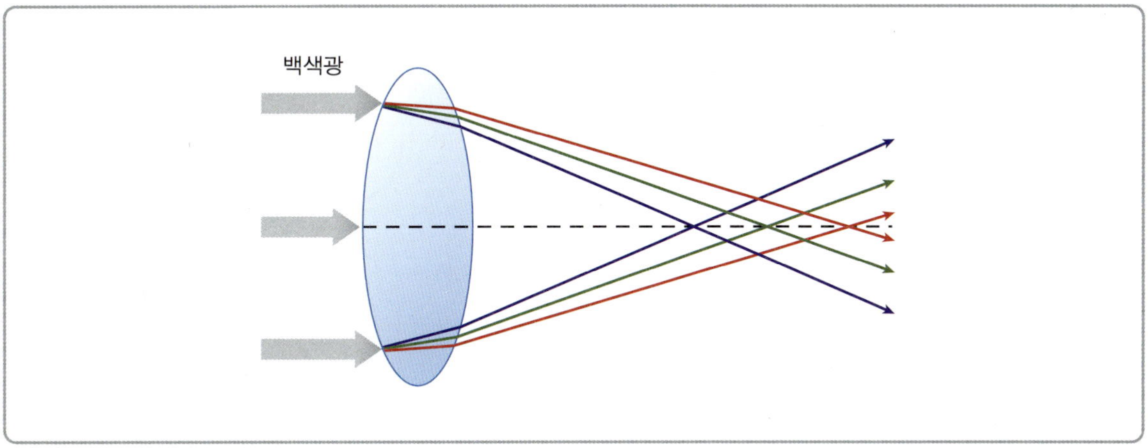

그림 7-1. 볼록렌즈의 색수차

1 색수차

그림 7-1에서 백색광이 렌즈를 통과할 때 각 파장별로 굴절률이 달라지고, 초점거리의 변화가 생긴다. 파장이 긴 붉은 색이 파장이 짧은 푸른색보다 초점거리가 더 길어진다. 안경렌즈에서 색수차의 정도는 아베수로 나타내며 아베수가 클수록 색수차는 적어진다.

2 단색광 수차

정현(sin)의 맥클로우린 급수(Maclaurin series)는 다음과 같다.

$$\sin\theta = \theta - \frac{\theta^3}{3!} + \frac{\theta^5}{5!}\cdots$$

광선이 광축에 거의 나란하게 입사를 하는 경우 광선과 광축이 이루는 각 θ는 매우 작으므로 $\sin\theta$는 θ로 근사될 수 있다. 이것을 근축광선(paraxial ray)이라고 한다. 안경광학에서는 물체까지의 거리에 비해 동공의 직경이 아주 작으므로 $\sin\theta \approx \theta$를 적용하여도 큰 오차를 보이지 않는다. 렌즈에 대해서도 대부분의 경우, 근축광선으로 제한하여 이상적인 결상을 다룬다. 그러나 렌즈에 입사하는 광선은 항상 근축영역(paraxial region)으로만 다룰 수는 없다. 근축영역에서 범위를 조금 더 확대하여 $\sin\theta \approx \theta - \frac{\theta^3}{3!}$를 만족하는 영역을 자이델(Seidel)영역이라고 한다(그림 7-2). 단색

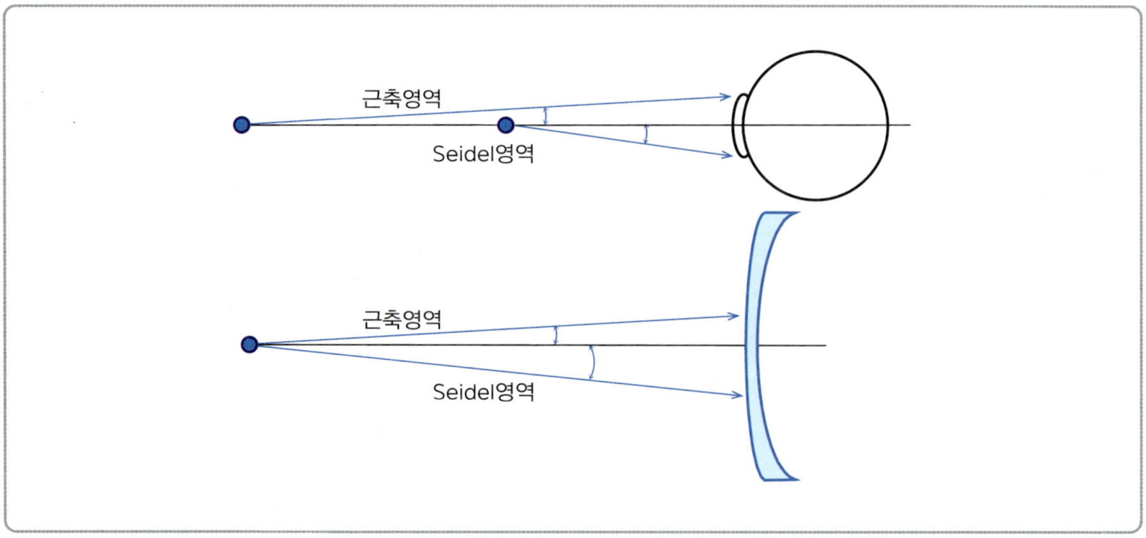

그림 7-2. 근축영역과 Seidel 영역 비교

광(monochromatic light)이 렌즈에 입사할 경우 자이델 영역까지 고려할 때 5가지 수차가 발생하며, 수차의 연구에 큰 공을 세운 자이델(Ludwig Philipp von Seidel)의 이름을 따서 자이델의 5 수차(the five Seidel aberration)라고 한다.

2-1. 구면수차

구면수차(spherical aberration)는 렌즈면이 구면을 이루고 있어 발생하는 수차로 빛이 광축에 나란하게 입사할 때 렌즈 중심부를 통과하는 광선과 주변부를 통과하는 광선이 상을 형성하는 지점이 달라 흐린 착란원 상을 형성한다(그림 7-3).

2-2. 코마수차

코마수차(coma aberration)는 광축에 비스듬하게 입사하는 광선들이 렌즈를 통과하는 위치에 따라 상의 크기와 위치가 달라지는 것이다. 렌즈의 중심부를 통과하는 광선은 선명한 상을 형성하지만 중심에서 멀어질수록 상의 크기는 커지고 선명도가 저하되며 결국 혜성과 같은 모양의 상을 형성하게 된다(그림 7-4).

2-3. 비점수차

비점수차(astigmatism)는 광축에 비스듬하게 입사하는 광선들 중 자오면(meridional plane 또는 tangential plane) 방향으로 입사하는 광선들과 구결면(sagittal plane) 방향으로 입사하는 광선들이 만드는 상이 일치하지 않아서 발생하는 수차이다. 자오면은 물점과 광축을 포함하는 면이며, 구결면은 자오면과 수직한 면이다. 자오면의 경선과 구결면의 경선의 굴절력에 의해 초선이 형성되며, 렌즈 가까운 곳에 형성되는 것을 전초선, 먼 곳에 형성되는 것을 후초선이라고 한다. 전초

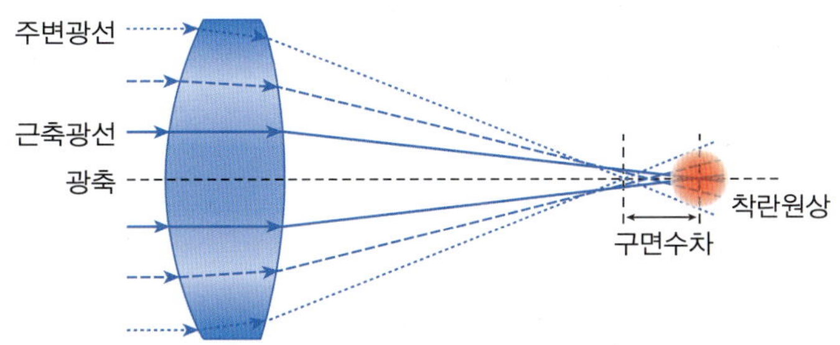

그림 7-3. 구면수차

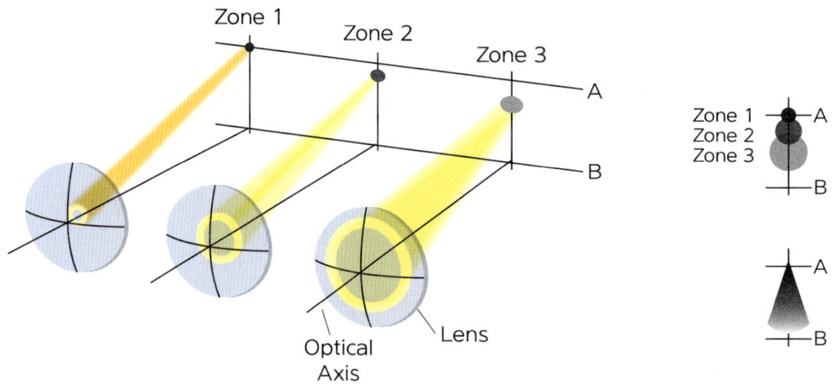

그림 7-4. 코마수차

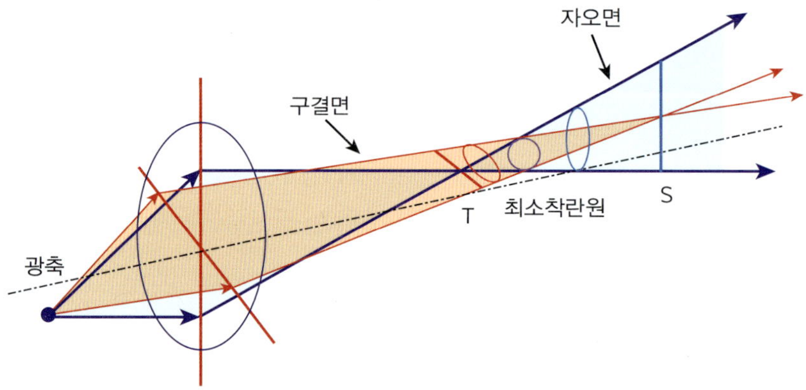

그림 7-5. 비점수차

선과 후초선은 서로 수직을 이루고 있으며, 전초선과 후초선 사이의 간격을 비점격차(astigmatic difference)라고 한다. 구면렌즈도 비점수차가 제거되지 않으면 렌즈를 통해 비스듬하게 주시할 때 토릭렌즈로 작용할 수 있으므로 안경렌즈의 설계에서 최우선적으로 제거해야 하는 수차이다(그림 7-5).

2-4. 상면의 만곡

상면의 만곡(curvature of field)은 광축에 수직인 면에 있는 물체에 대응하는 상이 광축에 수직

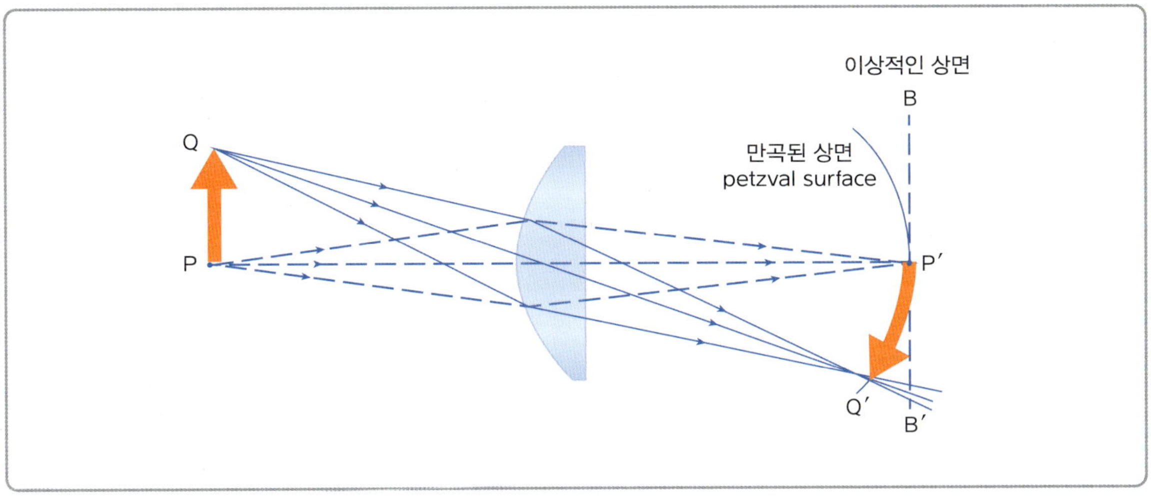

그림 7-6. 상면의 만곡

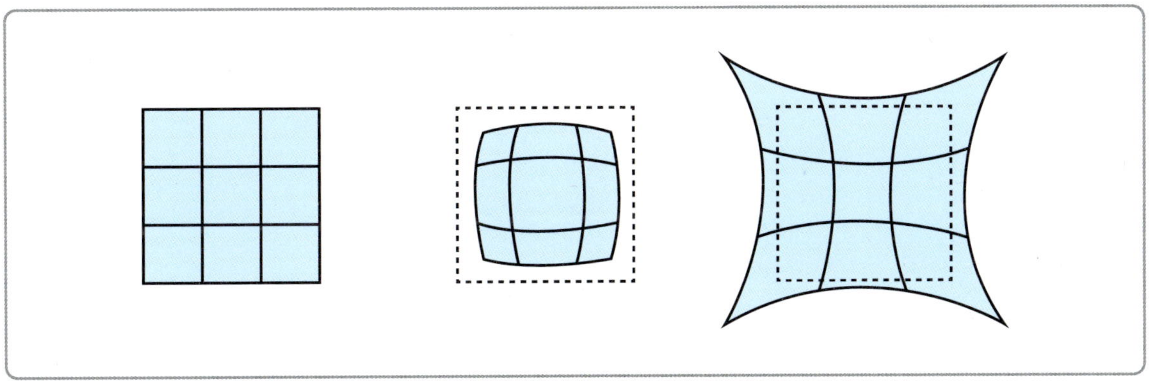

그림 7-7. 왜곡수차. (−)렌즈는 술통형(barrel), (+)렌즈는 실패형(pin-cushion) 왜곡이 발생한다.

한 평면이 아닌 곡면에 형성되는 수차이다. 이 곡면을 페츠발면(Petzval surface)이라고 한다. 사람의 눈에서 망막은 구형으로 휘어져 있으므로 어느 정도는 상쇄될 수 있다(그림 7-6).

2-5. 왜곡수차

왜곡수차(distortion)는 렌즈의 주변에서 배율의 변화로 물체에 대응하는 상의 모양이 변형되는 수차이다. 오목렌즈를 통해 볼 때 정사각형의 물체가 술통(barrel)모양으로, 볼록렌즈를 통해 볼 때 실패(pin-cushion)형으로 보인다(그림 7-7).

상면의 만곡과 왜곡수차는 상의 선명도를 떨어뜨리지는 않지만 상의 모양의 변형을 발생시킨다.

제 08 강 시각계의 구성과 안구

- 시각계의 구성
- 안구의 구조
- 안구조직의 기능
- 안구부속기의 구성
- 안구부속기의 기능

시각계(visual system)는 특수감각기인 눈(eye)과 눈의 기능을 완성하기 위한 부속기들(accessaries)로 이루어져 있다.

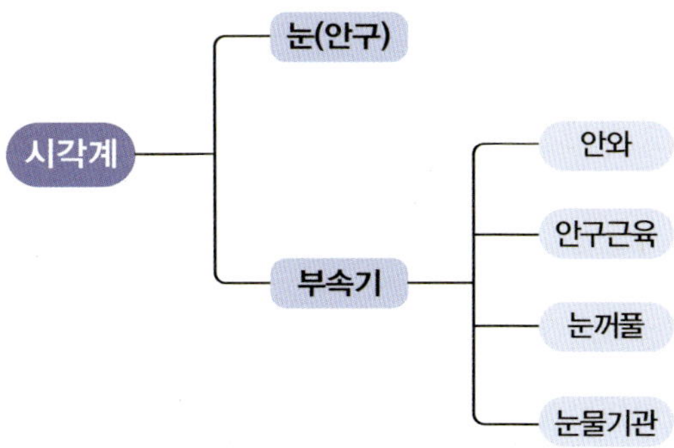

안구(눈알, eyeball)는 빛 자극을 수용하여 주시물체의 상을 형성(결상)하는 광학계이다. 눈광학계로 들어온 빛은 굴절되어 초점을 형성하는데, 이 때 형성된 초점은 시각의 질을 결정하는 첫 단계가 된다. 따라서 안구의 구조, 기능, 그리고 광학적 특성을 정확히 이해함으로써 비정시를 제대로 판정하고 교정할 수 있다.

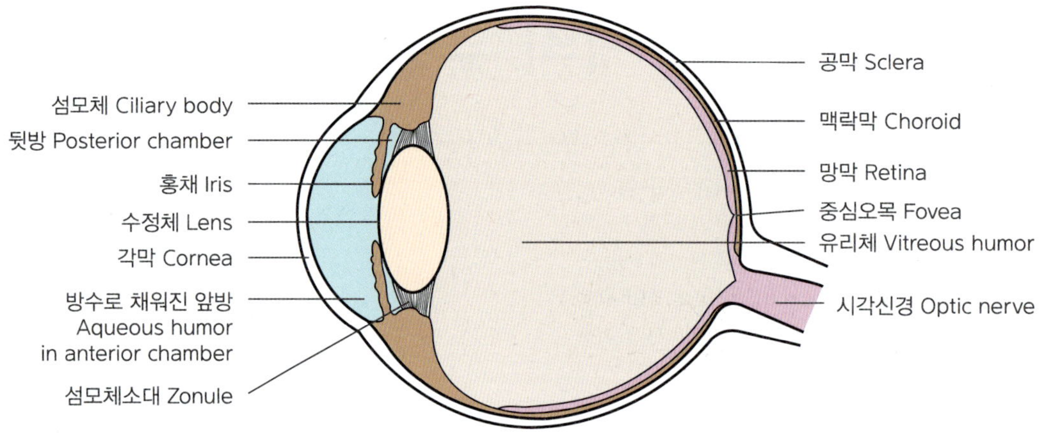

안구 (eyeball)	– 바깥막(outer membrane)	– 각막(cornea) – 공막(sclera)
	– 중간막(middle membrane)	– 홍채(iris) – 섬모체(ciliary body) – 맥락막(choroid)
	– 안쪽막(inner membrane)	– 망막(retina)
	– 안구내용물(inclusions)	– 방수(aqueous humor) – 수정체(lens) – 유리체(vitreous humor)

그림 8-1. 안구의 단면구조와 구성

1 안구의 구조

안구는 세 개의 막과 그 안을 채우는 내용물들로 구성되어 있다. 바깥막은 투명한 각막과 불투명한 공막으로 이루어져 있어서 안구를 보호하고, 빛을 통과시키고 굴절시키는 역할을 한다. 중간막은 홍채, 섬모체, 그리고 맥락막으로 이루어져 있으며, 혈관과 색소가 풍부하여 안구 조직에 산소와 영양을 공급하고, 불필요한 광선이 안구로 들어오는 것을 차단한다. 또한 홍채와 섬모체에는 근육이 있어서 홍채는 동공의 크기를 조정하고 섬모체는 수정체의 조절기능을 유도한다. 안쪽막은 신경세포로 구성된 망막으로써 빛 자극을 통해 상을 맺고, 그 상을 신경계로 전달한다. 안구내용물로는 방수, 수정체, 그리고 유리체가 있으며, 안구의 모양을 유지하고 빛이 통과하는 굴절매체로써 투명한 상태로 존재한다(그림 8–1).

2 안구의 조직과 기능

바깥막은 외부로부터 안구를 보호하며, 안구를 움직이는 안구근육이 부착되는 곳이다. 각막은 안구 중 가장 먼저 빛이 통과하는 약 +43 D의 굴절력을 갖는 비조절성렌즈로써 혈관이 없는 투명한 구조이다. 그리고 공막은 육안으로 볼 때 하얗게 보이는 부분으로써 안구의 모양을 유지할 수 있도록 탄력성이 있는 섬유조직으로 이루어져 있으며, 6개의 안구근육이 부착되어 있다.

중간막의 모든 부분에는 혈관이 매우 잘 발달되어 있으며, 특히 맥락막은 바깥의 공막과 안쪽의 망막에 영양을 공급한다. 또한 색소가 풍부하여 외부로부터 들어오는 빛을 차단하여 안구 내부를 암실로 만들어준다. 홍채의 가장자리 중앙에는 동공이 형성되어 있으며, 홍채근육의 작용으로 동공의 크기를 조정하여 각막을 통과한 후 안구로 들어가는 빛의 양을 조절한다. 섬모체에는 섬모체소대가 있어서 수정체가 여기에 부착되어 있는데, 섬모체근육이 수축하면 섬모체소대의 장력이 느슨해져 수정체의 모양은 보다 더 둥글게 변해 굴절력이 증가하게 된다. 반대로 섬모체근육이 이완되면 섬모체소대가 수정체 둘레를 당기게 되어 수정체는 원래의 모양으로 돌아가게 된다.

안쪽막은 6개의 신경세포로 구성된 망막이며, 빛을 감지하여 물체의 상을 맺고 그 정보를 뇌로 전달한다. 망막의 중심오목(fovea)은 주시선과 일치하는 점이며, 이 곳에는 원뿔세포가 집중되어 있어서 명소시, 색각시, 형태시를 담당한다. 일반적으로 말하는 시력은 바로 중심오목에 의해 이루어지는 '중심시력'을 의미한다. 반면 시각신경유두는 망막의 결상정보를 뇌로 전달하는 신경섬유들이 관통하여 나가는 부위로써, 신경세포가 없어서 물체의 상을 맺을 수 없는 암점이 된다. 시각신경에서 시작되는 시각경로에 대해서는 14강에서 설명하도록 하겠다.

안구내용물은 모두 광선이 지나가는 경로를 구성하므로 투명할 뿐만 아니라, 안구 내부를 채워 안구의 모양을 유지할 수 있는 적당한 압력을 형성한다. 특히 방수는 분비와 배출을 통해 안압을 유지하며, 혈관이 없는 각막에 영양을 공급한다. 수정체는 섬모체근육의 수축에 의해 굴절력이 변하는 조절성렌즈로 작용한다. 그리고 안구 대부분은 젤리형태의 유리체로 채워져 있어서 그 모양이 유지된다.

3 안구부속기의 구성과 기능

안구부속기는 크게 외부의 충격으로부터 안구를 보호하는 안와(눈확, orbit), 안구를 움직이는 안구근육(extraocular muscles, EOMs), 안구의 탈수와 건조를 방지하고 외부 자극으로부터 보호하는 눈꺼풀(eyelids), 그리고 눈물을 분비하고 배출하는 눈물기관(lacrimal system)으로 구성된다 (그림 8-2, 표 8-1).

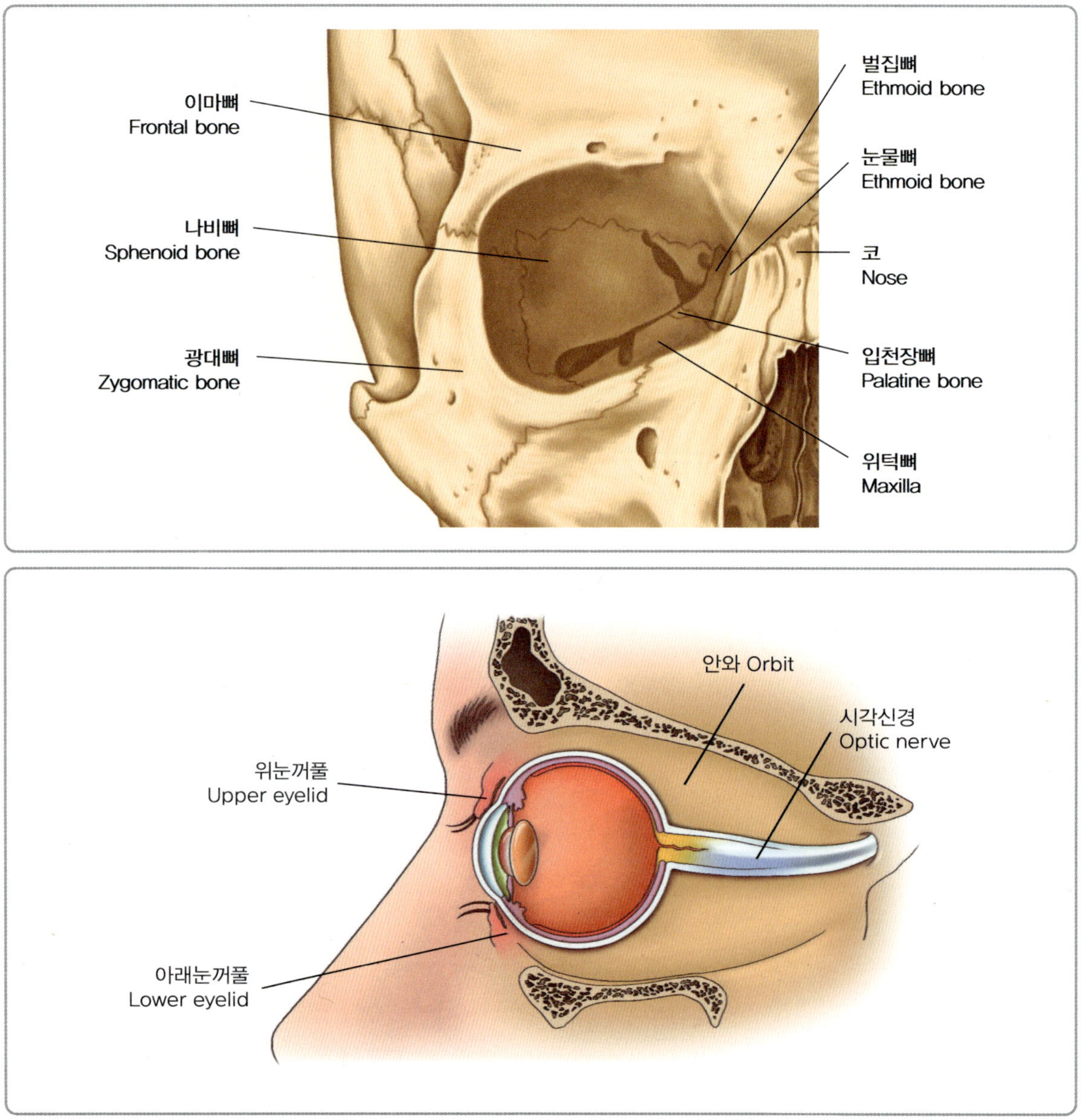

그림 8-2. 안와의 구성과 안와 내에 위치한 안구

표 8-1. 안구부속기의 구성과 기능

안구부속기	구성과 조직	기능
안와 (Orbit)	• 7종류의 뼈로 구성 – 이마뼈(frontal bone) – 광대뼈(zygomatic bone) – 위턱뼈(maxilla) – 눈물뼈(lacrimal bone) – 입천장뼈(palatine bone) – 벌집뼈(ethmoid bone) – 나비뼈(sphenoid bone)	• 안구 위치 • 안구 보호
안구근육 (Extraocular muscles)	• 4개의 곧은근과 2개의 빗근으로 구성 – 위곧은근(superior rectus muscle) – 안쪽곧은근(medial rectus muscle) – 아래곧은근(inferior rectus muscle) – 가쪽곧은근(lateral rectus muscle) – 위빗근(superior oblique muscle) – 아래빗근(inferior oblique muscle) • 가로무늬근 • 운동신경지배	• 안구운동 – 주시 – 눈모음(폭주)과 눈벌림(개산) – 따라보기 – 홱보기
눈꺼풀 (Eyelids)	• 4개의 층으로 구성 – 피부층 – 근육층 ▫ 위눈꺼풀올림근 (superior palpebral levator muscle) ▫ 눈둘레근(orbicularis oculi muscle) ▫ 뮐러근(muscle of Müller) – 눈꺼풀판층 – 결막층 • 분비샘 – 몰샘(gland of Moll) – 짜이스샘(Zeis gland) – 마이봄샘(Meibomian gland) – 덧눈물샘(accessary lacrimal gland) – 술잔세포(goblet cell)	• 의식적 눈감기, 눈뜨기 • 무의식적 눈깜박임 – 안구표면 탈수와 건조 방지 – 매끈한 광학면 형성 – 외부 자극으로부터 안구보호 • 땀분비 • 눈물막 형성 – 기름(지방)분비 – 평상 시 눈물분비 – 점액분비
눈물기관 (Lacrimal system)	• 눈물샘 • 눈물배출로 – 눈물점(lacrimal punctum) – 눈물소관(lacrimal canaliculus) – 눈물주머니(nasolacrimal sac) – 코눈물관(nasolacrimal duct) – 하스너판(valve of Hasner)	• 눈물분비 • 아래콧길로 눈물배출

제 09 강 정시와 비정시

- 모형안
- 생략안
- 정적굴절상태
- 동적굴절상태
- 정시의 정의
- 정시의 광학적 조건
- 굴절성비정시, 축성비정시

일차적으로 눈의 기능은 '시력'으로 평가되기 때문에 정시와 비정시를 구별하고 이해하는 것이 매우 중요하다. 정시와 비정시는 눈의 생물학적 구조와 광학적 특성에 의해 결정되지만, 사람마다 눈의 구조와 광학적 특성이 약간씩 달라서 정시와 비정시의 이해를 위해 광학적 모형안이 이용된다.

1 광학적 모형안

눈의 굴절기능과 관련된 구성요소들로 각막, 수정체, 방수, 유리체가 있다. 이러한 구성요소들의 특성들은 눈 전체의 굴절기능에 영향을 미친다. 눈의 굴절기능에 대한 이해도를 높이고 결상 상태를 예측하는데 도움이 될 수 있도록 눈의 구성요소들에 대한 정보를 수치로 정리한 것이 모형안(schematic eyes)이다. 각막과 수정체는 정확하게 구면으로 이루어져 있지 않으며, 굴절률도 균일하지 않다. 또 각막과 수정체의 광축들이 동일선상에 있다고 보기도 어렵다. 모형안에서는 각막과 수정체가 구면을 이루고, 굴절률도 균일한 것으로 가정하며, 입사되는 광선속도 근축영역으로 범위를 제한한다. 구성요소들에 대한 정보는 실측과 계산을 통해 얻어진 평균값으로, 보다 더 정확한 수치를 얻기 위해서는 수차 등을 포함하는 실질적인 모델이 필요할 것이다.

모형안은 리스팅(Johann Benedict Listing), 헬름홀츠(Hermann Ludwig Ferdinand von Helmholtz), 체르닝(Marius Hans Erik Tscherning), 굴스트란드(Allvar Gullstrand), 엠슬리(Harold Heaton Emsley) 등에 의해 연구되었으며, 굴스트란드의 모형안이 가장 대표적이다.

굴스트란드의 정식모형안(exact schematic eye)은 각막, 수정체 피질, 수정체 핵의 앞면과 뒷면을 지나는 모두 6개의 굴절면을 고려하였다(그림 9-1). 약식모형안(simplified schematic eye)은 각막 앞면과 뒷면을 한 개의 면으로, 수정체 피질과 핵을 합쳐 수정체 전체의 앞면과 뒷면으로 간략화하여 모두 3개의 굴절면으로 나타내었다. 표 9-1에서 굴스트란드의 정식모형안을 기준으로 구성요소의 중요 수치 몇 개를 정리하였다. 거리측정의 기준은 각막정점이며, 부호규약에 따라 앞쪽은 (−)방향, 뒤쪽은 (+)방향이다.

각막의 앞면과 뒷면의 곡률반경은 모두 (+)값이지만, 뒷면의 곡률반경이 더 작으므로 각막의 모양은 오목메니스커스(negative meniscus)형이다. 각막과 각막 뒤에 있는 방수의 굴절률 차이가 커지 않으므로 뒷면의 굴절력은 앞면에 비해 훨씬 작다. 따라서 각막은 오목메니스커스형의 (−)렌즈 형상이지만 +43.05 D의 굴절력을 갖는다.

수정체는 앞면의 곡률반경이 (+)값이고 뒷면의 곡률반경이 (−)값인 양볼록렌즈(biconvex) 형상으로써, 굴절력은 정적굴절상태에서 +19.11 D, 최대동적굴절상태에서 +33.06 D이다.

안광학계 전체의 굴절력은 각막과 수정체의 굴절력이 거의 대부분을 차지하는데, 정적굴절상태일 때 +58.64 D의 굴절력을 갖는 볼록렌즈로 볼 수 있으며, 각막정점으로부터 물체의 상을 맺는 중심오목까지의 거리는 24 mm 정도이다.

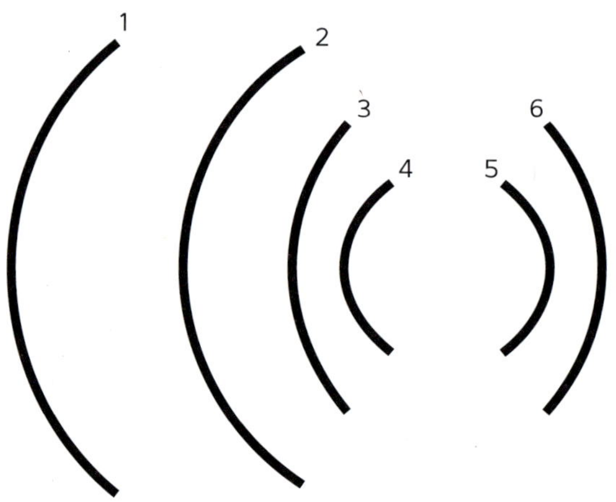

그림 9-1. 눈의 합성굴절력을 구성하는 6개 굴절면. 1) 각막 앞면, 2) 각막 뒷면, 3) 수정체 앞면, 4) 수정체핵 앞면, 5) 수정체핵 뒷면, 6) 수정체 뒷면

표 9-1. 굴스트란드 정식모형안

<table>
<tr><th colspan="3">구성요소</th><th>정적
굴절상태</th><th>최대동적
굴절상태</th></tr>
<tr><td rowspan="8">각막</td><td colspan="2">굴절률</td><td colspan="2">1.38</td></tr>
<tr><td rowspan="2">위치</td><td>앞면</td><td colspan="2">0.00</td></tr>
<tr><td>뒷면</td><td colspan="2">0.50</td></tr>
<tr><td rowspan="2">곡률반경</td><td>앞면</td><td colspan="2">7.70</td></tr>
<tr><td>뒷면</td><td colspan="2">6.80</td></tr>
<tr><td rowspan="3">굴절력</td><td>앞면</td><td colspan="2">48.83</td></tr>
<tr><td>뒷면</td><td colspan="2">−5.88</td></tr>
<tr><td>전체</td><td colspan="2">43.05</td></tr>
<tr><td rowspan="12">수정체</td><td rowspan="2">굴절률</td><td>피질</td><td colspan="2">1.39</td></tr>
<tr><td>핵</td><td>1.41</td><td></td></tr>
<tr><td rowspan="2">위치</td><td>앞면</td><td>3.60</td><td>3.20</td></tr>
<tr><td>뒷면</td><td>7.20</td><td>7.20</td></tr>
<tr><td rowspan="4">곡률반경</td><td>앞면</td><td>10.00</td><td>5.33</td></tr>
<tr><td>핵앞면</td><td>7.91</td><td>2.66</td></tr>
<tr><td>핵뒷면</td><td>−5.76</td><td>−2.66</td></tr>
<tr><td>뒷면</td><td>−6.00</td><td>5.33</td></tr>
<tr><td rowspan="2">굴절력</td><td>앞면</td><td>5.00</td><td>9.38</td></tr>
<tr><td>핵</td><td>5.99</td><td>14.96</td></tr>
<tr><td rowspan="2">굴절력</td><td>뒷면</td><td>8.33</td><td>9.38</td></tr>
<tr><td>전체</td><td>19.11</td><td>33.06</td></tr>
<tr><td>방수와
유리체</td><td colspan="2">굴절률</td><td colspan="2">1.34</td></tr>
<tr><td rowspan="8">전체
안광학계</td><td colspan="2">굴절력</td><td>58.64</td><td>70.58</td></tr>
<tr><td rowspan="2">주점위치</td><td>물측</td><td>1.35</td><td>1.77</td></tr>
<tr><td>상측</td><td>1.60</td><td>2.09</td></tr>
<tr><td rowspan="2">초점위치</td><td>물측</td><td>−15.71</td><td>−12.40</td></tr>
<tr><td>상측</td><td>24.39</td><td>21.02</td></tr>
<tr><td rowspan="2">초점거리</td><td>물측</td><td>−17.06</td><td>−14.17</td></tr>
<tr><td>상측</td><td>22.79</td><td>18.93</td></tr>
<tr><td colspan="2">회전점 위치</td><td colspan="2">13.00</td></tr>
</table>

거리측정기준: 각막정점, 단위: 거리 mm, 굴절력 D

용·어·설·명

- **정적굴절(static refraction) 상태**: 먼 곳의 물체를 보고 있어 눈에 평행광선속이 입사하는 상태로 수정체와 안광학계 전체의 굴절력이 최소가 되어 있는 상태이다.
- **동적굴절(dynamic refraction) 상태**: 물체의 거리가 가까워짐에 따라 눈에 입사하는 광선의 버전스가 (−)수치로 커지고, 망막 뒤에 상을 맺게 되어 물체를 선명하게 볼 수 없다. 수정체의 (+) 굴절력을 더해주는 조절작용을 통해 입사광선을 더 많이 굴절시켜 상을 망막쪽으로 이동시킨다. 즉 수정체가 조절작용을 하고 있는 상태가 동적굴절상태이며, 최대로 조절을 하고 있는 상태가 최대동적굴절상태이다.
- **광학계(optical system)**: 굴절, 반사 등을 이용하여 물체의 상을 만들거나 빛을 전달하기 위한 렌즈, 거울, 프리즘 등의 조합을 말한다. 교정렌즈와 함께 사람의 눈도 각막, 수정체 등 렌즈들이 조합된 안광학계로 볼 수 있다.
- **원점(far point)**: 눈이 무조절상태로 선명하게 볼 수 있는 가장 먼 점. 정시의 경우 눈 앞 '무한대' 위치의 지점을 말한다. 모형안에서 수정체 굴절력이 +19.00 D일 때 선명하게 볼 수 있는 가장 먼 점이다.
- **근점(near point)**: 눈이 최대로 조절한 상태로 선명하게 볼 수 있는 가장 가까운 점. 모형안에서 수정체 굴절력이 +33.00 D일 때 선명하게 볼 수 있는 가장 가까운 점이다.
- **조절(accommodation)**: 주시하는 물체가 눈 앞으로 가까워질 때 물체의 선명한 상을 유지하기 위해 수정체의 굴절력이 증가하는 생리적 반응. 수정체의 굴절력이 최소일 때 무조절상태(unaccommodation)라고 하며, 수정체의 굴절력이 최대일 때 최대조절상태(maximized accommodation)라고 한다. 표 9-2에서 수정체 굴절력이 +19.00 D일 때 무조절 상태로써 조절력은 '0 D'이며, +33.00 D일 때 최대조절상태로써 조절력은 '14.00 D'이다.

각막과 수정체를 모두 합쳐 한 개의 굴절면으로 생각하여 좀 더 간략하게 수치로 정리한 것을 생략안(reduced eye)이라고 한다. 엠슬리(Harold Heaton Emsley)의 생략안이 가장 대표적이며, 눈 전체의 굴절력은 정적굴절상태에서 +60 D이다.

본 교재에서는 표 9-2와 같이 굴스트란드 정식모형안으로부터 단순화한 참고값들을 사용하였다.

표 9-2. 모형안으로부터 구성요소의 값들을 단순화한 광학적 참고값

내용	원점 주시상태 (무조절상태)	근점 주시상태 (최대조절상태)
눈 합성굴절력	+59.00 D	+71.00 D
각막 굴절력	+43.00 D	+43.00 D
수정체 굴절력	+19.00 D	+33.00 D
안구회전점 위치	각막정점 뒤 13 mm	각막정점 뒤 13 mm
안구축 길이	24 mm	24 mm

2 정시의 조건

정시(emmetropia)란 '무조절상태인 눈으로 들어온 평행광선속이 망막에 초점을 맺는 눈'을 말한다. 모형안을 기준으로 볼 때, 무조절상태는 눈굴절력이 +59.00 D인 상태 즉, 수정체굴절력이 +19.00 D인 상태를 말하고, 평행광선속은 주시물체의 거리가 무한하다는 것을 의미한다(그림 9-2).

따라서, 정시는 광학적으로 다음의 조건을 모두 만족할 때를 말한다.

정시의 광학적 조건

1. 물체버전스가 '0 D'이고,
2. 수정체 조절력이 '0 D'일 때(무조절상태일 때),
3. 망막초점오차가 '0 D'이어야 한다.

(※물체버전스, 조절력, 망막초점오차는 모두 디옵터(D) 단위로 표시)

물체버전스($\frac{1}{\text{물체거리(m)}}$) '0 D'는 주시물체가 무한거리에 있음을 말하며, 수정체 조절력 '0 D'는 눈에 자극이 주어지지 않은 구조적 이완상태를 말한다. 그리고 망막초점오차 '0 D'는 주시물체가 정확히 망막에 결상된 상태를 말한다. 이 광학적 의미는 굴절이상을 이해하는데 필수적인 기본사항이므로 반드시 기억해야 한다.

3 비정시의 원인

비정시(ametropia)는 정시의 조건을 만족하지 못한 '굴절이상'이 있는 모든 경우로써, 원인은 크게 눈굴절력의 변화로 발생하는 굴절성비정시(refractive ametropia)와 안구의 크기변화로 발생하는 축성비정시(axial ametropia)로 구분된다. 굴절성비정시는 눈굴절력이 너무 커거나 작아서 망

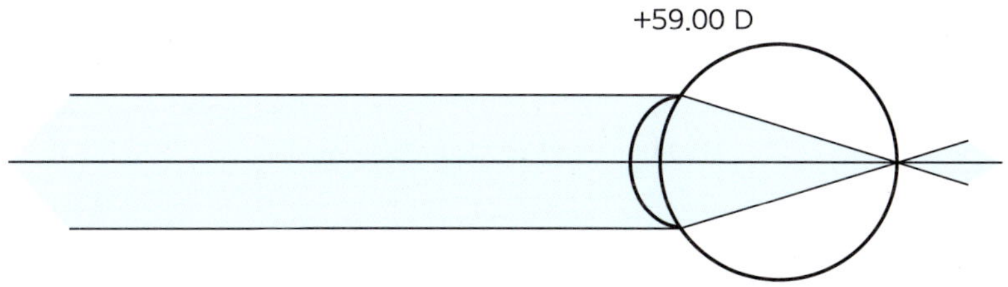

그림 9-2. 정시. 눈굴절력이 +59.00 D일 때 평행광선속이 굴절하여 망막에 초점을 형성한다. 평행광선속은 광원의 거리가 '무한대'로써 물체버전스가 '0 D'임을 의미한다.

막초점오차가 발생한 것이며, 굴절의 이상은 곡률(curvature)이나 굴절률(index)의 변화가 그 원인이다. 축성비정시는 안구의 축 길이가 길거나 짧아서 망막초점오차가 발생한 것이다.

그림 9-3과 같이 굴절성비정시는 모형안을 기준으로 눈굴절력이 정시의 +59.00 D보다 큰 +60.00 D 상태이기 때문에 상초점거리가 짧아져 망막보다 앞쪽으로 결상 오차가 발생하는 근시(myopia)가 되고, 눈굴절력이 정시보다 작은 +58.00 D 상태에서는 상초점거리가 길어져 망막보다 뒤쪽으로 결상 오차가 발생하게 되는 원시(hyperopia)가 된다.

그림 9-4와 같은 축성비정시는 모형안을 기준으로 눈굴절력이 정시의 +59.00 D임에도 불구하고 안구축이 길어지면 상초점거리는 망막 앞쪽으로 결상 오차가 발생하여 근시가 되고, 안구축이

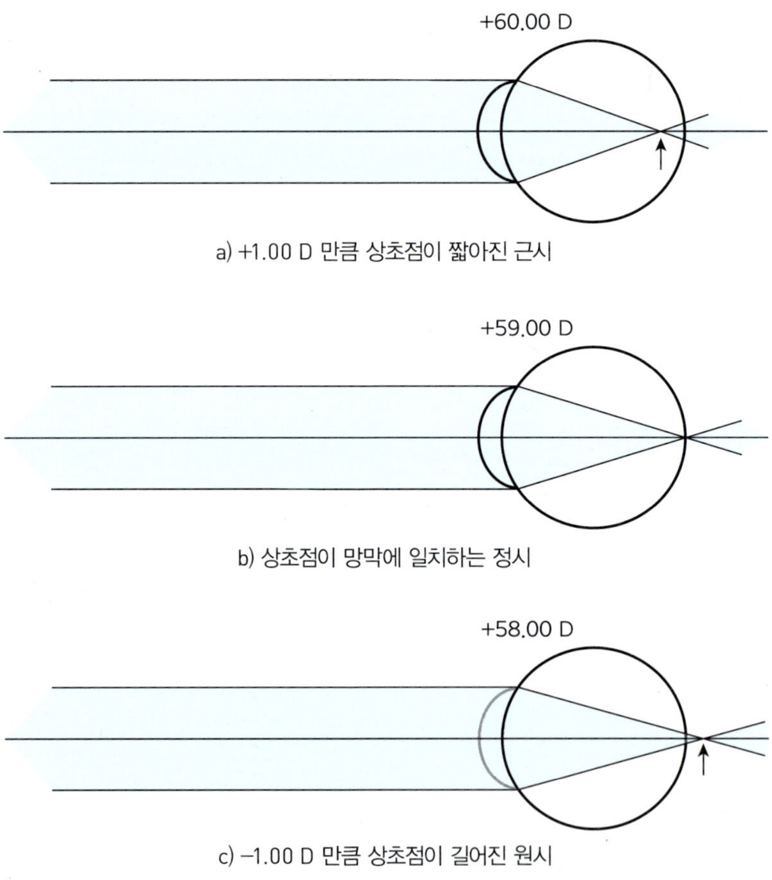

그림 9-3. 굴절성비정시. 광원의 거리가 무한대임에도 불구하고 무조절상태의 눈굴절력이 크고 작음으로 인해 수렴된 유효광선의 초점은 망막에 맺히지 않고 오차가 생기게 된다.

짧아지면 망막 뒤쪽으로 결상 오차가 발생하는 원시가 된다.

그리고 근시나 원시와는 달리 눈굴절력이 두 개의 상초점을 맺으면 난시(astigmatism)가 된다. 난시는 제11강에서 상세히 다루도록 하겠다.

4 비정시의 증상

비정시의 일반적인 증상은 다음과 같다. 근시의 경우 먼 곳을 주시할 때 흐린 시력이 나타나고, 물체 상을 선명하게 보기 위해 눈을 가늘게 뜨거나 눈 피로로 인해 두통이 나타나기도 한다.

원시의 경우는 가까운 곳을 주시할 때 정시나 근시에 비해 상대적으로 흐림이 잘 나타나고 선명한 물체 상을 보기 위해 눈을 가늘게 뜨기도 한다. 눈 피로감, 눈 자체나 주변부의 화끈거림, 혹은 쑤시는 아픔이 나타나기도 하며, 독서나 컴퓨터작업 등 가까운 거리를 오랫동안 주시하면 두통이나 눈 불편감이 나타난다.

난시의 경우 거리와 상관없이 흐린 시력과 상의 왜곡이 나타나며, 선명한 물체 상을 보기 위해 눈을 가늘게 뜨기도 한다. 난시는 눈 피로감과 불편감, 혹은 두통이 나타나며, 야간시력이 불량해질 수 있다.

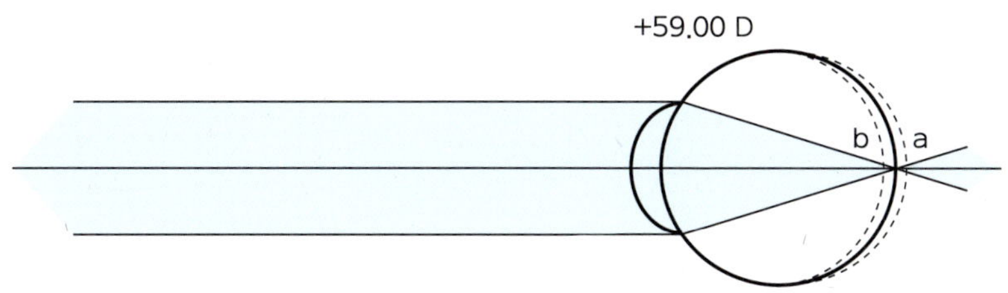

그림 9-4. **축성비정시.** 모형안 기준으로 눈굴절력이 +59.00 D인 정시라 하더라도 안구축길이가 24 mm 보다 길어지면(a), 상초점은 망막보다 앞쪽에 맺히게 되어 근시가 되고, 안구축길이가 24 mm 보다 짧아지면(b), 상초점은 망막보다 뒤쪽에 맺히게 되어 원시가 된다.

비정시의 등급

비정시는 그 정도에 따라 다음과 같이 분류하기도 한다.

- 근시(myopia)
  약도근시(low myopia): −3.00 D 미만
  중등도근시(moderate myopia): −3.00～−6.00 D
  고도근시(high myopia): −6.00 D 이상
- 원시(hyperopia)
  약도원시(low hyperopia): +2.00 D 미만
  중등도원시(moderate hyperopia): +2.00～+5.00 D
  고도원시(high hyperopia): +5.00 D 이상

제 10 강 구면렌즈를 이용한 비정시의 교정

- 근시의 정의
- 착란원
- (−)구면렌즈의 기능
- 원시의 정의
- 조절
- (+)구면렌즈의 기능
- 운무법

구면렌즈를 이용한 비정시의 교정은 굴절이상의 판정과 처방에 있어서 가장 기본이 되는 것으로써 근시와 원시가 해당된다.

근시를 교정하지 않을 경우 나타나는 전형적인 증상은 원거리시력이 저하되는 것이다. 시력은 근시의 정도에 따라 다르게 나타나지만 대개 근거리시력에서 불편함을 느끼지 못하기 때문에 교정을 하기 전까지 원거리시력은 원래 흐리게 보인다고 생각할 수 있다.

원시는 그 정도가 작을 때는 교정을 하지 않아도 증상을 느끼지 못하는 것이 대부분이다. 원시의 정도가 커질수록 눈의 피로감, 두통 등의 안정피로를 호소하며, 눈물흘림, 눈부심, 근거리 시력저하가 나타날 수 있다.

하지만 이러한 증상들은 렌즈를 이용하여 교정함으로써 대부분 해소할 수 있다.

1 근시의 이해

근시는 '무조절상태에서 눈으로 들어온 평행광선속이 망막의 앞쪽에 초점을 맺는 눈'으로써 상초점이 망막 앞쪽에 형성된다. 눈굴절력계를 하나의 렌즈로 보았을 때 모든 경선의 굴절력이 동일한 구면렌즈로 볼 수 있다. 모형안을 기준으로 눈굴절력이 +60.00 D라면 정시보다 큰 굴절력에 해당된다. 이 때 물체버전스는 '0 D', 수정체 조절력 '0 D', 망막초점오차는 +1.00 D가 되고, 망막에 보이는 상은 착락원이 되어 흐리게 보인다(그림 10-1).

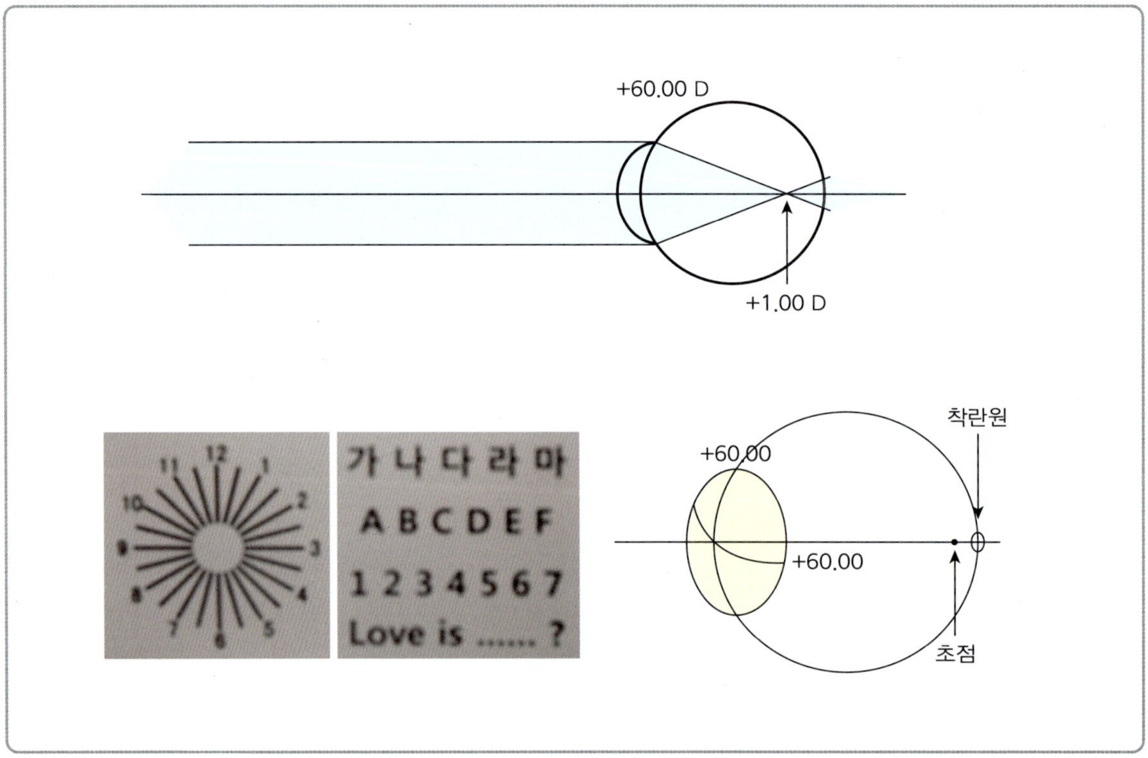

그림 10-1. 물체버전스 '0 D', 수정체 조절력 '0 D', 망막초점오차 '+1.00 D'인 근시. 망막에는 초점이 아닌 착란원이 맺힘으로 인해 물체는 흐리게 인식된다. 망막초점의 오차가 커질수록 착락원도 커지게 되어 물체의 흐림은 더욱 심해진다.

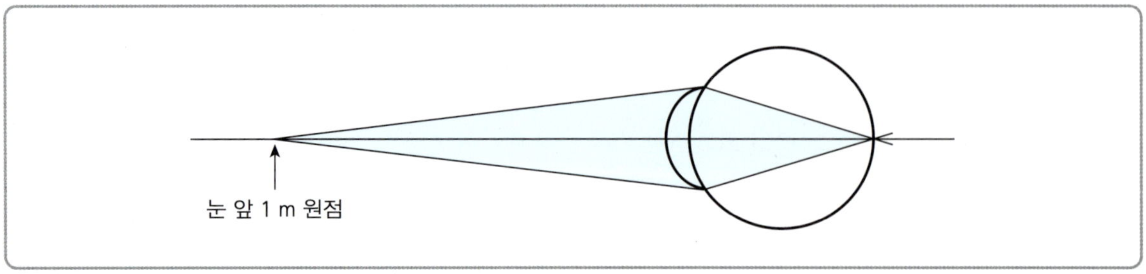

그림 10-2. 물체버전스 '−1.00 D', 수정체 조절력 '0 D', 망막초점오차 '0 D'인 근시. 그림 10−1과 동일한 근시로써 망막초점오차 '+1.00 D'는 '0 D'로 감소된 반면 물체버전스는 '0 D'에서 '−1.00 D'로 증가되어 디옵터 값은 상버전스에서 물체버전스로 이동되었다.

앞서 설명한 물체버전스 '0 D', 수정체 조절력 '0 D', 망막초점오차는 '+1.00 D'인 근시는 물체버전스 '−1.00 D', 수정체 조절력 '0 D', 망막초점오차 '0 D'와 같다. 따라서 근시는 '원점이 눈 앞 유한거리에 위치하는 눈'으로도 정의될 수 있다(그림 10−2). 이 정의를 통해서 일반적으로 통용되는 '근시는 가까운 것은 잘 보이고 멀리 있는 것은 잘 안보인다.'라는 말을 정확히 이해할 수 있다. 즉 근시는 원점보다 더 먼 거리의 물체는 흐린 상태로 보이게 된다.

2 근시의 교정

근시를 정시로 교정하기 위해서는 (−)구면렌즈(minus spherical lens)가 필요하며, 표기는 S−( ) D로 한다. 그림 10−3에서 보듯이 교정렌즈의 굴절력은 근시 눈굴절력을 정시 눈굴절력으로 중화할 수 있는 값이다. 즉, 모형안을 기준으로 +60.00 D−1.00 D=+59.00 D의 정시 굴절력으로 중화된다.

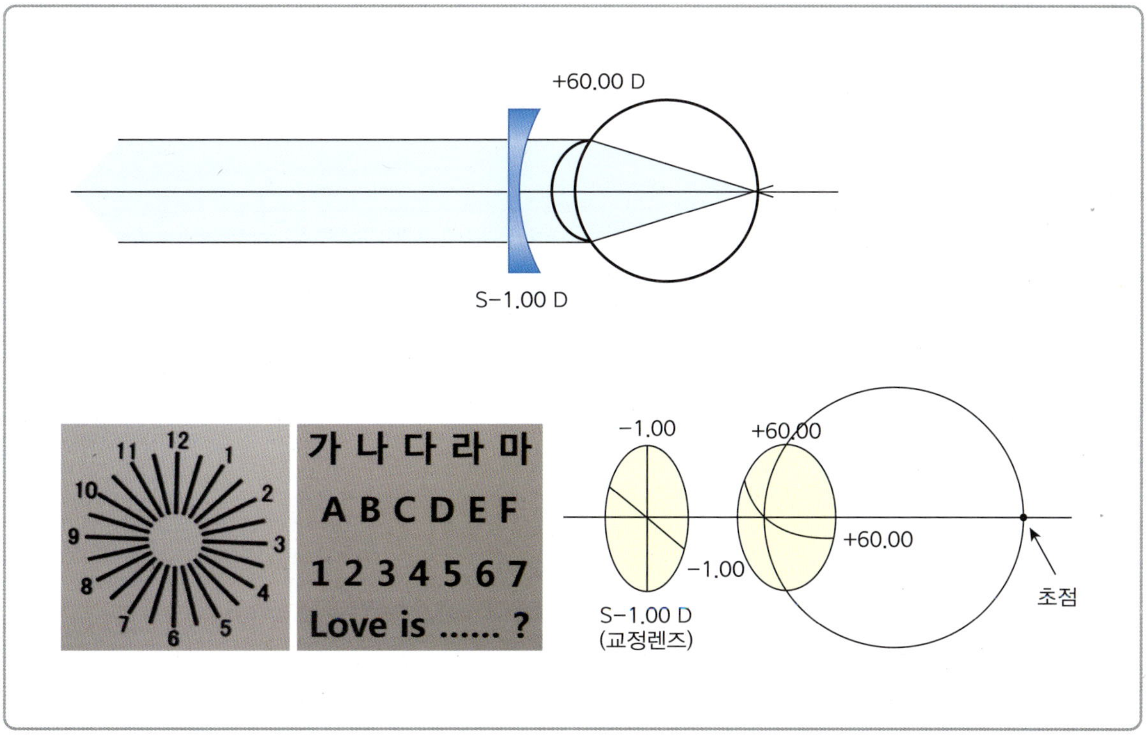

그림 10-3. S−1.00 D로 교정되는 근시. 교정렌즈를 대면 눈굴절력은 +60.00 D−1.00 D=+59.00 D가 되어 물체버전스 '0 D', 수정체 조절력 '0 D', 망막초점오차 '0 D'의 정시로 교정되며, 물체의 상은 선명하게 보인다.

예제 10-1 모형안 기준으로 눈의 합성굴절력이 +61.00 D일 때 눈의 굴절상태는?

풀이 10-1 모형안에서 정시는 눈굴절력이 +59.00 D인 경우다. 즉 눈굴절력이 +59.00 D일 때 무조절상태인 눈에 평행광선속이 들어와 망막에 초점을 맺는 상태를 말한다. 만일 눈굴절력이 +61.00 D가 되면 초점거리가 망막까지의 거리보다 짧아져서 망막의 앞쪽에 초점이 형성되는 근시가 된다. 이것은 +61.00 D에 −2.00 D 렌즈를 더해줌으로써 +59.00 D의 정시로 교정되는 근시를 말한다.

예제 10-2 S−2.00 D로 교정되어야 하는 근시가 가장 선명하게 볼 수 있는 원점거리는?

풀이 10-2 정의에서 '근시는 눈 앞 유한거리에 원점이 위치하는 눈'이고, S−2.00 D로 교정되어야 하는 눈이기 때문에 물체버전스 '−2.00 D', 수정체 조절력 '0 D', 망막초점오차 '0 D'인 상태이다.

그러므로, 물체버전스 $-2.00\text{ D} = \dfrac{1}{\text{거리(m)}}$

$\text{거리(m)} = \dfrac{1}{\text{물체버전스(D)}} = \dfrac{1}{-2.00\,D} = -0.5\text{ m}$

즉, 눈 앞 50 cm가 원점거리이다.

예제 10-3 시야가 흐려보이는 눈 앞에 시표를 들고 눈 쪽으로 가까이 옮기면서 처음으로 선명하게 보이는 점의 거리를 측정하였더니 40 cm였다. 이 눈을 정시로 교정하기 위해 필요한 렌즈값은?

풀이 10-3 눈 앞 40 cm보다 먼 거리에서는 흐리고 처음 선명하게 보인 점이 눈 앞 40 cm이므로, 이 거리가 이 눈의 원점거리가 된다.

원점의 물체버전스 $= \dfrac{1}{\text{거리(m)}} = \dfrac{1}{-0.4\text{m}} = -2.50\text{ D}$

따라서, 이 눈은 물체버전스 '−2.50 D', 수정체조절력 '0 D', 망막초점오차 '0 D'인 근시로써 물체버전스 '0 D'인 정시로 교정하기 위해서는 S−2.50 D 렌즈가 필요하다.

3 원시의 이해

원시는 '무조절상태에서 눈으로 들어온 평행광선속이 망막의 뒤쪽에 초점을 맺는 눈'으로써 상초점이 망막 뒤쪽에 형성된다. 근시와 마찬가지로 눈굴절력계는 모든 경선의 굴절력이 동일한 구면렌즈로 볼 수 있다. 모형안을 기준으로 눈굴절력이 +58.00 D라면 정시보다 작은 굴절력에 해당된다. 이 때 물체버전스는 '0 D', 수정체 조절력 '0 D', 망막초점오차는 '−1.00 D'가 되고, 망막에 보이는 상은 착락원이 되어 흐리게 보인다(그림 10−4).

그러나 원시는 물체버전스 '0 D', 수정체 조절력 '+1.00 D', 망막초점오차 '0 D' 상태로 되어 망막에 보이는 상은 정시와 같이 정확한 초점을 맺게 된다(그림 10−5). 조절기능에 대해서는 따로 뒷부분에서 상세히 설명하겠지만 숨어있는 수정체의 기능, 즉 조절 때문에 원시는 정시로 오해되는 경우가 많다. 따라서 원시의 굴절이상을 판정하기 위해서는 무엇보다 수정체 조절력을 '0 D'로 만드는 조건(무조절상태)이 선행되어야 한다.

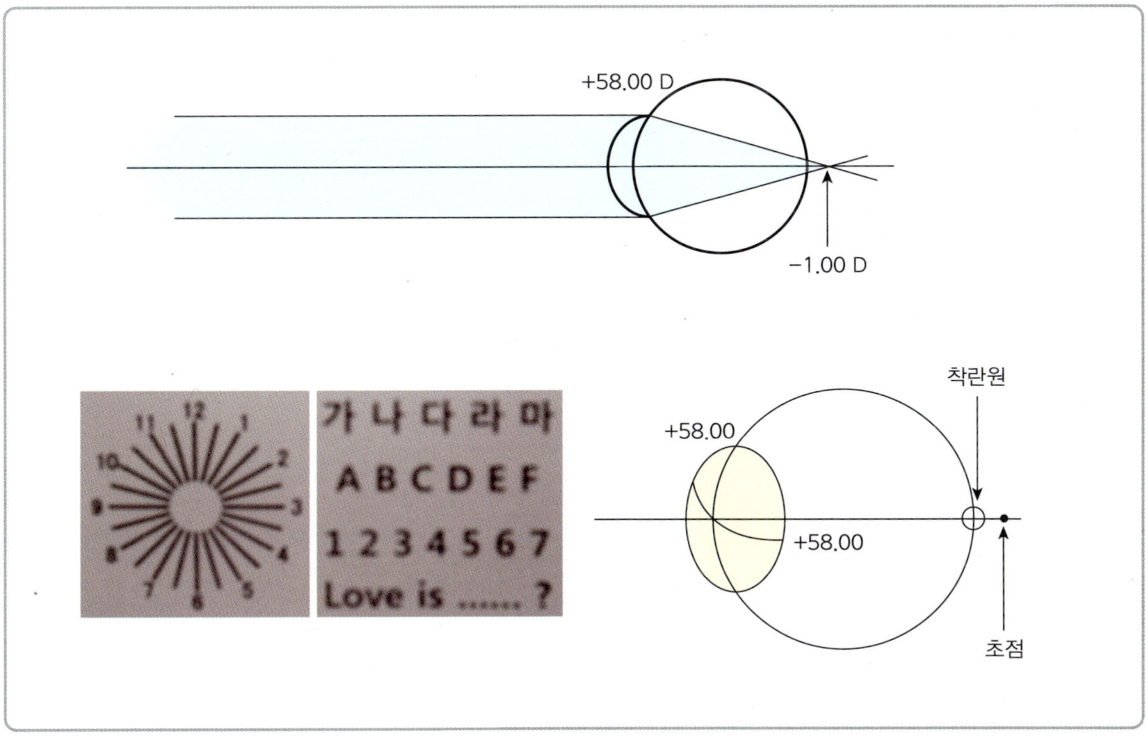

그림 10-4. 물체버전스 '0 D', 수정체 조절력 '0 D', 망막초점오차 '−1.00 D'인 원시. 망막에는 초점이 아닌 착란원이 맺힘으로 인해 물체는 흐리게 인식된다. 그러나 실제 원시는 그림 10−5와 같아진다.

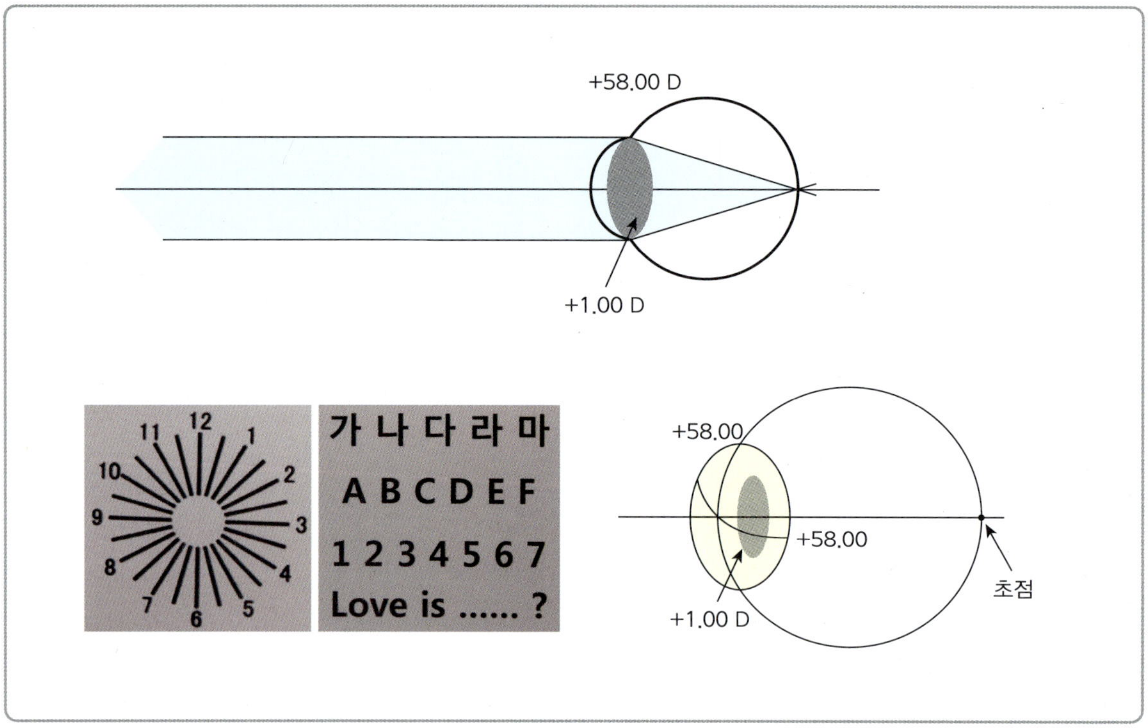

그림 10-5. 물체버전스 '0 D', 수정체 조절력 '+1.00 D', 망막초점오차 '0 D'인 원시. 눈굴절력 +58.00 D에 수정체의 조절력 +1.00 D가 더해져서 +59.00 D의 정시와 동일한 굴절력이 되어 물체의 상이 선명하게 보인다.

4 원시의 교정

원시를 정시로 교정하기 위해서는 (+)구면렌즈가 필요하며, 표기는 S+( ) D로 한다. 그림 10-6에서 보듯이 교정렌즈의 굴절력은 원시 눈굴절력을 정시 눈굴절력으로 중화할 수 있는 값이다. 즉, +58.00 D +1.00 D=+59.00 D의 정시 굴절력으로 중화된다.

예제 10-4 S+1.00 D로 교정되어야 하는 눈에 S+2.00 D로 교정하였다면 교정 후에 형성된 굴절이상은?

풀이 10-4 S+1.00 D로 교정되어야 하는 눈은 모형안 기준으로 눈굴절력이 +58.00 D인 원시이다.
즉, +58.00 D +1.00 D=+59.00 D의 정시 굴절력으로 교정되는 눈이다.
만일 S+2.00 D로 교정하면,
+58.00 D+2.00 D=+60.00 D의 눈굴절력이 되어 +1.00 D 망막초점오차가 발생하는 근시가 된다.

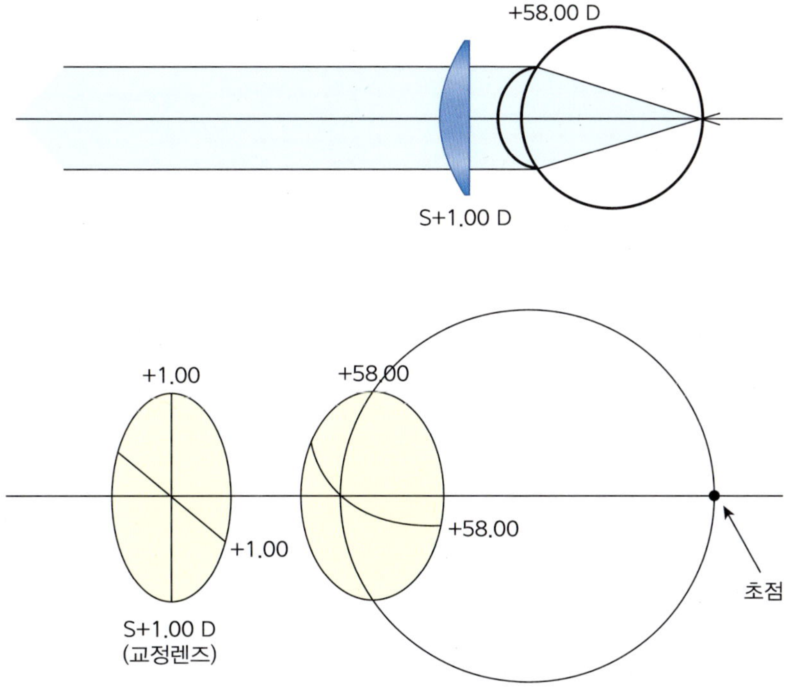

그림 10-6. S+1.00 D로 교정되는 원시. 교정렌즈를 대면 눈굴절력은 +58.00 D+1.00 D=+59.00 D가 되어 물체버전스 '0 D', 수정체 조절력 '0 D', 망막초점오차 '0 D'의 정시로 교정된다.

용·어·설·명

• 운무법(fogging method): 비정시도를 판정하는 동안 피검사자의 조절을 자각적으로 이완시키는 방법으로써, 물체의 상이 망막 앞쪽에 맺히도록 피검사자의 눈 앞에 (+)구면렌즈를 덧대는 것이다. 즉, 눈을 인위적인 무조절상태(근시상태)로 만드는 것이다.

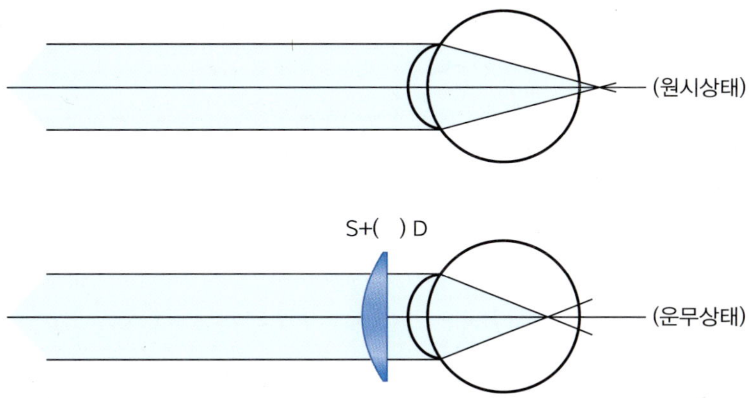

제 11 강 원주렌즈를 이용한 비정시의 교정

- 난시의 정의
- 난시의 종류
- 강주경선과 약주경선
- 전초선, 후초선, 최소착란원
- 토릭렌즈의 기능
- 등가구면 굴절력

원주렌즈를 이용하여 교정하는 비정시는 난시(astigmatism)이다. 난시를 교정하지 않았을 경우 나타나는 증상은 두 초선의 위치나 방향에 따라 차이가 있다. 대체로 원시성난시의 경우 원시와 마찬가지로 그 정도가 작을 때는 교정하지 않아도 증상이 나타나지 않는다. 근시성난시와 혼합난시의 경우는 전형적으로 초점잡기가 어렵고, 두통, 메스꺼움, 졸림 등의 안정피로를 호소할 수 있다. 이러한 증상은 난시량이 커질수록 뚜렷하고, 시력저하와 상의 왜곡이 동반되기도 한다.

1 난시의 이해

난시는 '무조절상태일 때 눈으로 들어온 평행광선속이 두 개의 초선을 맺는 눈'으로써, 눈굴절력계가 토릭면을 형성하고 있는 것이다. 토릭굴절면의 수많은 경선 중 굴절력이 가장 강한 경선을 강주경선이라고 하며, 반대로 굴절력이 가장 약한 경선을 약주경선이라고 한다. 이 때 강주경선과 약주경선을 주경선이라고 부르며, 여기서는 두 경선이 항상 수직으로 교차되는 정난시(regular astigmatism)만을 다루도록 하겠다. 강주경선을 지난 광선속은 전초선을 맺고, 약주경선을 지난 광선속은 후초선을 맺는다. 전초선과 후초선 간의 거리를 디옵터로 환산한 것이 난시량인데, 그 값은 강주경선과 약주경선의 굴절력 차이이다. 그리고 전초선과 후초선 사이에는 원형의 최소착란원이 형성되어 난시에서 보이는 초선의 특징이 나타나지 않는다(그림 11-1).

용·어·설·명

- **최소착란원**(circle of least confusion): 토릭면을 통과한 광선속에서 두 초선 사이에 놓인 거의 원형을 이루는 가장 작은 횡단면을 말하며, 결상방향에 따른 상 선명도의 차이가 없는 지점이다.

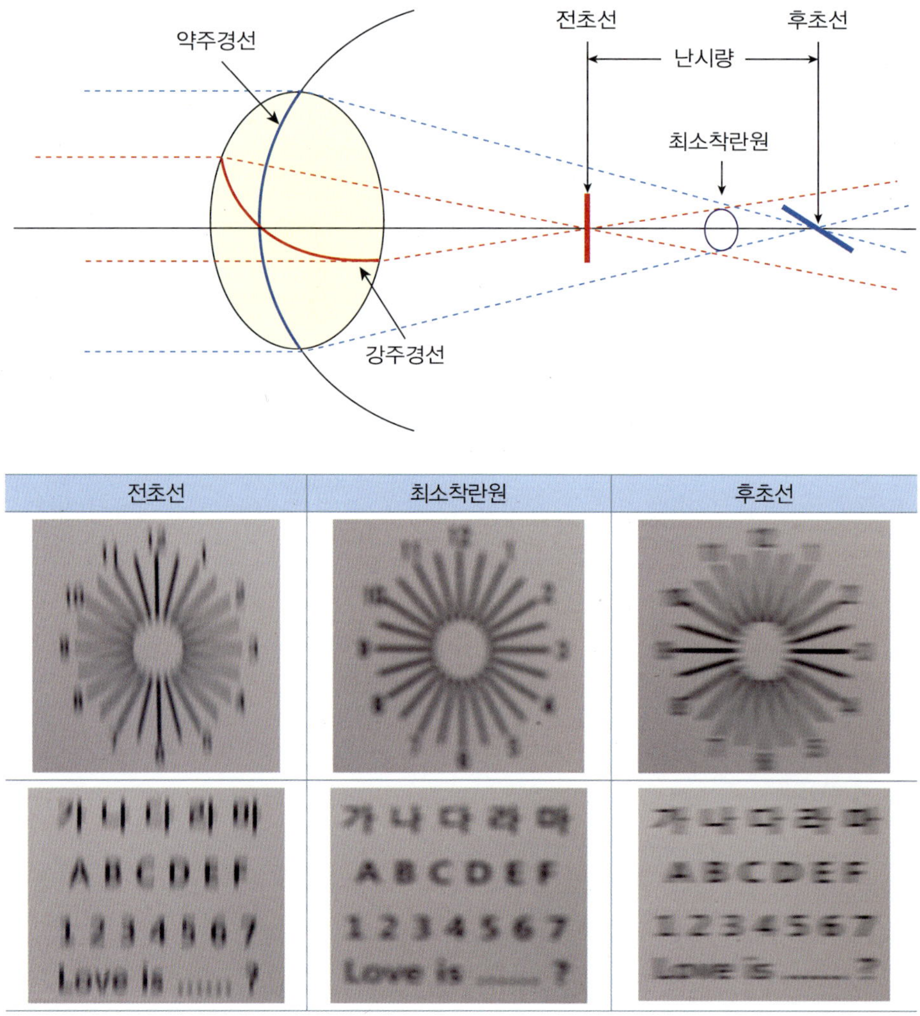

그림 11-1. 토릭면 주경선과 초선의 형성. 광선속이 눈광학계의 수평경선을 통과하여 수직방향의 전초선을 형성하였고, 수직경선을 통과하여 수평방향의 후초선을 형성하였다. 따라서 수평경선이 굴절력이 높은 강주경선이고, 수직경선이 약주경선이다. 최소착란원은 전초선과 후초선 사이에 위치한다. 최소착란원의 거리 굴절력은 (강주경선굴절력+약주경선굴절력)×$\frac{1}{2}$이다. 최소착란원 위치에 맺히는 상의 선명도는 방향에 따른 차이가 없이 균형이 잡힌 모습으로 보인다.

난시를 정시로 교정하기 위해서는 원주렌즈(cylindrical lens)가 필요하며, 표기는 C−( )D, Ax ( )° 혹은 C+( )D, Ax ( )°로 한다. 'Ax'는 원주렌즈에서 굴절력이 없는(0 D) 축(axis)의 방향을 말한다. 원주렌즈의 표기법과 축방향의 기준은 4강에서 다루었다(그림 4-12, 13).

방사선시표와 방향의 표시

난시의 유무를 판단하기 위해 방사선시표를 이용하여 검사한다. 방사선시표를 볼 때 전체 선들 중 좀 더 잘 보이는 선은 상대적으로 망막에 더 가까이 있는 초선이고, 방향각은 피검사자가 시표를 마주보고 있으므로 다음 그림과 같다.

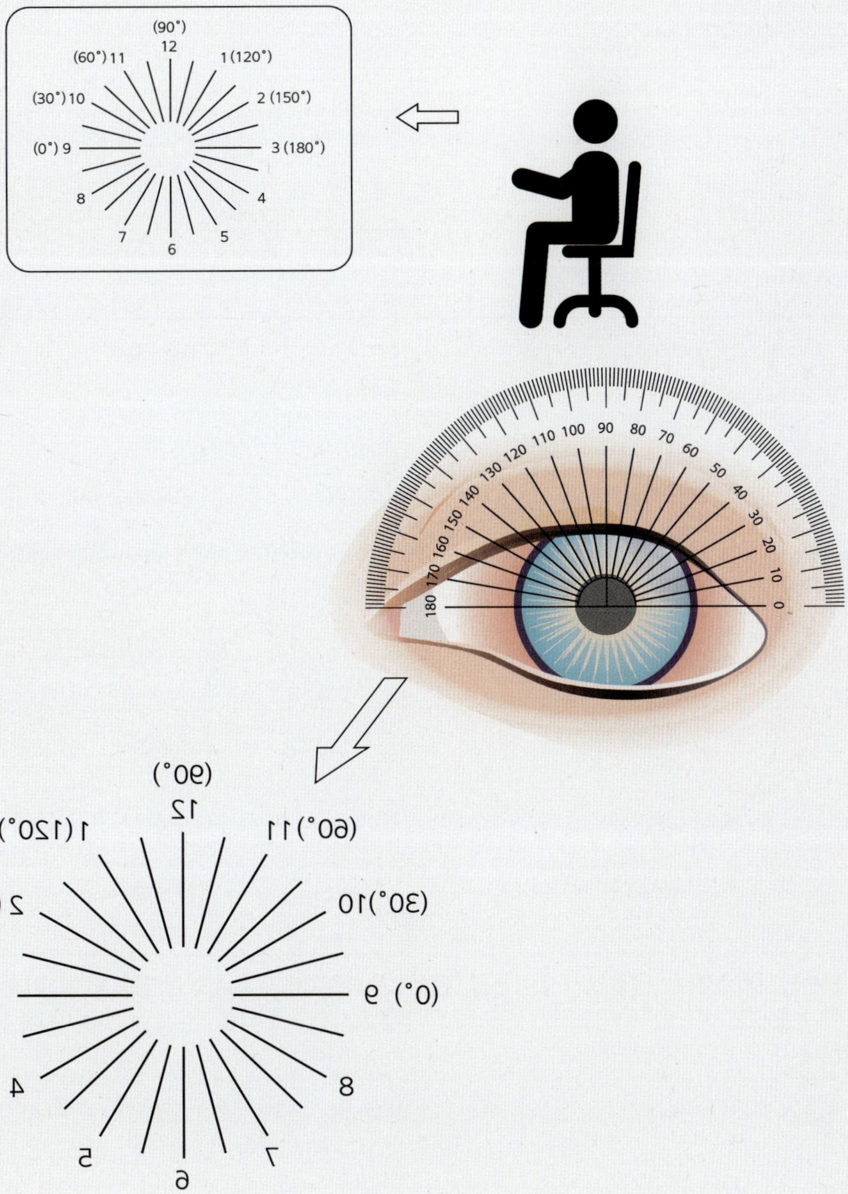

2 단순난시의 교정

원주렌즈만을 대어 정시 굴절력으로 중화되는 난시를 단순난시(simple astigmatism)라고 하며, 단순난시의 경우 두 초선 중 하나는 망막에 맺히고, 또 다른 하나는 망막 앞쪽이나 뒤쪽에 맺힌다. 근시성단순난시와 원시성단순난시가 있고 강주경선의 방향에 따라 직난시, 도난시, 사난시로 구분한다(그림 11−2).

근시성단순난시를 정시로 교정하기 위해서는 C−( ) D, Ax ( )°의 렌즈가 필요하고, 원시성단순난시를 정시로 교정하기 위해서는 C+( ) D, Ax ( )°의 렌즈가 필요하다(그림 11−3).

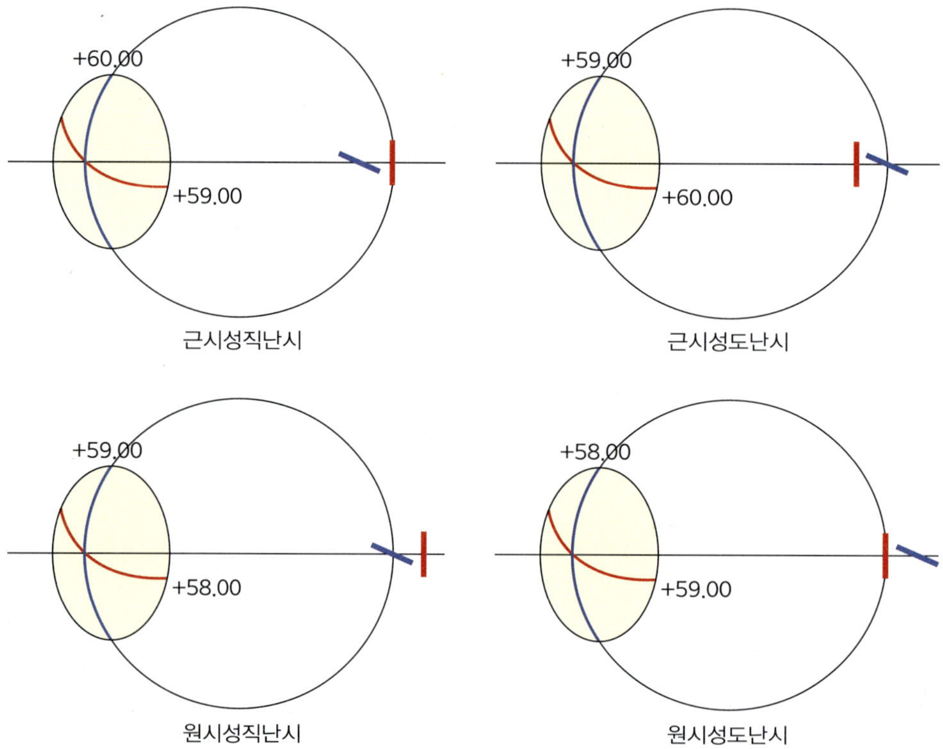

그림 11-2. 단순난시의 분류. 눈굴절계가 토릭면을 형성하여 광원거리가 무한대인 평행광선속이 수렴하여 두 개의 초선으로 결상한다. 단순난시는 한 개의 초선은 반드시 망막에 위치하므로 다른 한 개의 초선위치에 따라 근시성과 원시성으로 구분된다.

용·어·설·명

- **정난시(regular astigmatism)와 부정난시(irregular astigmatism)**: 굴절면의 두 주경선이 서로 수직으로 교차하는 난시를 정난시라 하며, 두 주경선이 서로 수직으로 교차하지 못하거나 동일 경선 내 굴절력이 일정하지 못한 난시를 부정난시라 한다. 통상 옵토메트리 분야에서의 난시는 안경렌즈로 교정되는 정난시를 말한다.
- **직난시(direct or with-the-rule astigmatism), 도난시(indirect or against-the-rule astigmatism), 사난시(oblique astigmatism)**: 굴절면에서 강주경선이 수직방향이거나 90 ± 15° 정도이면 직난시, 수평방향이거나 180 ± 15° 정도이면 도난시, 그리고 그 이외의 중간방향이면 사난시라고 한다.

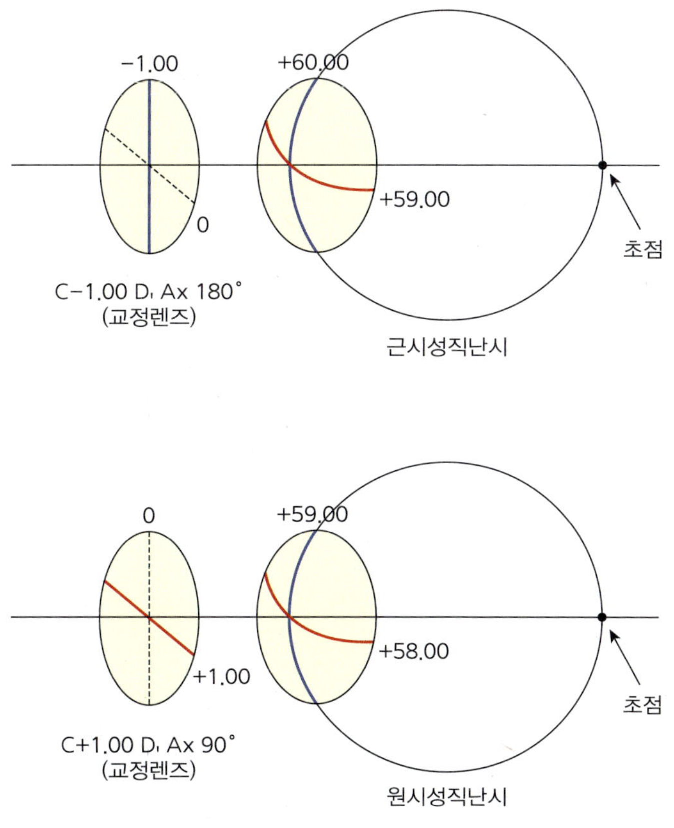

그림 11-3. C−1.00 D로 교정되는 근시성직난시와 C+1.00 D로 교정되는 원시성직난시. 교정렌즈를 대면 강주경선과 약주경선이 모두 +59.00 D가 되어 물체버전스 '0 D', 수정체 조절력 '0 D', 망막초점오차 '0 D'의 정시로 교정된다.

3 복합난시와 혼합난시의 교정

복합난시(compound astigmatism)는 두 초선이 모두 망막 앞쪽에 맺히는 근시성복합난시와 모두 망막 뒤쪽에 맺히는 원시성복합난시가 있다. 그리고 혼합난시(mixed astigmatism)는 전초선은 망막의 앞쪽에 맺히고 후초선은 망막의 뒤쪽에 맺히는 경우이다(그림 11-4).

복합난시와 혼합난시를 정시로 교정하기 위해서는 구면렌즈와 원주렌즈의 조합으로 이루어진 토릭렌즈가 필요하며, 렌즈의 표기는 S±( )D⊃C±( )D, Ax ( )°이다(그림 11-5, 6, 7).

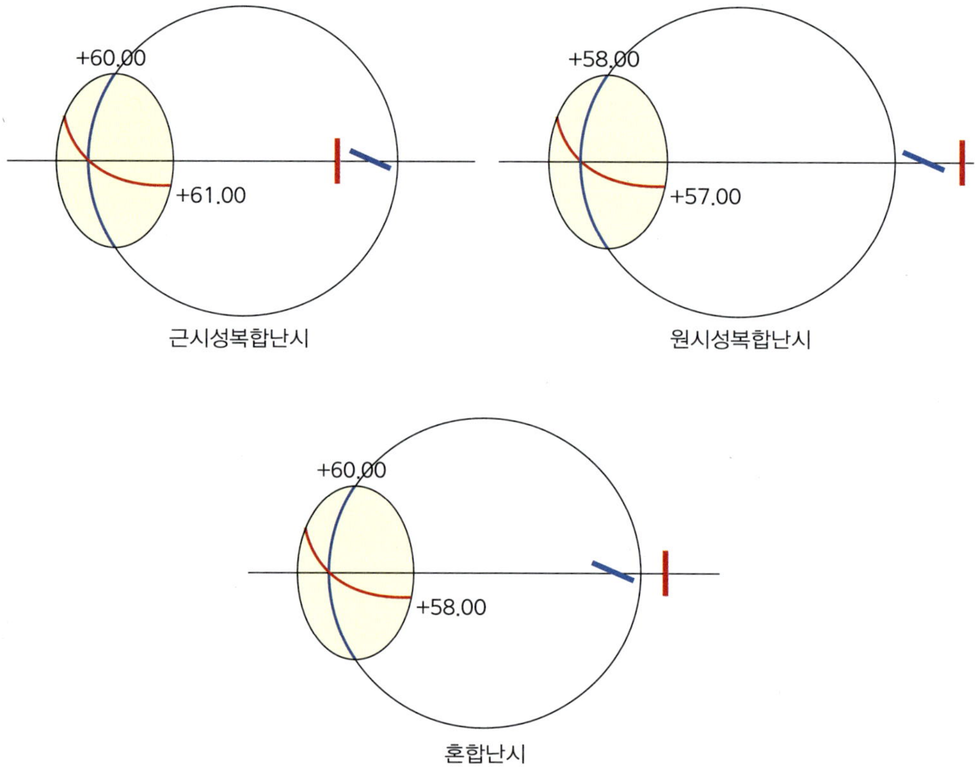

그림 11-4. 복합난시와 혼합난시

난시의 분류

- 단순난시(simple astigmatism)
  - 근시성직난시(simple myopic direct astigmatism)
  - 근시성도난시(simple myopic indirect astigmatism)
  - 근시성사난시(simple myopic oblique astigmatism)
  - 원시성직난시(simple hyperopic direct astigmatism)
  - 원시성도난시(simple hyperopic indirect astigmatism)
  - 원시성사난시(simple hyperopic oblique astigmatism)
- 복합난시(compound astigmatism)
  - 근시성복합난시(compound myopic astigmatism)
  - 원시성복합난시(compound hyperopic astigmatism)
- 혼합난시(mixed astigmatism)

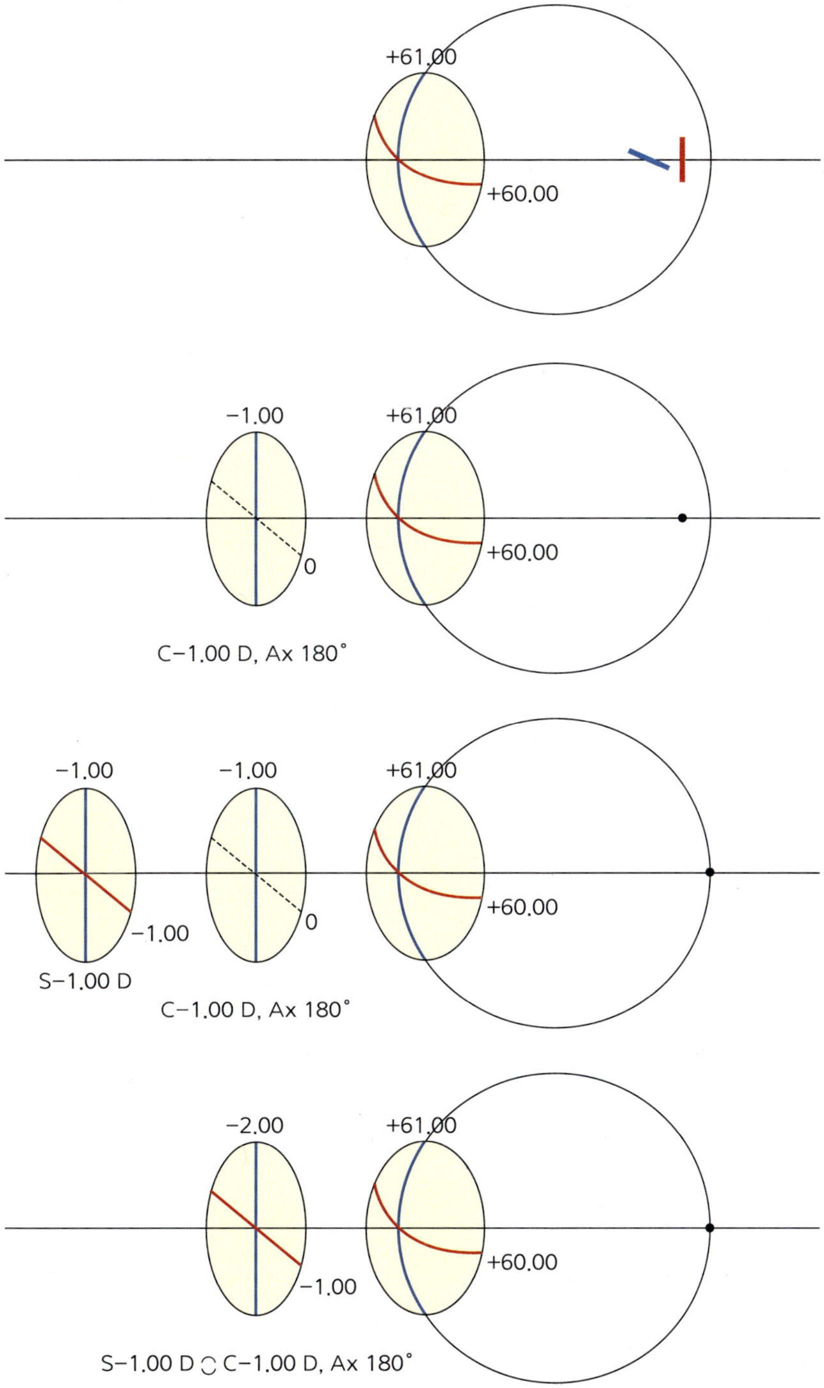

그림 11-5. S−1.00 D ◯ C−1.00 D, Ax 180°로 교정되는 근시성복합난시. C−1.00 D, Ax 180° 원주렌즈를 대면 모든 경선의 굴절력이 +60.00 D가 되어 망막으로부터 +1.00 D 짧아진 거리에 초점을 형성하는 근시가 된다. 추가적으로 S−1.00 D 렌즈를 덧대면 강주경선과 약주경선이 모두 +59.00 D가 되어 물체버전스 '0 D', 수정체 조절력 '0 D', 망막초점오차 '0 D'의 정시로 교정된다. 따라서 교정은 구면렌즈와 원주렌즈의 합으로 이루어진 토릭렌즈가 필요하다.

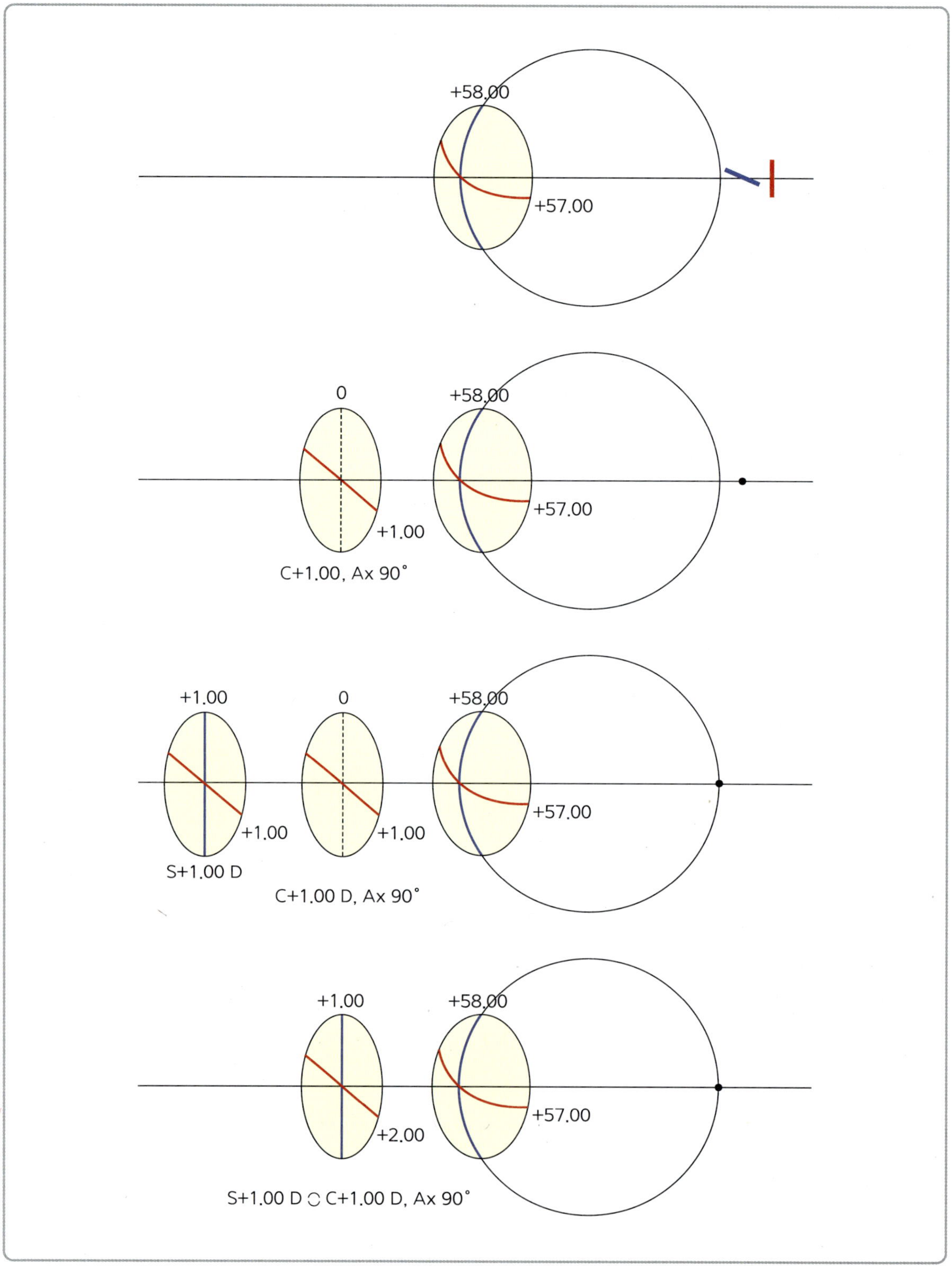

그림 11-6. S+1.00 D ◯ C+1.00 D, Ax 90°로 교정되는 원시성복합난시. C+1.00 D, Ax 90° 원주렌즈를 대면 모든 경선의 굴절력이 +58.00 D가 되어 망막으로부터 −1.00 D 길어진 거리에 초점을 형성하는 원시가 된다. 추가적으로 S+1.00 D 렌즈를 덧대면 강주경선과 약주경선이 모두 +59.00 D가 되어 물체버전스 '0 D', 수정체 조절력 '0 D', 망막초점오차 '0 D'의 정시로 교정된다. 따라서 교정은 구면렌즈와 원주렌즈의 합으로 이루어진 토릭렌즈가 필요하다.

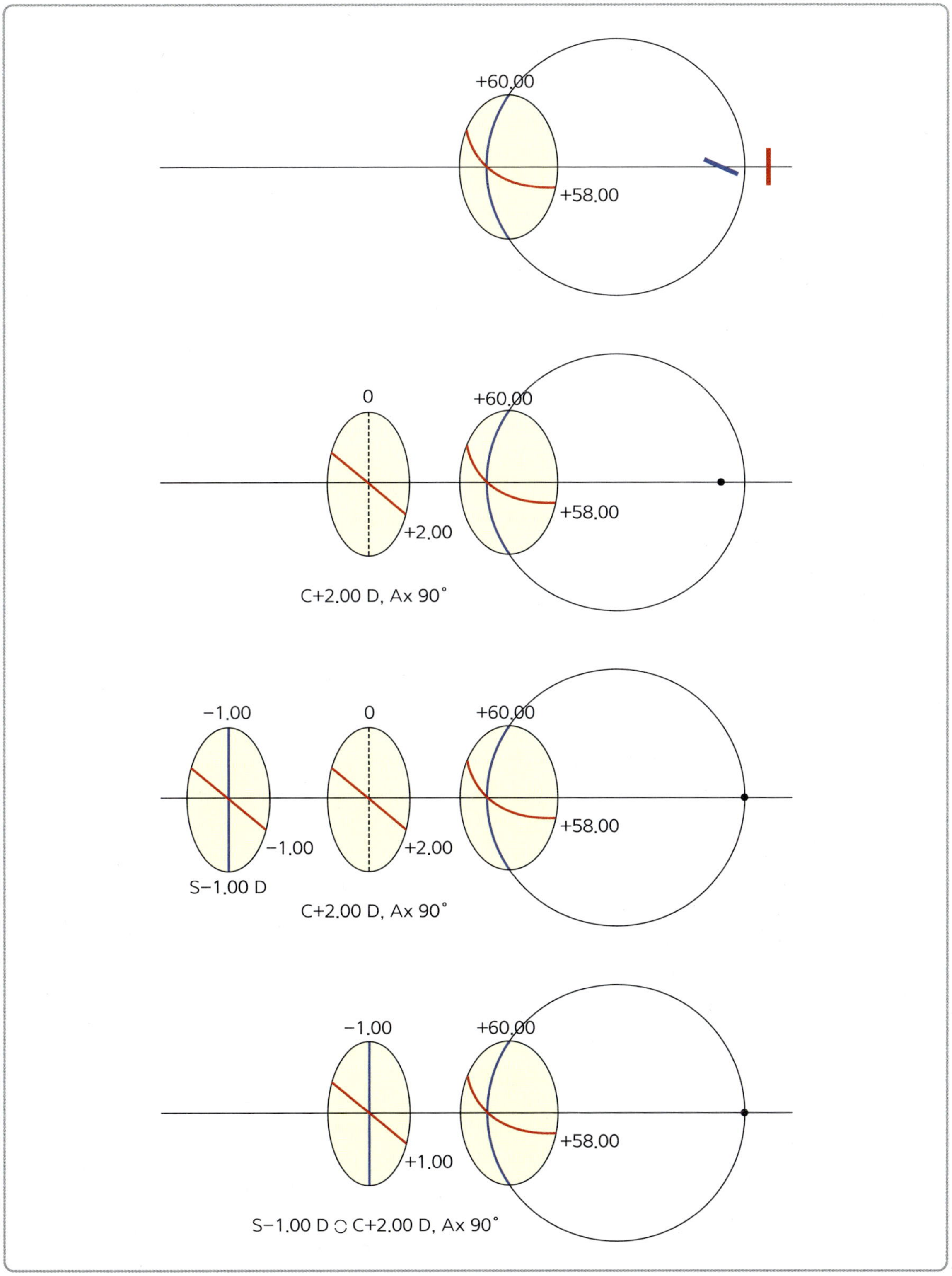

그림 11-7. S−1.00 D ◯ C+2.00 D, Ax 90˚로 교정되는 혼합난시. C+2.00 D, Ax 90° 원주렌즈를 대면 모든 경선의 굴절력이 +60.00 D가 되어 망막으로부터 +1.00 D 짧아진 거리에 초점을 형성하는 근시가 된다. 추가적으로 S−1.00 D 렌즈를 덧대면 강주경선과 약주경선이 모두 +59.00 D가 되어 물체버전스 '0 D', 수정체 조절력 '0 D', 망막초점오차 '0 D'의 정시로 교정된다. 따라서 교정은 구면렌즈와 원주렌즈의 합으로 이루어진 토릭렌즈가 필요하다.

예제 11-1 모형안을 기준으로 눈광학계의 90° 경선 굴절력이 +61.50 D이고, 180° 경선 굴절력이 +59.00 D인 눈의 굴절상태를 작도하고 정시로 교정하기 위한 렌즈값을 구하시오.

풀이 11-1 90° 경선굴절력이 +61.50 D이므로 정시로 중화되기 위해서는 C−2.50 D, Ax 180°의 렌즈를 덧대어야 하며, 180° 경선은 +59.00 D이므로 중화렌즈가 필요 없다.

따라서, 정시화를 위해 필요한 렌즈는 C−2.50 D, Ax 180°이다.

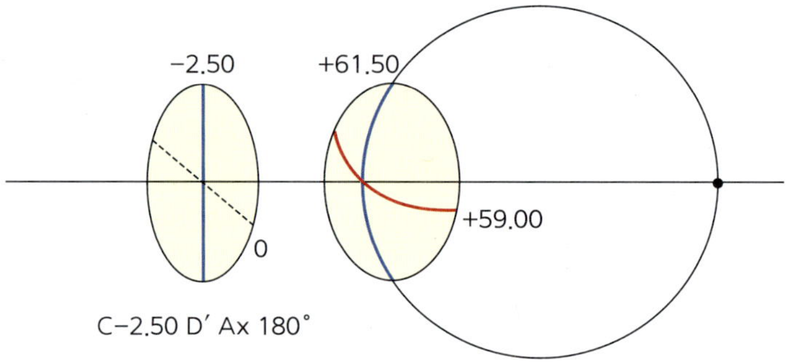

4 원시성단순난시와 원시성복합난시의 실제−조절

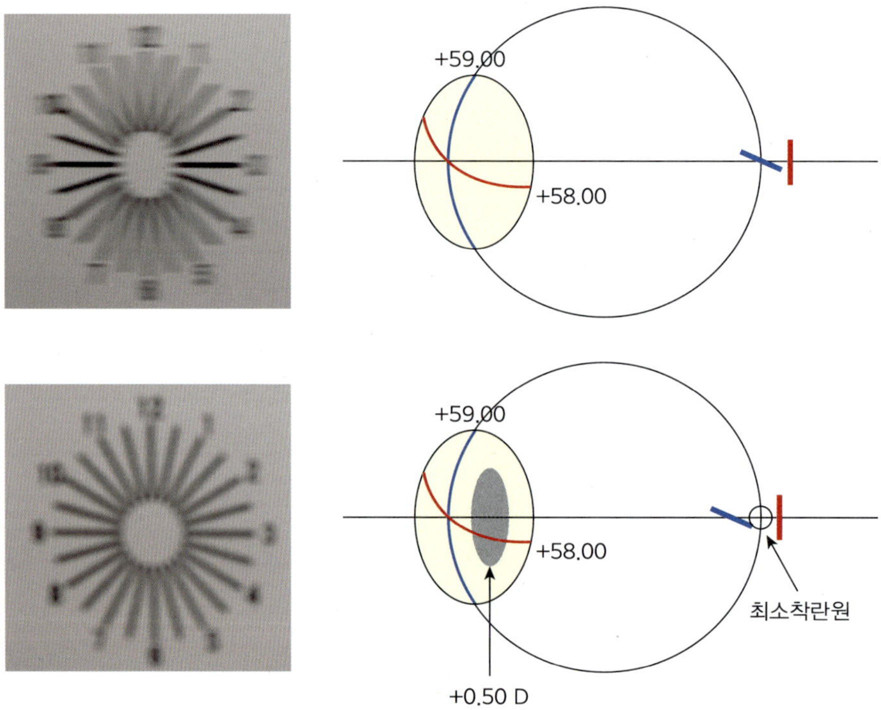

그림 11-8. C+1.00 D, Ax 90°로 교정되는 원시성직난시의 조절. 물체버전스 '0 D', 수정체 조절력 '0 D', 망막초점오차 '수평경선 −1.00 D'인 원시성직난시의 경우 물체버전스 '0 D', 수정체 조절력 '+0.50 D', 망막초점오차 '수평경선 −0.50 D, 수직경선 +0.50 D'가 되어 균형잡힌 망막상이 맺힌다.

앞서 설명한 난시의 교정원리에는 실제 예외적인 경우가 존재한다. 즉, 원시성난시의 경우 원시에서와 같이 수정제의 조절력이 작용하여 난시의 시야를 느끼지 못하게 된다. 이 때 조절은 원시에서와는 달리 최소착란원을 망막에 위치시키는 만큼만 하게 된다(그림 11-8, 9).

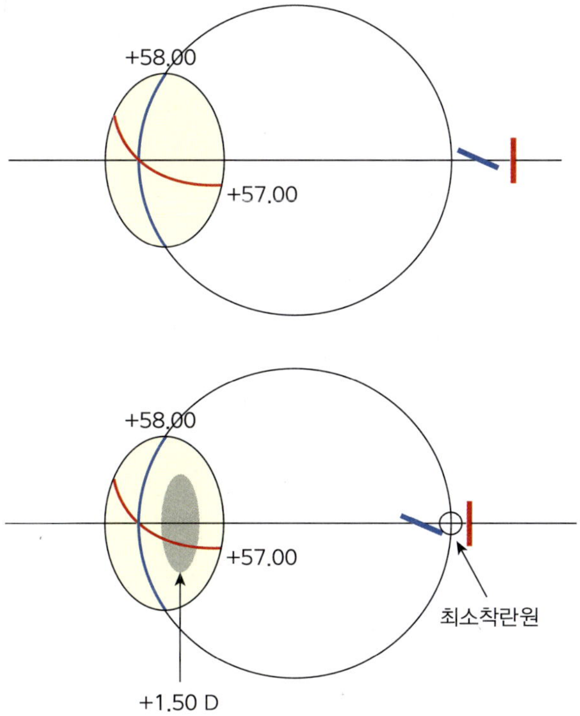

그림 11-9. S+1.00 D ⊃ C+1.00 D, Ax 90°로 교정되는 원시성복합난시의 조절. 물체버전스 '0 D', 수정체 조절력 '0 D', 망막초점오차 '수평경선 −2.00 D, 수직경선 −1.00 D'인 원시성직난시의 경우 물체버전스 '0 D', 수정체 조절력 '+1.50 D', 망막초점오차 '수평경선 −0.50 D, 수직경선 +0.50 D'가 되어 균형잡힌 망막상이 맺힌다.

예제 11-2 S+2.00 D ⊃ C+1.00 D, Ax 90°로 교정되는 원시성복합난시의 최소착란원이 망막에 맺히도록 하는 구면렌즈값은?

풀이 11-2 이 눈은 수직경선의 굴절력이 +57.00 D이고, 수평경선의 굴절력이 +56.00 D인 굴절이상이다. 따라서 전초선, 후초선, 최소착란원의 위치는 다음과 같다.

모형안에서 정시는 +59.00 D이므로,

전초선은 수직경선을 통과한 광선속으로써 망막초점오차 −2.00 D인 위치에 맺힌 수평방향의 초선이다.

후초선은 수평경선을 통과한 광선속으로써 망막초점오차 −3.00 D인 위치에 맺힌 수직방향 초선이다.

그러므로, 최소착란원은 −2.00 D와 −3.00 D의 중간인 −2.50 D의 망막초점오차를 가진다.

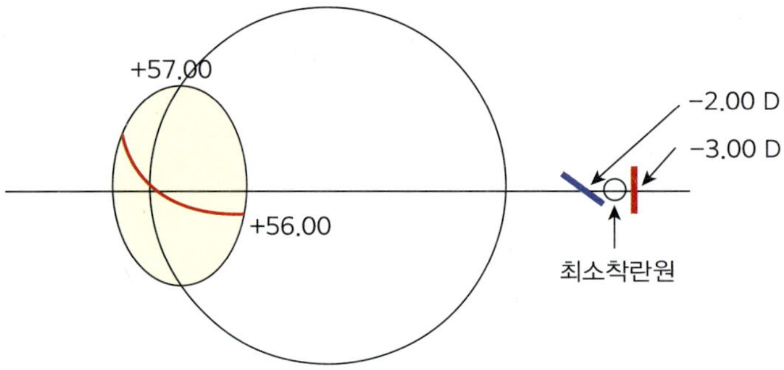

따라서 S + 2.50 D 렌즈를 덧대면 최소착란원은 망막에 위치한다.

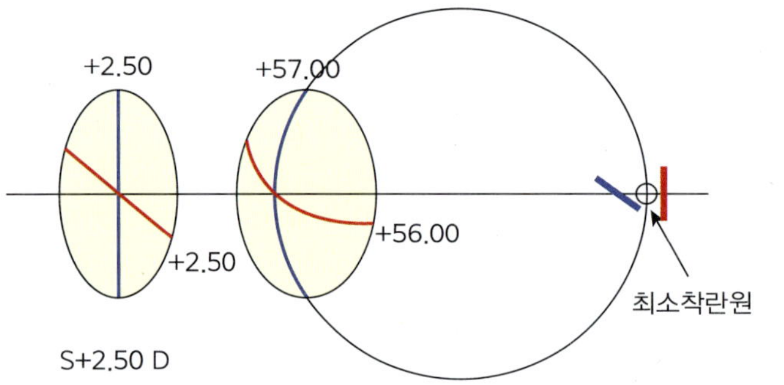

달리 풀이해 보면, 최소착란원을 망막에 위치시키는 구면굴절력은 강주경선과 약주경선 합의 $\frac{1}{2}$을 정시로 중화시키는 렌즈값이다.

$(+57.00\ D + 56.00\ D) \times \frac{1}{2} = +56.50\ D.$

그러므로, +56.50 D인 굴절이상을 +59.00 D의 정시로 중화시키기 위해서 S+2.50 D 렌즈가 필요하다.

예제 11-3 S−1.00 D ⊃ C−1.00 D, Ax 180°로 교정되는 근시성복합난시의 최소착란원이 망막에 맺히도록 하는 구면렌즈값은?

풀이 11-3 수직경선 굴절력: +61.00 D, 망막초점오차 +2.00 D

수평경선 굴절력: +60.00 D, 망막초점오차 +1.00 D

최소착란원 망막초점오차 $= (+2.00\ D\ +1.00\ D) \times \frac{1}{2} = +1.50\ D$, 혹은

최소착란원 경선 굴절력 $= (+61.00\ D\ +60.00\ D) \times \frac{1}{2} = +60.50\ D$를 중화시키는 렌즈값

그러므로, S − 1.50 D 렌즈가 필요하다.

등가구면 굴절력

최소착란원을 망막에 위치시키는 구면렌즈값을 '등가구면(spherical equivalent) 굴절력'이라고 하며,
[등가구면굴절력 = S + $\frac{C}{2}$]로 계산할 수 있다('S'는 구면렌즈굴절력, 'C'는 원주렌즈굴절력).
이것을 이용하여 위 예제 11-3을 풀이해 보면,
등가구면굴절력=$-1.00+\left(\frac{-1.00}{2}\right)$=S−1.50 D

예제 11-4 S+0.75 D ⊃ C−2.25 D, Ax 180°로 교정되는 눈의 굴절이상은?

풀이 11-4 렌즈표기를 변환하면, C−1.50 D, Ax 180° ⊃ C+0.75 D, Ax 90°이다.

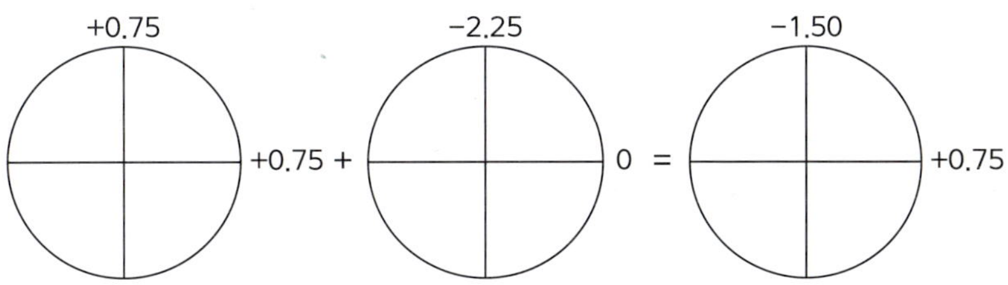

이 렌즈로 교정되어야 하는 눈의 90° 경선은 강주경선으로써 −1.50 D로 중화되어야 하는 근시이고, 180° 경선은 약주경선으로써 +0.75 D로 중화되어야 하는 원시이다.
따라서, 이 렌즈로 교정되어야 하는 눈은 혼합난시이다.

예제 11-5 다음 중 혼합난시를 교정하는 렌즈표기는?

a. S−0.25 D ⊃ C+0.25 D, Ax 180°
b. S−0.25 D ⊃ C−0.25 D, Ax 180°
c. S+0.50 D ⊃ C−1.00 D, Ax 90°
d. S+0.50 D ⊃ C−0.25 D, Ax 90°

풀이 11-5 a. 근시성도난시 b. 근시성복합난시

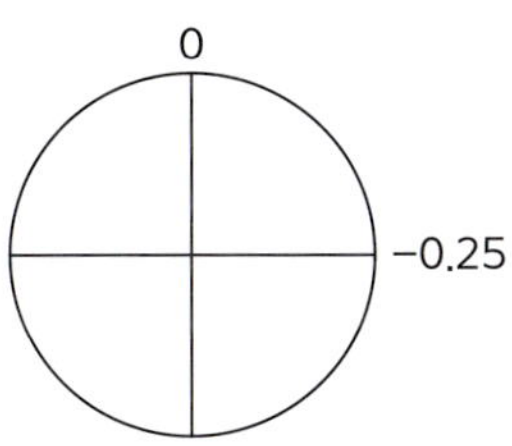

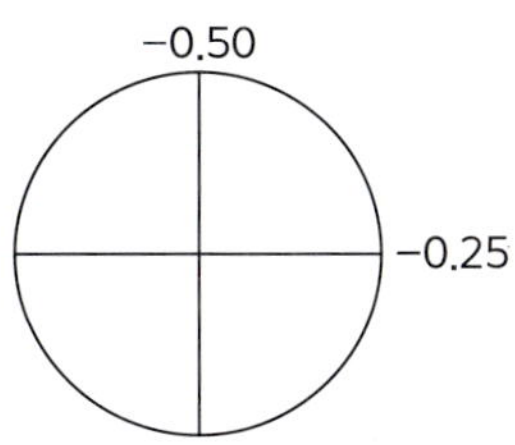

c. 혼합난시

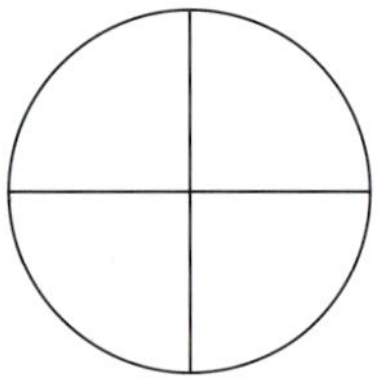

d. 원시성복합난시

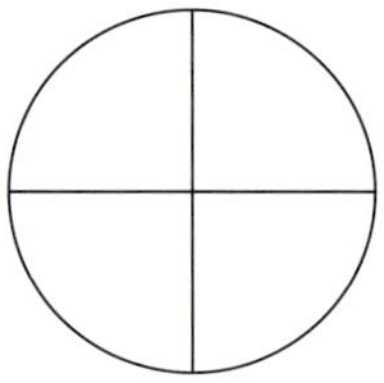

예제 11-6 S−1.50 D ◯C−1.50 D, Ax 90°로 교정되어야 하는 눈에 S−2.50 D ◯C−1.00 D, Ax 90°으로 교정하였다면, 교정 후에 남아있는 굴절이상은?

풀이 11-6 S−1.50 D ◯C−1.50 D, Ax 90°를 표기 변환하면, C−1.50 D, Ax 180° ◯C−3.00 D, Ax 90°이다.
이 렌즈로 교정되어야 하는 눈의 굴절력은 90° 경선이 +60.50 D이고, 180° 경선이 +62.00 D인 근시성복합난시이다.

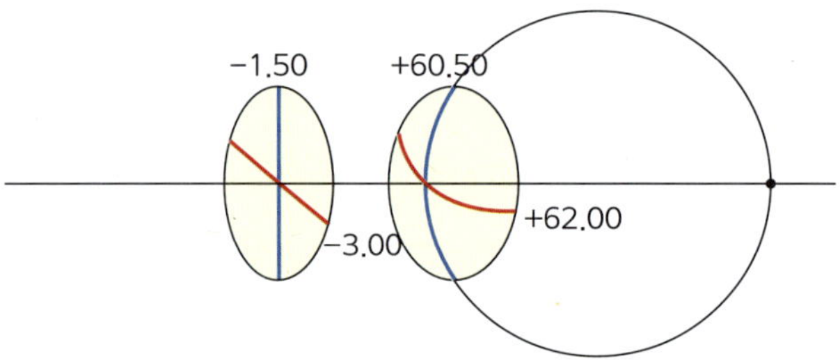

그런데, S−2.50 D ◯C−1.00 D, Ax 90° (C−2.50 D, Ax 180° ◯C−3.50 D, Ax 90°)으로 교정하게 되면, 90° 경선은 −2.50 D+60.50 D=+58.00 D이고 180° 경선은 −3.50 D+62.00 D=+58.50 D가 되어 원시성복합난시상태가 된다.

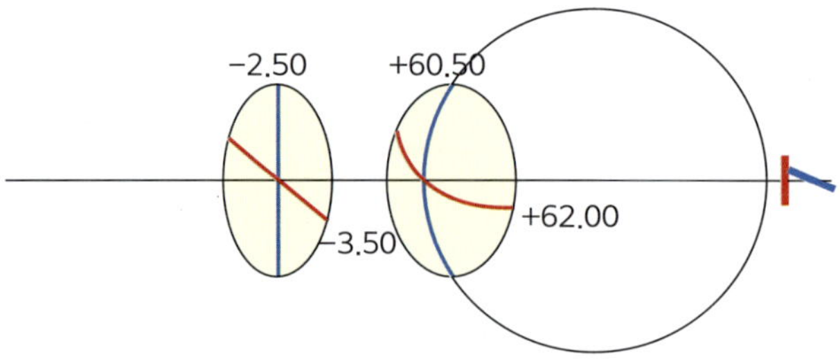

렌즈표기법을 잘 이해한다면 다음과 같은 방법으로 문제를 해결할 수 있다.

S−1.50 D ◯ C−1.50 D, Ax 90° (교정되어야 하는 렌즈값)
−) S−2.50 D ◯ C−1.00 D, Ax 90° (현재 교정하고 있는 렌즈값)
S+1.00 D ◯ C−0.50 D, Ax 90°

이러한 계산은 C ◯ C 렌즈표기법을 사용할 수도 있다.

C−1.50 D, Ax 180° ◯ C−3.00 D, Ax 90° (교정되어야 하는 렌즈값)
−) C−2.50 D, Ax 180° ◯ C−3.50 D, Ax 90° (현재 교정하고 있는 렌즈값)
C+1.00 D, Ax 180° ◯ C+0.50 D, Ax 90°

계산 결과, 현재 교정된 렌즈에도 불구하고 원시성복합난시를 교정하는 렌즈가 더 필요한 것으로 나타났다. 이것은 현재 교정된 렌즈값에 의해 눈은 원시성복합난시 상태로 되었음을 의미한다.

주의할 것은 렌즈표기법으로 계산할 때 원주렌즈의 축방향을 일치시켜야 한다.

예제 11-7 S−1.50 D ◯ C−1.00 D, Ax 60°의 렌즈로 교정되어야 하는 눈의 주경선 방향과 후초선 방향은?

풀이 11-7 S−1.50 D ◯ C−1.00 D, Ax 60°를 표기변환하면,
C−1.50 D, Ax 150° ◯ C−2.50 D, Ax 60°이다.
따라서, 눈의 강주경선은 C−2.50 D, Ax 60°로 교정되는 150° 방향이고, 약주경선은 C−1.50 D, Ax 150°로 교정되는 60° 방향이다.
그리고, 후초선은 약주경선을 지난 광선에 의해 형성되므로 150° 방향이 후초선 방향이다.

예제 11-8 S−3.50 D ◯ C+2.50 D, Ax 30°로 교정되어야 하는 눈이 아래의 시표를 볼 때 상대적으로 가장 선명하게 보이는 것은?

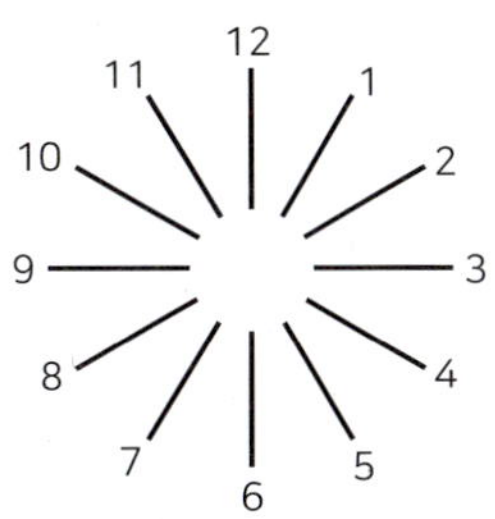

풀이 11-8 S−3.50 D ◯ C+2.50 D, Ax 30°를 표기변환하면,
C−3.50 D, Ax 120° ◯ C−1.00 D, Ax 30°이고,
이 렌즈로 교정되는 눈의 굴절이상은 근시성복합난시이다.
근시성복합난시의 초선은 모두 망막 앞쪽에 위치하므로 망막에 가까운 후초선이 전초선보다 상대적으로 진하게 보인다. 그러므로, C−1.00 D, Ax 30°로 교정되는 약주경선에 의해 후초선이 형성되므로 위 방사선시표의 30° 방향, 즉 4시–10시 방향이 상대적으로 선명하게 보인다.

예제 11-9 S−0.25 D ⊃C−0.75 D, Ax 90°로 교정되어야 하는 눈이 아래의 시표를 볼 때 상대적으로 가장 선명하게 보이는 것은?

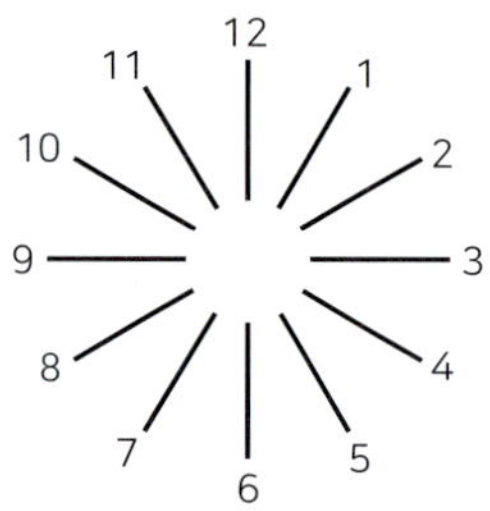

풀이 11-9 S−0.25 D ⊃C−0.75 D, Ax 90°를 표기변환하면,

C−0.25 D, Ax 180° ⊃C−1.00 D, Ax 90°의 근시성복합난시 교정렌즈이다. 따라서 망막에 가까운 후초선이 전초선보다 상대적으로 진하게 보이므로 C−0.25 D, Ax 180°로 교정되는 후초선인 180° 방향, 즉 3시−9시 방향이 상대적으로 선명하게 보인다.

예제 11-10 방사선시표의 모든 선들이 비슷한 선명도로 보이는 눈은?

a. S−0.25 D ⊃C+0.25 D, Ax 120°로 교정되는 눈
b. S−0.25 D ⊃C−0.25 D, Ax 120°로 교정되는 눈
c. S+0.50 D ⊃C−1.00 D, Ax 60°로 교정되는 눈
d. S+0.50 D ⊃C−0.25 D, Ax 60°로 교정되는 눈

풀이 11-10 방사선시표의 모든 선들이 비슷한 선명도로 보이는 경우는 S±( )D로 교정되는 구면굴절이상이거나 난시의 경우 최소착란원이 망막에 위치할 때이다. 위 보기들은 모두 난시이므로, 최소착란원이 망막에 위치하고 있는 경우에 해당된다. 렌즈표기를 모두 변환해 보면 다음과 같다.

a. C−0.25 D, Ax 30°
b. C−0.25 D, Ax 30° ⊃C−0.50 D, Ax 120°
c. C+0.50 D, Ax 150° ⊃C−0.50 D, Ax 60°
d. C+0.50 D, Ax 150° ⊃C+0.25 D, Ax 60°

최소착란원이 망막에 위치하기 위해서는 망막을 기준으로 전초선과 후초선의 초점오차가 동일하여야 하므로 (C)의 경우 전초선과 후초선이 망막으로부터 각각 0.50 D씩 동일하게 떨어져 있어서 방사선시표의 모든 선들이 비슷한 선명도로 보인다.

제 12 강 구면렌즈를 이용한 명시역(조절)의 조정

- 조절의 정의
- 수정체 조절 메커니즘
- 조절범위와 명시역
- 가입도
- (+)구면렌즈의 기능
- 초점심도
- 동공축소와 확대

눈광학계가 정시이든 비정시이든 선명한 상을 맺을 수 있는 물체의 거리범위, 즉 원점과 근점 사이의 거리는 한정되어 있다. 이러한 범위를 '명시역'이라고 하며, 수정체의 조절기능에 의해 결정된다. 만일 수정체의 조절이 부족해지면 근거리에서 흐린 상이 발생하는데, (+)구면렌즈를 사용하면 선명한 상을 얻을 수 있다. 구면렌즈는 비정시(근시, 원시)의 교정뿐만 아니라 조절의 보정에도 이용된다.

1 조절과 망막초점오차

앞서 학습한 비정시의 판정은 물체버전스 '0 D'이고 수정체 조절력 '0 D'인 눈의 정적상태에서 보여지는 광학적 굴절이상, 즉 망막초점오차의 정도를 이해하는 것이었다. 원시의 실제 부분에서 조절에 관하여 언급하였지만, 여기서는 물체버전스가 변할 때 망막초점오차를 '0 D'로 유지시키려는 동적상태에서 눈의 기능에 대해서 알아보고자 한다.

'보는 것'에 대한 시작은 주시로부터 시작되고, 물체는 주시선에 일치된 망막의 중심오목에 선명한 상을 맺게 된다. 나아가 주시하는 물체의 거리가 달라진다 하더라도 물체의 상은 지속적으로 망막에 선명하게 맺히도록 조정된다. 이것은 정시의 광학적 조건인 물체버전스 '0 D', 수정체 조절력 '0 D', 망막초점오차 '0 D'에서 물체버전스가 변할 때 망막초점오차를 '0 D'로 유지하기 위해 물체거리가 변한 만큼 수정체가 굴절력을 변화시켜 보상하기 때문에 가능하다. 이 과정을 '조절'이라고 하며, 수정체의 조절량은 물체버전스를 상쇄시키는 조절력(D)으로 표시된다. 참고로 나이에 따른 평균조절력은 표 12-1과 같다.

표 12-1. 나이에 따른 평균조절력

나이(세)	평균조절력(D)			
	Donders	Duane	Turner	Jackson(양안)
10	19.70	13.50	13.00	14.00
20	12.70	11.50	9.50	10.00
30	8.20	8.90	6.00	8.00
40	5.00	5.90	4.40	5.50
50	2.60	2.00	1.60	2.50
60	1.00	1.00	0.70	0.50

*인용문헌: Borish IM. 1970. Clinical Refraction. 3rd ed. p 172. Chicago: Professional Press.

수정체 조절 메커니즘

수정체는 섬모체소대에 의해 섬모체와 연결되어 있어서 섬모체근육의 수축과 이완에 따라 굴절력이 변하게 된다. 조절메커니즘은 주시 물체의 거리가 변화될 때 발생한 망막 상의 '흐림'에 의해 시작된다. 무조절상태의 섬모체근육은 수축하지 않으므로 (A)와 같이 섬모체 내경은 커지게 되어 섬모체소대에 의해 당겨진 수정체는 곡률이 감소된다. 반면 부교감신경의 자극으로 섬모체근육이 수축하면 (B)와 같이 섬모체 내경이 작아지면서 섬모체소대가 느슨하게 되고 수정체는 자체탄력성에 의해 곡률이 증가되면서 굴절력이 커진다.

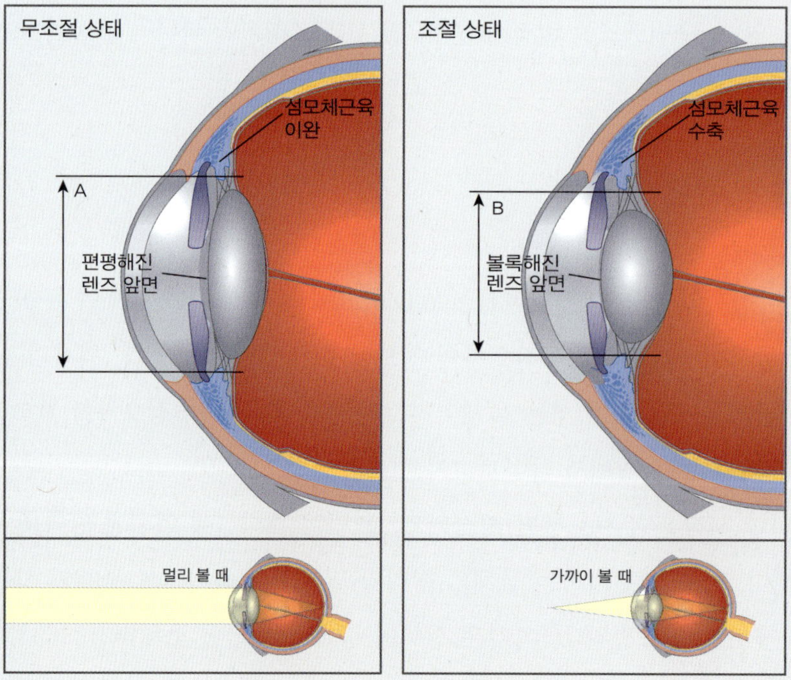

정시의 경우 무한거리의 물체를 볼 때 조절력은 '0 D'이지만 눈 앞 50 cm 거리의 물체를 볼 때 물체버전스는 $\frac{1}{-0.5m}=-2.00$ D가 되므로 −2.00 D의 망막초점오차가 발생하게 된다. 이를 중화시키기 위해 수정체는 +2.00 D의 조절력이 필요하다(그림 12-1). 이렇게 수정체의 조절에 의해 물체버전스가 중화될 때 망막초점오차는 '0 D'를 유지하게 된다. 따라서 필요한 조절력은 주시물체의 거리에 의해 결정되고, 물체를 선명하게 볼 수 있는 범위는 조절력에 의해 결정된다.

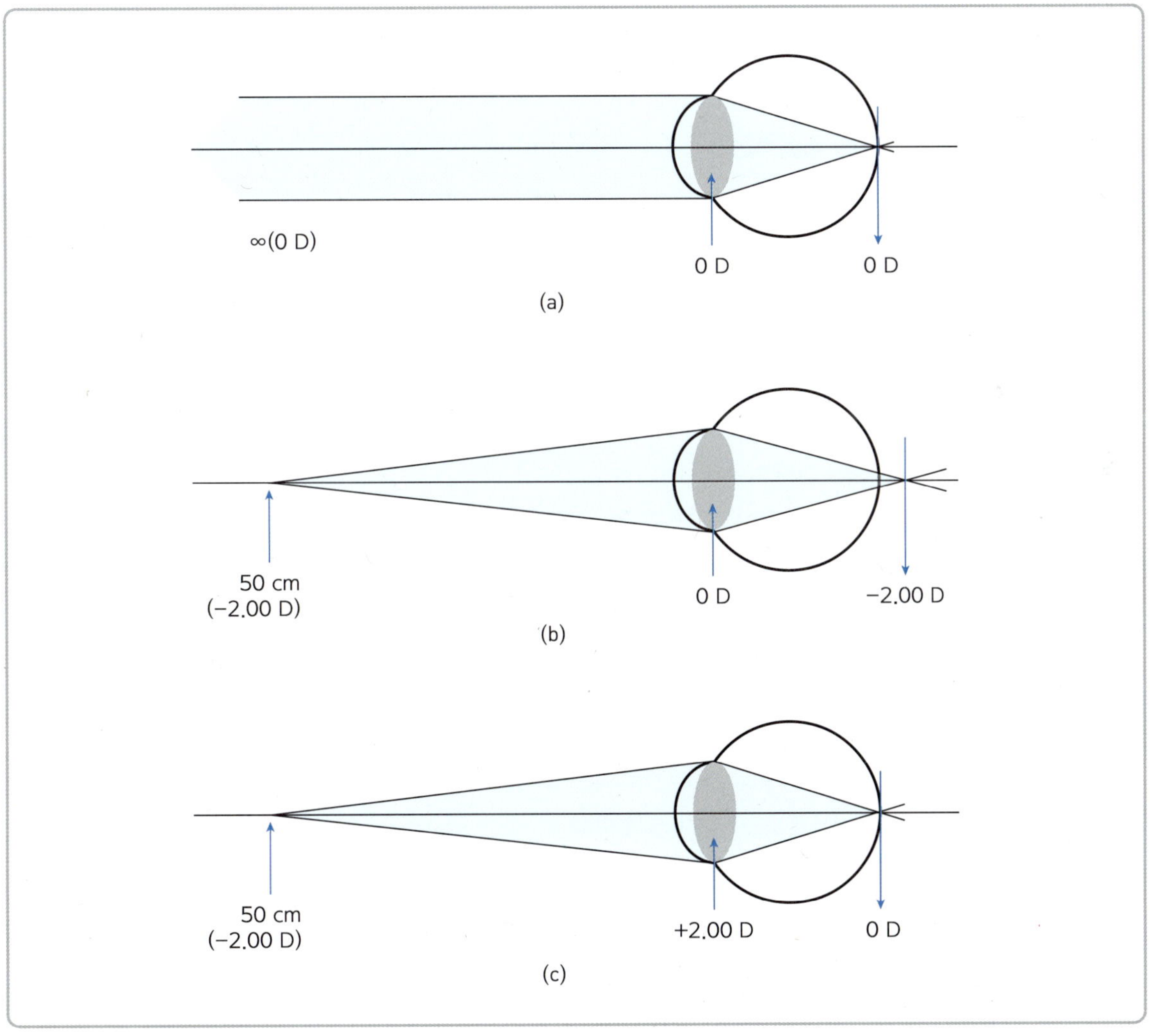

그림 12-1. 물체거리와 조절력. 무한대 거리의 물체(a)가 눈 앞 50 cm 거리로 가까워지면 초점은 원시방향으로 오차가 발생하여 망막에는 착란원의 흐린 상이 맺히지만(b), 수정체의 2.00 D 조절로 초점은 망막에 위치하게 되어 선명한 상을 얻게 된다(c).

굴절이상에 따른 조절력 차이

※ 조절력은 (+)디옵터 값이므로 주시물체거리의 굴절력을 구할 때 부호규약을 적용하지 않고 계산한다.

$$(\text{정시에서})\ \text{조절력}(D)=\frac{1}{\text{주시물체거리}(m)}$$

$$\text{주시물체거리}(m)=\frac{1}{\text{조절력}(D)}$$

$$(\text{원시에서})\ \text{조절력}(D)=\frac{1}{\text{주시물체거리}(m)}+\text{원시 보상 조절력}(D)$$

$$(\text{근시에서})\ \text{조절력}(D)=\frac{1}{\text{주시물체거리}(m)}-\text{원점굴절력}(D)$$

예제 12-1 정시, S−1.00 D로 교정되는 근시, S+1.00 D로 교정되는 원시가 각각 눈 앞 1 m에 있는 물체를 주시할 때 필요한 조절력은?

풀이 12-1 정시의 경우 :

무조절상태에서 원점이 무한대거리이므로,

$$\text{조절력}=\frac{1}{1m}=1.00\ D$$

S+1.00 D로 교정되는 원시의 경우 :

원시를 보상하는 1.00 D의 조절을 하므로(이 때, 망막초점오차 '0 D'),

$$\text{조절력}=\frac{1}{1m}+1.00\ D=2.00\ D$$

S−1.00 D로 교정되는 근시의 경우 :

망막초점오차 '0'일 때 원점이 눈 앞 1 m이므로,

$$\text{조절력}=\frac{1}{1m}-1.00\ D=0.00\ D$$

즉, 조절이 필요 없다.

※위 예제에서 정시, 근시, 원시가 모두 10.00 D의 총조절력을 가진 상태라면 눈 앞 1 m에 있는 물체를 주시하고 있을 때 남아있는 조절력 또한 달라지게 된다.

정시의 경우: 10.00 D − 1.00 D = 9.00 D

원시의 경우: 10.00 D − 2.00 D = 8.00 D

근시의 경우: 10.00 D − 0.00 D = 10.00 D

2 조절범위와 명시역

모형안에서 가까이 볼 때(근점) 굴절력인 +33.00 D와 멀리 볼 때(원점) 굴절력인 +19.00 D의 차이를 조절범위라고 하며, 근점조절력과 원점조절력의 차이인 약 14.00 D 정도를 총조절력(amplitude of accommodation, AA)이라고 한다. 즉 수정체는 근점에서 14.00 D 조절하고, 원점에서는 조절하지 않게 된다. 이 때 원점은 무조절상태이므로 무한대 거리이고, 근점은 최대조절상태이므로 눈 앞 약 7.14 cm$(=\frac{1}{14.00\ D})$가 된다. 그 결과 '무한대~눈 앞 7.14 cm'의 범위가 물체를 선명하게 볼 수 있는 명시역이 된다. 반대로 근점거리와 원점거리를 알면 조절범위와 총조절력을 알 수 있다.

총조절력과 명시역

※ 부호규약을 적용하면,

$$\text{총조절력(D)}=\text{원점굴절력}-\text{근점굴절력}=\frac{1}{\text{원점거리}(m)}-\frac{1}{\text{근점거리}(m)}$$

※ 조절력은 (+)디옵터 값이고 명시역은 눈 앞의 거리로 표시하므로 주시물체거리의 굴절력을 구할 때 부호규약을 적용하지 않으면,

$$\text{총조절력(D)}=\text{근점굴절력}-\text{원점굴절력}=\frac{1}{\text{근점거리}(m)}-\frac{1}{\text{원점거리}(m)}$$

$$\text{명시역(m)}=\text{근점거리}\sim\text{원점거리}=\frac{1}{\text{근점굴절력}(D)}\sim\frac{1}{\text{원점굴절력}(D)}$$

예제 12-2 원점이 눈 앞 1 m이고, 근점이 눈 앞 10 cm일 때 이 눈의 총조절력은 얼마인가?

풀이 12-2 총조절력 = 근점 굴절력 − 원점 굴절력

$$=\frac{1}{\text{근점거리(m)}}-\frac{1}{\text{원점거리(m)}}$$

$$=\frac{1}{0.1\ m}-\frac{1}{1\ m}$$

$$=10.00\ \text{D}-1.00\ \text{D}$$

$$=9.00\ \text{D}$$

만일 부호규약을 적용하여 풀이하면 다음과 같다.

총조절력 = 원점굴절력 − 근점굴절력

$$=\frac{1}{\text{원점거리(m)}}-\frac{1}{\text{근점거리(m)}}$$

$$=\frac{1}{-1\ \text{m}}-\frac{1}{-0.1\text{m}}$$

$$=-1.00\ \text{D}+10.00\ \text{D}$$

$$=9.00\ \text{D}$$

3 비정시에서의 조절범위와 명시역

굴절이상을 완전히 교정하였을 때 '정시'가 된다. 만일 굴절이상을 교정하지 않거나 불완전하게 교정하면 비정시가 되어 조절범위와 명시역이 달라지게 된다. 앞서 설명한 바와 같이 근시는 눈 앞 유한거리에 원점이 위치하므로 원점이 무한대인 정시와 비교해 볼 때 원점거리는 짧아지는 대신 근점거리는 더 가까워지게 된다. 그러나 원시는 조절에 의해 정시와 같이 무한대까지 선명한 상을 볼 수 있지만 근점거리는 눈으로부터 더 멀어지게 된다. 표 12-2는 참고적으로 동일한 조절량에도 불구하고 굴절이상에 따라 달라지는 초점거리를 보여주는 것이다.

표 12-2. 굴절이상에 따른 조절력과 초점거리의 변화

조절량(D)	초점거리				
	−2.00 D 근시	−1.00 D 근시	정시	+1.00 D 원시	+2.00 D 원시
0	50.0 cm	1 m	∞		
1	33.3 cm	50.0 cm	1 m	∞	
2	25.0 cm	33.3 cm	50.0 cm	1 m	∞
3	20.0 cm	25.0 cm	33.3 cm	50.0 cm	1 m
4	16.7 cm	20.0 cm	25.0 cm	33.3 cm	50.0 cm
5	14.3 cm	16.7 cm	20.0 cm	25.0 cm	33.3 cm
6	12.5 cm	14.3 cm	16.7 cm	20.0 cm	25.0 cm
7	11.1 cm	12.5 cm	14.3 cm	16.7 cm	20.0 cm
8	10.0 cm	11.1 cm	12.5 cm	14.3 cm	16.7 cm
9	9.1 cm	10.0 cm	11.1 cm	12.5 cm	14.3 cm
10	8.3 cm	9.1 cm	10.0 cm	11.1 cm	12.5 cm
:	:	:	:	:	:

예제 12-3 총조절력이 10.00 D이다.

1. 정시일 때 명시역은?
2. S−3.00 D로 교정되는 근시가 미교정 상태일 때 명시역은?
3. S+3.00 D로 교정되는 원시가 미교정 상태일 때 명시역은?

풀이 12-3 1. 정시이므로 원점은 '무한대거리'

근점은 $\frac{1}{10.00\ D} = 0.1\ \text{m}$, 즉 '눈 앞 10 cm'

그러므로, 명시역은 '무한대 ~ 눈 앞 10 cm'이다.

2. S−3.00 D로 교정되는 근시일 때,

원점굴절력 3.00 D $= \frac{1}{\text{원점거리}(m)}$

원점거리 = 0.33 m, 즉 '눈 앞 33.3 cm'

근점굴절력 − 원점굴절력 = 총조절력

근점굴절력 − 3.00 D = 10.00 D

근점굴절력 = 13.00 D

근점거리 $= \frac{1}{13.00\ D}$ = 약 7.7 cm

그러므로, 명시역은 '눈 앞 33.3 cm ~ 7.7 cm'이다.

3. S+3.00 D로 교정되는 원시일 때,

물체 상을 망막에 위치시키기 위해서는 3.00 D의 조절을 사용하므로, 원점거리가 '무한대'일 때 남아 있는 조절력은

10.00 D − 3.00 D = 7.00 D

근점은 남아있는 조절력을 모두 사용하여 볼 수 있는 점이므로,

근점거리 $= \frac{1}{7.00\ D}$ = 0.143 m, 즉 '눈 앞 14.3 cm'

그러므로, 명시역은 '무한대 ~ 눈 앞 14.3 cm'이다.

4 가입도 렌즈의 이해

표 12-1에서처럼 나이가 들어가면 총조절력은 감소하게 된다. 정시를 기준으로 조절력이 감소되어도 원점은 무한대 거리로 변화가 없으나 근점은 눈 앞에서 점점 멀어지게 된다. 조절력 감퇴가 심해지면 독서거리에서 주시물체가 흐려보이게 된다. 대표적으로 노안(presbyopia)이 여기에 속하며, 이 경우 부족한 조절력만큼의 S+( ) D 렌즈를 덧대어 선명한 상을 회복할 수 있다. 굴절이상 교정값에 부가적으로 근거리 조절부족을 보상할 목적으로 사용하는 구면렌즈를 '가입도(addition)'라고 하고, S ± ( ) D ⊃C−( ) D, Ax ( )° / Add. +( ) D로 표기한다. 가입도가 더해진 교정렌즈를 착용하면 명시역이 변화되어 원점거리가 줄어들고, 근점거리는 눈 앞으로 가까워져 독서거리에서 주시물체를 선명하게 볼 수 있게 된다(그림 12-2).

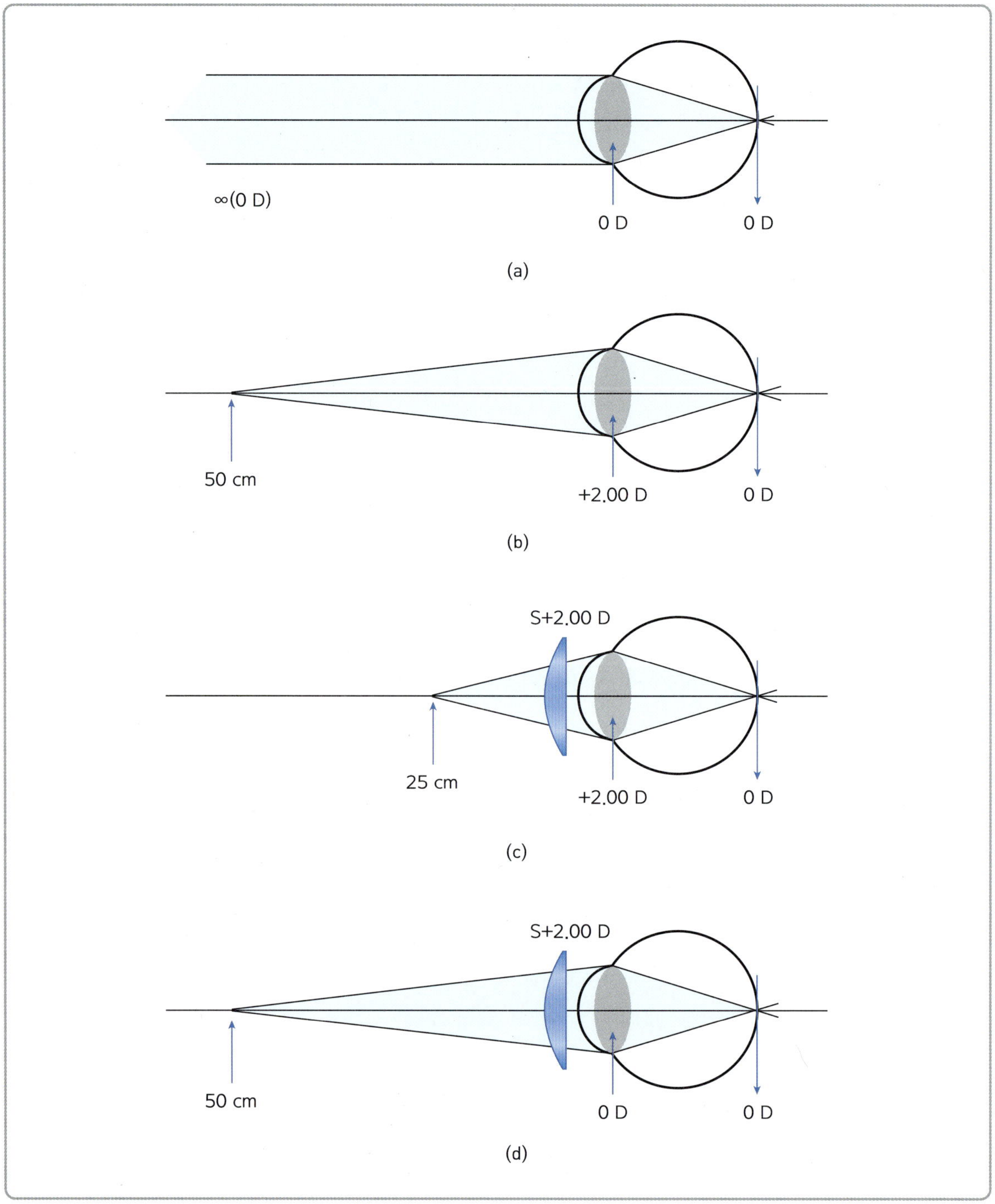

그림 12-2. 총조절력이 2.00 D인 정시의 원점 · 근점거리와 Add +2.00 D를 대었을 때의 원점 · 근점거리. (a) 무조절상태의 정시는 원점거리가 '무한대'이고, (b) +2.00 D 조절했을 때 근점거리는 '눈 앞 50 cm'이다. 여기에 S+2.00 D의 가입도렌즈를 대면 (c) +2.00 D 조절력에 가입도 +2.00가 보태져 +4.00 D의 굴절력 증가로 근점거리는 '눈 앞 25 cm'가 되어 가까워졌지만, (d) 무조절상태가 되어도 +2.00 D의 가입도 굴절력 때문에 원점거리가 '눈 앞 50 cm'가 되어 원점보다 더 먼 거리는 흐리게 보이는 불편함이 생긴다.

가입도렌즈 표기의 해석

가입도렌즈는 S ±( ) D ◯ C−( ) D, Ax ( )° 의 굴절이상 교정값에 Add. +( ) D를 추가적으로 표기한다. 가입도렌즈는 단순히 수정체의 조절이상을 보정하여 근점거리를 확보하기 위해 굴절이상 교정값에 더해주는 값이다. 그러므로 굴절이상(근시, 원시, 난시)의 완전한 교정이 완료된 후에 가입도를 결정해야 한다.
예를 들어, S−2.50 D ◯ C−1.00 D, Ax 90°/Add. +1.50 D 렌즈표기는 흔히 원거리용과 근거리용의 두 가지 렌즈표기를 포함하고 있다.

- 굴절이상교정(원거리용): S−2.50 D ◯ C−1.00 D, Ax 90°
  가입도: S+1.50 D
- 조절이상보정(근거리용): S−1.00 D ◯ C−1.00 D, Ax 90°
  근거리용의 렌즈표기에서 가입도렌즈의 계산은 구면렌즈에만 적용된다.

예제 12-4 총조절력이 3.00 D이고, S+1.00 D로 교정되어야 할 원시이다. 이 눈의 명시역은? 그리고, 이 눈이 '눈 앞 25 cm' 거리의 물체를 선명하게 보기 위한 가입도와 가입도가 더해진 근거리용 렌즈를 착용했을 때의 명시역은?

풀이 12-4

1. S+1.00 D로 교정되어야 할 원시이므로, 망막초점오차를 '0 D'로 조정하기 위해 1.00 D 조절하기 때문에 조절 후 남은 조절력은 2.00 D이 된다. 따라서 명시역은 '무한대∼눈 앞 50 cm'이다.

2. 눈 앞 25 cm 물체를 선명하게 보기 위해 필요한 조절력은
   $\frac{1}{0.25\ m} = 4.00$ D이다.
   필요 조절력 4.00 D − 남은 조절력 2.00 D = 2.00 D
   그러므로, Add. +2.00 D가 필요하다.

3. 가입도가 더해진 렌즈를 착용했을 때,
   원점굴절력 = 근점굴절력 − 총조절력 = 4.00 D − 3.00 D = 1.00 D
   원점거리 = $\frac{1}{1.00\ D}$ = 눈 앞 1 m
   그러므로, 명시역은 '눈 앞 1 m∼25 cm'가 된다.

5 초점심도와 동공크기

보고자 하는 물체를 두 눈의 망막 중심오목에 정확히 유지시켜 선명한 상을 얻기 위해서는 앞서 설명한 조절 외에 눈모음(13강에서 설명)과 축동(miosis) 반응이 필요하다. 축동은 동공이 축소되는 것으로써, 망막의 초점심도를 증가시켜 상의 선명도를 향상시킨다.

초점심도는 카메라의 조리개 크기와 피사체심도의 관계를 통해 보다 쉽게 알 수 있다. 카메라의 초점거리를 피사체에 고정시킨 상태에서 조리개의 직경을 크게할수록 피사체 앞 · 뒤의 물체가 선명하게 보이는 범위가 줄어들고, 반대로 조리개의 직경을 작게할수록 피사체 앞 · 뒤의 물체가 선명하게 보이는 범위가 늘어나게 된다(그림 12-3). 이처럼 피사체 앞 · 뒤의 물체가 선명하게 보이는 범위를 피사체심도라고 하는데, 역으로 눈에서와 같이 주시물체를 선명하게 인식할 수 있는 망막오차 범위를 초점심도라고 한다.

앞서 설명한 바와 같이 눈은 좋은 시력을 얻기 위해 주시, 눈 운동, 그리고 조절작용이 정확히 이루어져야 한다. 이러한 눈의 시력형성과정에서 홍채에 의한 동공크기 변화는 초점심도를 조절하여 시력의 질을 향상시키게 된다. 예를 들어, 먼 거리를 주시하다가 가까운 거리를 주시할 때 일어나는 근접반사(near reflex)를 보면 주시물체가 눈 앞으로 이동해 옴으로써 눈모음운동과 수정체의 조절이 일어나고, 더불어 동공축소가 일어난다. 동공축소는 자율신경의 자극에 의해 유도되는데,

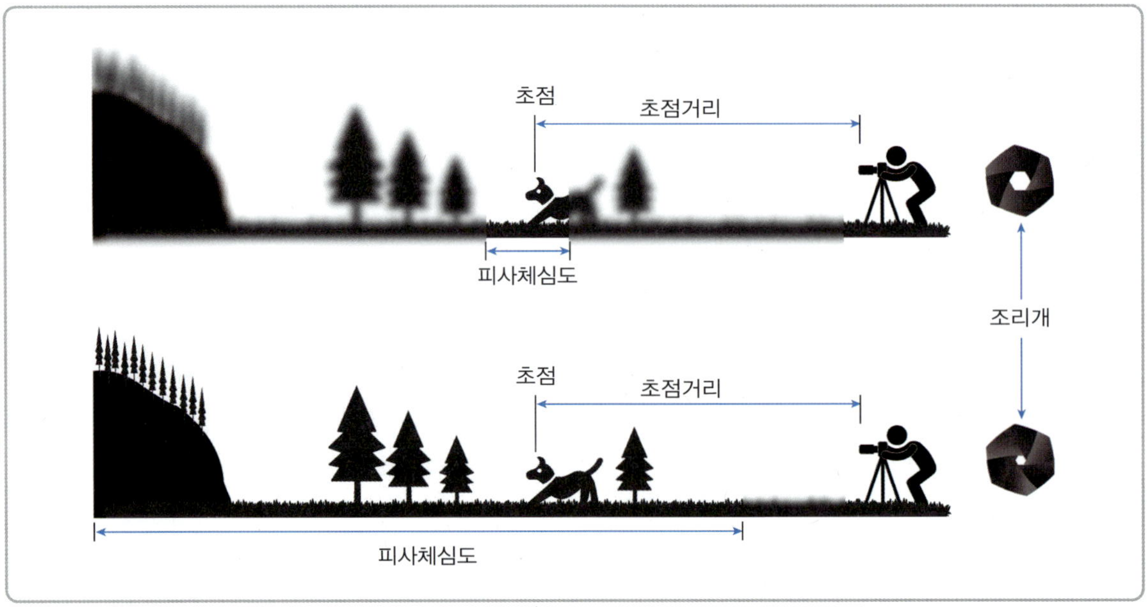

그림 12-3. 카메라 광학계. 동일한 초점거리를 갖도록 렌즈값이 설정된 상태에서 조리개를 조정하여 빛이 들어오는 유효광선의 크기를 줄이면 선명하게 보이는 피사체의 거리범위인 피사체심도는 앞 · 뒤로 증가한다.

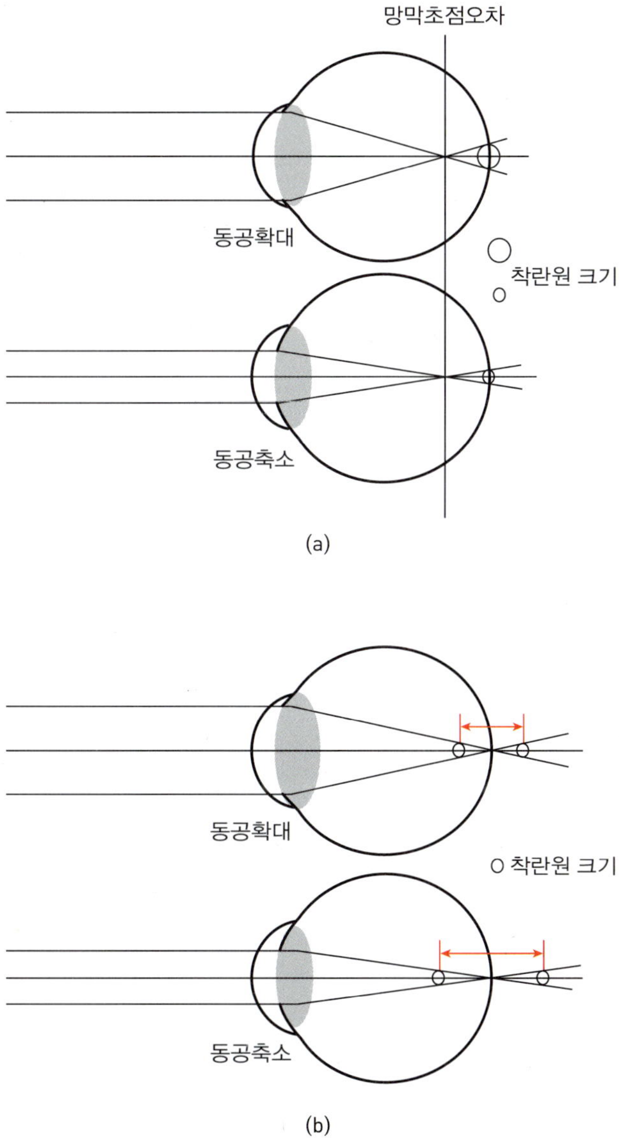

그림 12-4. **동공의 크기와 착란원 크기.** (a) 수정체 조절이 안정적인 상태에서 망막초점오차로 인해 망막상이 착락원으로 맺힐 때, 동공의 크기가 축소되면 망막에 형성된 착란원의 크기가 감소되어 상이 보다 선명해 진다. (b) 그림 12-3에서와 같이 카메라의 조리개 직경을 줄이면 피사체심도가 증가하듯이 동공의 크기가 축소되면 망막으로부터 동일한 선명도를 가진 범위가 더 넓어진다. 즉, 초점심도가 깊어진다.

동공의 크기가 작아짐으로 인해 눈으로 들어오는 유효광선량이 감소하여 눈부심이 감소되고 망막상의 대비도가 향상된다. 또한 초점심도가 증가되어 약간의 망막초점오차가 발생한다 하더라도 시력의 질을 유지할 수 있다(그림 12-4).

용·어·설·명

- **초점심도**(depth of focus): 고정된 광학계에서 초점을 중심으로 상의 선명도가 허용될 수 있는 앞·뒤간 거리 범위

제 13 강 프리즘 렌즈를 이용한 주시선의 정렬

- 한눈운동과 두눈운동
- 동향운동과 이향운동
- 폭주각
- 교차성복시와 비교차성복시
- 프리즘렌즈의 기능

빛이 프리즘렌즈를 통과하면 진행하던 방향이 꺾이게 된다. 마찬가지로 눈 앞에 프리즘렌즈를 대면 시선의 방향도 꺾이게 되는데, 이러한 원리를 이용한 프리즘렌즈 안경은 두 눈의 시선이 어긋나 있는 사시(strabismus)의 교정에 주로 이용된다.

1 물체 주시와 눈 운동

'주시(fixation)'는 시선을 물체 쪽으로 돌려 물체를 정확하게 볼 수 있도록 하는 기능이다. 간략하게 말하면 시선을 물체에 일치시키는 기능이다. 이러한 기능은 굴절이상과 조절을 학습하는 동안 크게 언급하지 않았으나, '보는 것'이 두 눈에 의해 완성되어지기 때문에 두 눈이 하나의 물체를 주시해야 하는 것은 눈의 기능에서 매우 중요하다. 주시에 의해 물체의 상은 망막 중심오목에 맺히게 되는데, 동적시야 환경에서 지속적으로 주시를 유지할 수 있느냐의 여부는 두 눈의 운동에 의해 결정된다. 눈 운동은 안구 바깥에 부착된 6개의 안구근육(외안근, extraocular muscles)에 의해 이루어지며, 뇌신경의 지배를 받는다. 그리고 한 눈이 움직이는 방향은 안구회전점을 중심으로 세 개의 X, Y, Z 축에 의해 구분할 수 있다(그림 13-1). 두눈운동은 크게 동향운동(conjugate movement)과 이향운동(disjunctive movement)으로 나뉜다. 동향운동은 왼쪽보기, 오른쪽보기,

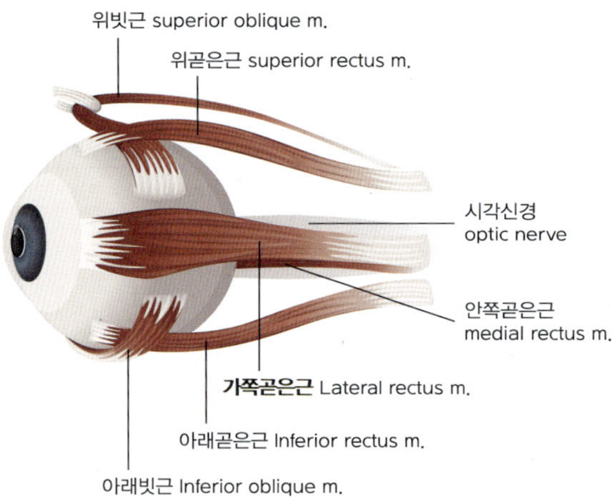

안구근육	1차 작용방향	2차 작용방향	3차 작용방향
안쪽곧은근	모음	–	–
가쪽곧은근	벌림	–	–
위곧은근	올림	안쪽돌림	모음
아래곧은근	내림	바깥쪽돌림	모음
위빗근	안쪽돌림	내림	벌림
아래빗근	바깥쪽돌림	올림	벌림

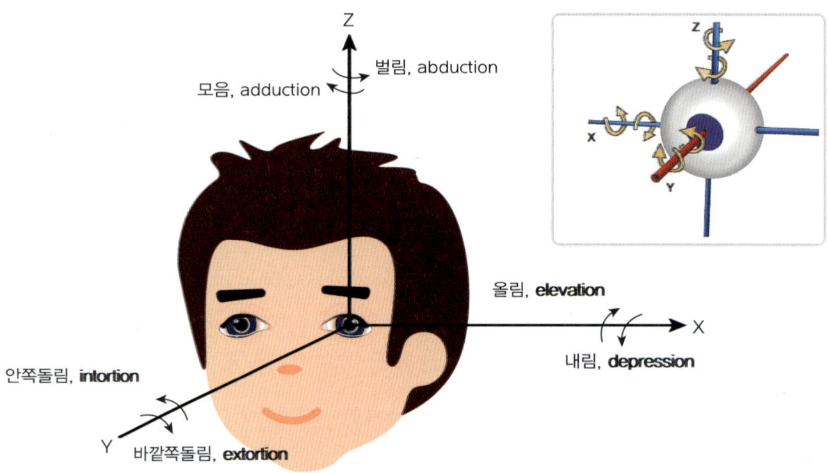

그림 13-1. 안구근육과 눈의 운동방향. 4개의 곧은근(rectus muscles)과 2개의 빗근(oblique muscles)으로 구성되어 있다. 이 근육들의 작용으로 모든 방향으로의 안구운동이 이루어진다. Z축을 기준으로 모음(내전, adduction)과 벌림(외전, abduction), X축을 기준으로 올림(상전, elevation)과 내림(하전, depression), 그리고 Y축을 기준으로 안쪽돌림(내회선, intortion)과 바깥쪽돌림(외회선, extortion)이 일어난다.

아래쪽보기 등 두 눈이 같은 방향으로 움직이는 것이고(그림 13-2), 이향운동은 두 눈이 서로 반대 방향으로 움직이는 것으로써 눈모음(폭주, convergence)과 눈벌림(개산, divergence)이 있다(그림 13-3).

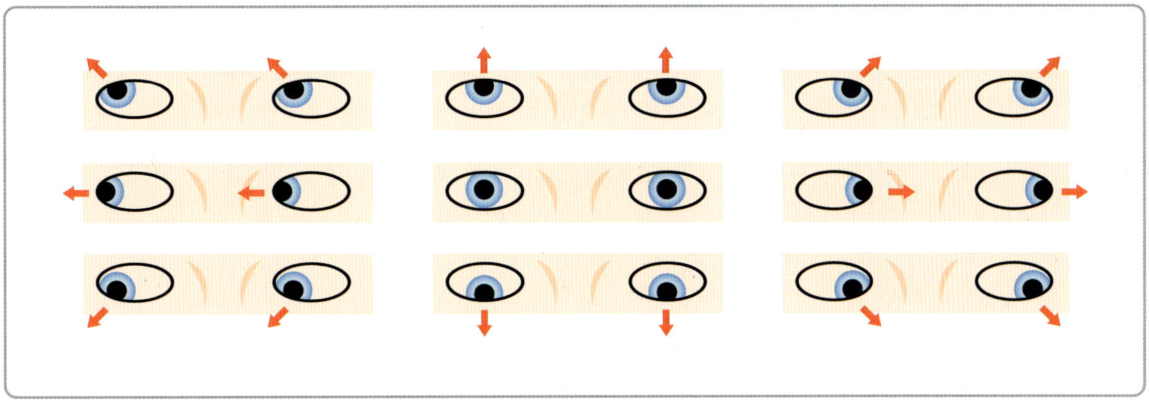

그림 13-2. **두 눈의 동향운동.** 왼쪽, 오른쪽, 위쪽, 아래쪽 등 모든 방향으로 두 눈은 같은 방향으로 움직인다.

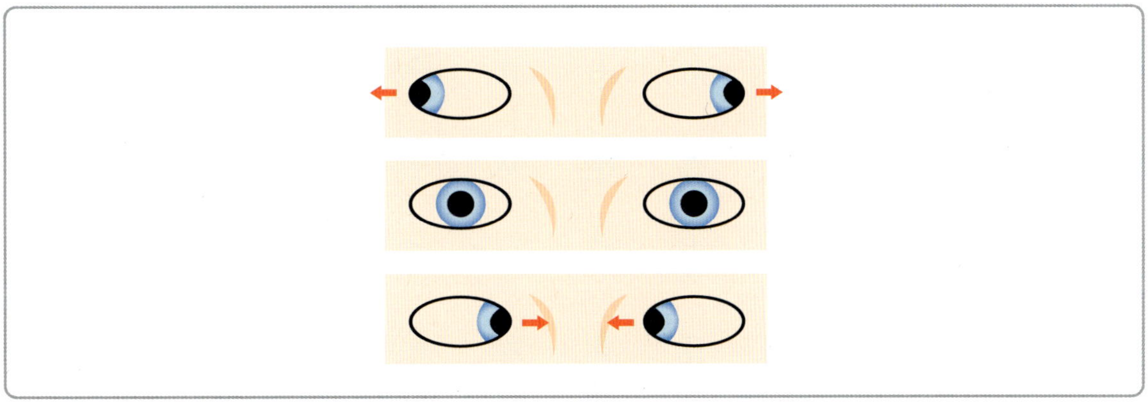

그림 13-3. **두 눈의 이향운동.** 두 눈이 서로 반대방향으로 움직인다. 각각의 귀쪽으로 움직이는 눈벌림과 코쪽으로 움직이는 눈모음이 있다.

2 조절과 연동되는 눈모음운동

조절은 물체버전스가 바뀔 때마다 망막초점오차를 조정하기 위해 작용하는 눈의 생리적 기능이다. 조절은 목표로 하는 물체에 주시가 이루어진 후에 작용하는 기능이므로 조절 이전에 두 눈의 주시를 유지하기 위해 따라보기(추적운동, pursuit eye movement)와 함께 물체의 위치에 따라 '눈모음(폭주)'이나 '눈벌림(개산)' 기능이 수행되어야 한다. 물체가 눈 앞으로 가까워질수록 물체버전스가 증가하기 때문에 눈모음량과 조절량은 비례적으로 증가한다. 따라서, 두 눈이 물체를 올바르게 인식하기 위해서는 물체거리에 맞는 조화로운 눈모음운동과 조절작용이 계속적으로 이루어져야 한다. 그래야만 주시물체는 망막 중심오목에 선명한 상을 지속적으로 유지할 수 있다.

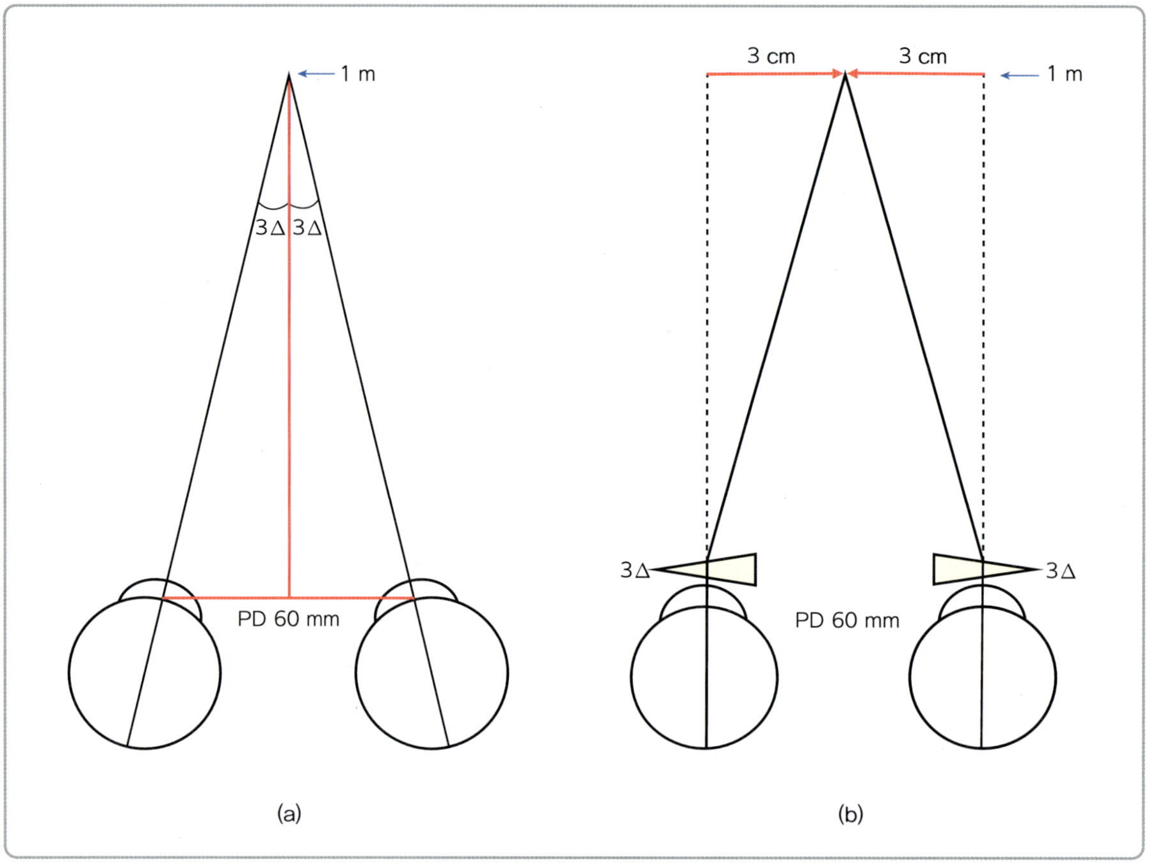

그림 13-4. 미터각과 프리즘디옵터. (a)와 같이 PD가 60 ㎜ 두 눈이 1 m 앞 물체를 주시하고 있을 때 눈모음량은 1/1 m=1 MA이고, 프리즘디옵터는 1 MA × 6 ㎝ = 6 △이다. 이 눈모음량은 (b)와 같이 두 눈이 무한거리의 정면을 주시하고 있는 상태에서 각각의 눈 앞에 3 △ BI 렌즈를 댄 것과 동일하다. 즉, 눈 앞에 3 △ BI 렌즈를 대면 주시거리 1 m 지점에서 주시선은 코쪽으로 3 ㎝씩 이동되어 두 눈의 주시선이 교차하게 된다.

이 때, 눈모음량은 미터각(meter angle, MA)이나 프리즘디옵터(△)로 나타낼 수 있다(그림 13-4). 미터각은 주시하고 있는 물체의 거리(m)에 대한 역수로 표시한다.

$$\text{미터각(MA)} = \frac{1}{\text{물체거리(m)}}$$

그러나, 주시하는 물체의 거리가 동일하다 하더라도 개인마다 고유의 동공중심간거리(interpupillary distance, PD)를 갖고 있어서(그림 13-5) 반응하는 실제 눈모음량은 다를 수 있다. 개인의 PD를 고려한 눈모음량은 프리즘디옵터로 계산할 수 있다.

$$\text{프리즘디옵터}(\triangle) = \text{MA} \times \text{PD(cm)}$$

따라서, 물체의 거리가 동일할 때 동공중심간거리가 클수록 눈모음량은 더 많이 요구된다. 더불어 두 눈이 융합이 가능한 채로 눈모음을 최대로 가까이 할 수 있는 거리를 눈모음근점(폭주근점, near point of convergence, NPC)이라고 한다.

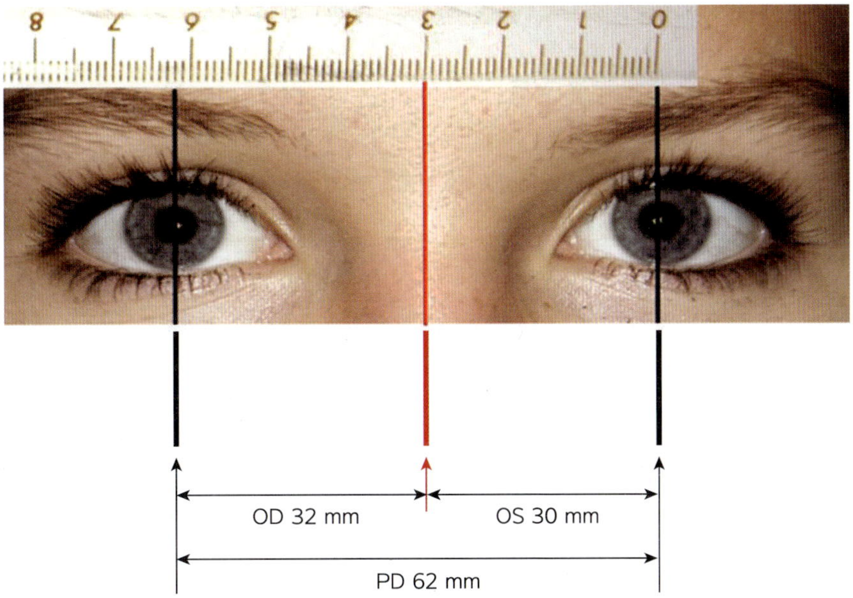

그림 13-5. 동공중심간거리의 측정. PD는 동공중심간거리를 말하며, OD (oculus dexter, right eye)와 OS (oculus sinister, left eye)는 단안을 의미한다.

예제 13-1 동공중심간거리가 65 mm이고, 눈 앞 33.3 cm 앞을 주시할 때 눈모음량은?

풀이 13-1 주시거리가 눈 앞 33.3 cm이므로

눈모음량(MA) $= \dfrac{1}{0.33m} = 3$ MA

눈모음량(△) = 3 MA × 6.5 cm = 19.5 △

3 주시 불일치에 의한 복시와 프리즘렌즈의 이해

조절이 적절하지 못하면 물체의 상 흐림을 발생시키지만, 두 눈의 주시점이 일치하지 않으면 두 눈의 망막 상은 하나로 융합되지 못하고 주시물체가 두 개로 보이는 복시(diplopia)가 발생한다. 복시는 크게 생리적복시와 사시성복시(편위성복시)로 나눌 수 있는데, 생리적복시는 두 눈이 주시하고 있는 물체보다 멀거나 가까이 있는 물체는 흐린 상태의 복시로 나타나는 현상이다. 그리고 사시성복시는 안구근육의 마비로 인해 한 눈의 주시선이 주시물체를 향하지 못하고 한쪽으로 편위되어 복시가 나타나는 현상이다. 두 눈의 주시선이 어긋나 있을 때 ( )△의 프리즘렌즈를 사용하여 주시선의 방향을 교정할 수 있으며, 교정렌즈는 S±( ) D⊃C−( ) D, Ax ( )°⊃( ) △, ( )°로 표기한다. 이 때 프리즘렌즈는 굴절이상 교정렌즈에 프리즘렌즈를 덧댄 것으로써, 반드시 그림 5-4를 기준으로 기저방향을 표시해야 한다. 이 프리즘렌즈의 기저방향은 굴절이상 교정을 위한 원주렌즈의 축방향과는 무관하다.

프리즘을 착용했을 때의 상의 인식

주시선은 프리즘의 기저방향으로 꺾여 진행하기 때문에 주시물체의 위치는 변하지 않았지만 프리즘을 덧대기 전과 비교하여 상대적으로 물체가 위쪽으로 이동한 것처럼 인식된다.

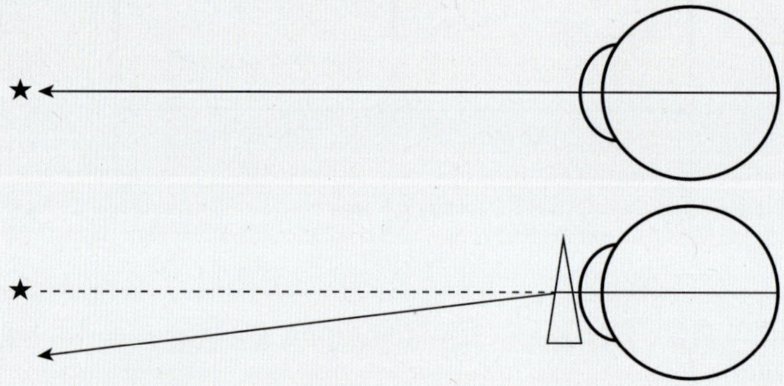

마비된 안구근육으로 인해 주시선이 코쪽으로 편위된 것을 내사시(esotropia), 귀쪽으로 편위된 것을 외사시(exotropia), 위쪽으로 편위된 것을 상사시(hypertropia), 그리고 아래쪽으로 편위된 것을 하사시(hypotropia)라고 한다.

내사시에서 나타나는 복시를 비교차성복시(uncrossed diplopia) 혹은 동측성복시(homonymous diplopia)라 하고, 외사시에서 나타나는 복시를 교차성복시(crossed diplopia) 혹은 대측성복시(heteronymous diplopia)라고 한다. 이 때 편위된 주시선을 정위로 교정하기 위해서 내사시의 경우 BO 방향의 프리즘렌즈를 사용하고, 외사시의 경우 BI 방향의 프리즘렌즈를 사용할 수 있다(그림 13-6, 7).

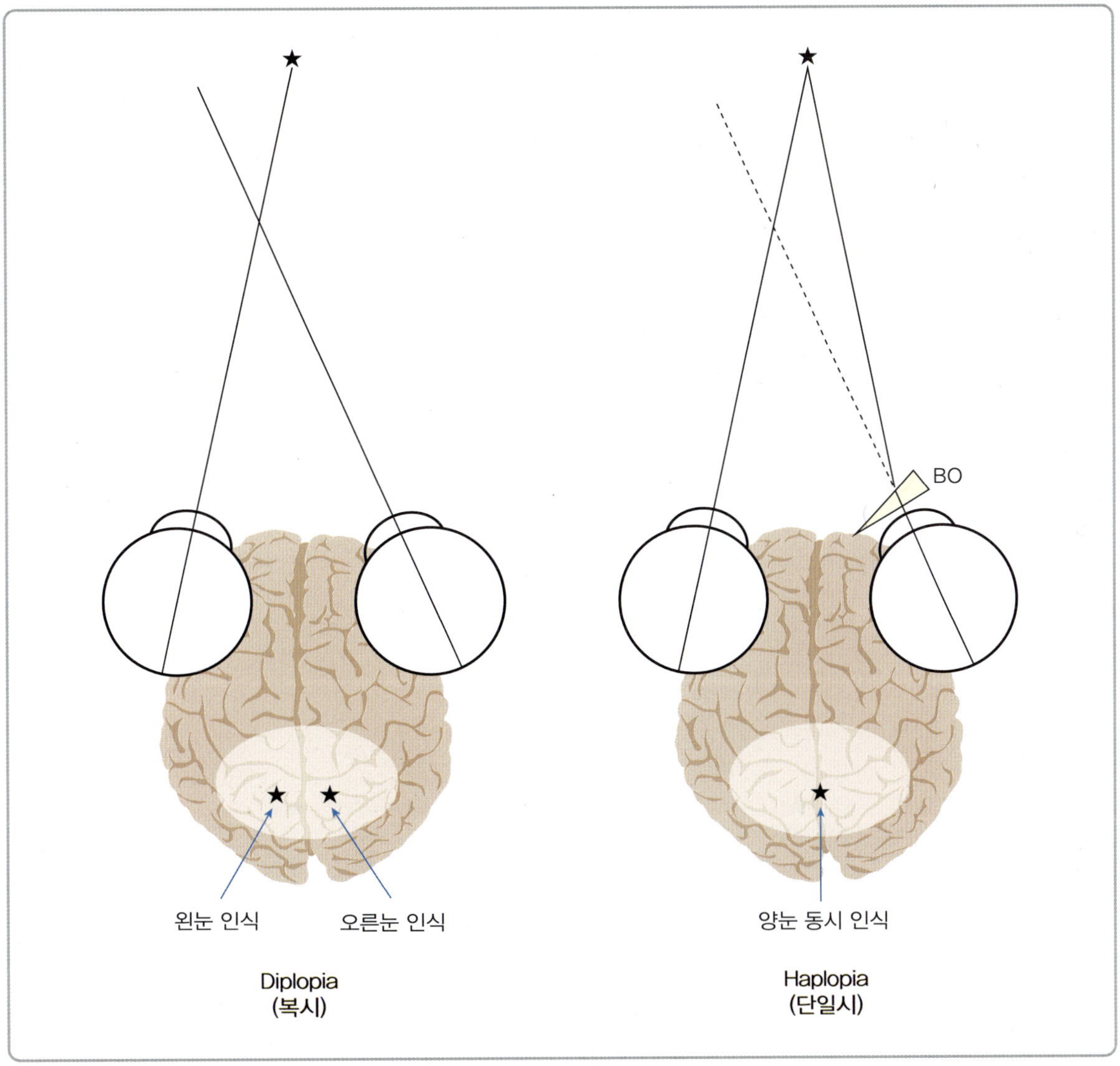

그림 13-6. 내사시일 때 보이는 비교차성복시. 오른눈의 주시선이 코쪽으로 편위되어 물체와 망막 중심오목을 연결하지 못한다. 이 때 물체는 두 개로 보이게 되는데, 오른눈의 주시선을 기준으로 물체는 상대적으로 오른쪽에 있는 것처럼 인식된다. 이것을 '비교차성복시'라고 하며, 프리즘렌즈의 기저를 귀쪽으로 하여 오른눈의 주시선을 물체쪽으로 바꾸어줄 수 있다.

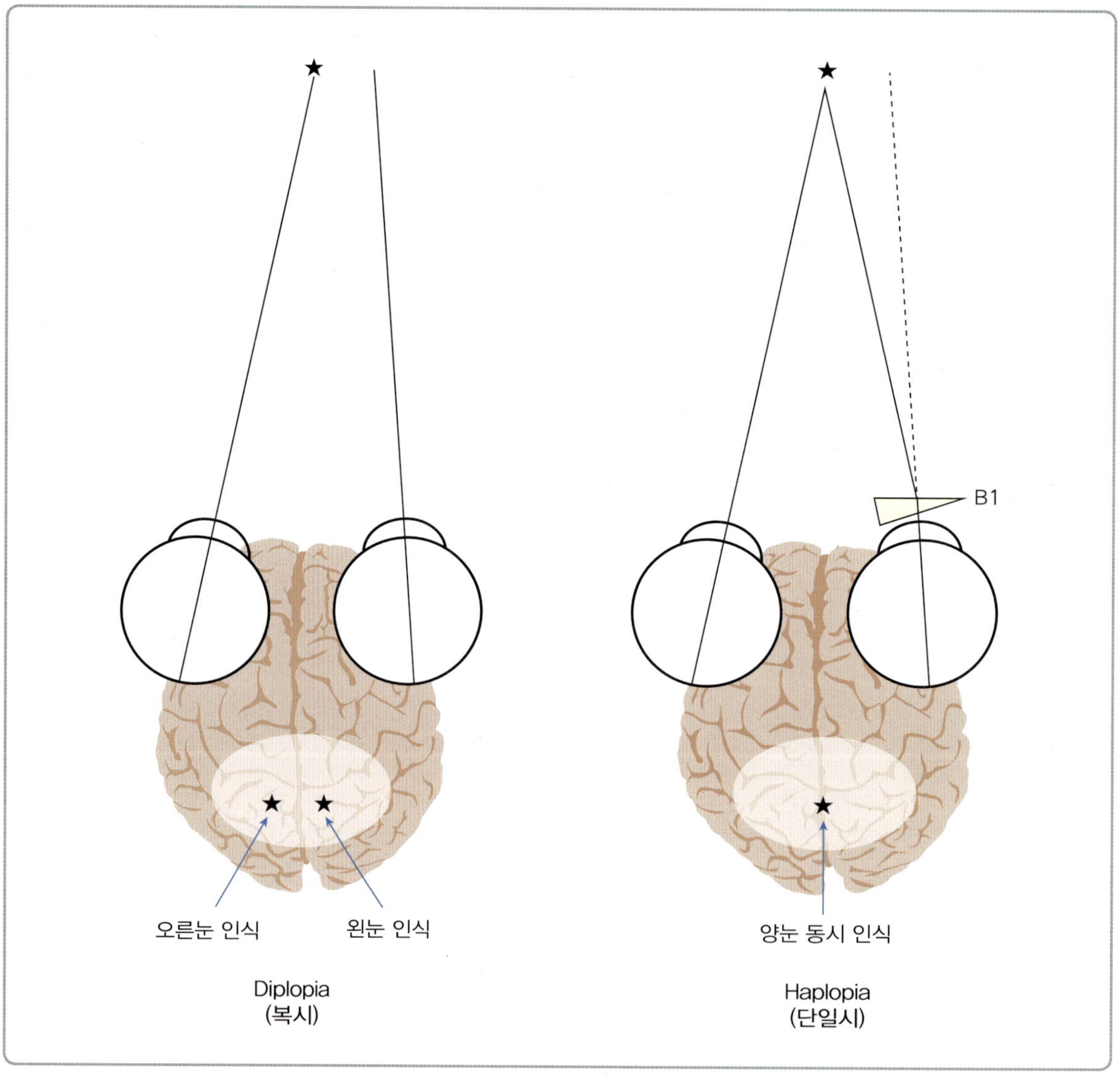

그림 13-7. 외사시일 때 보이는 교차성복시. 오른눈의 주시선이 귀쪽으로 편위되어 물체와 망막 중심오목을 연결하지 못한다. 이 때 물체는 두 개로 보이게 되는데, 오른눈의 주시선을 기준으로 물체는 상대적으로 왼쪽에 있는 것처럼 인식된다. 이것을 '교차성복시'라고 하며, 프리즘렌즈의 기저를 코쪽으로 하여 오른눈의 주시선을 물체쪽으로 바꾸어줄 수 있다.

예제 13-2 두 눈이 한 물체(★)를 주시하고 있을 때 그 보다 좀 더 가까이에 위치한 또 다른 물체(♠)는 두 개로 보인다. 이 때 두 개로 보이는 현상은 교차성복시인가? 비교차성복시인가?

풀이 13-2 시각 환경은 다음과 같은 상태에 놓여 있다.

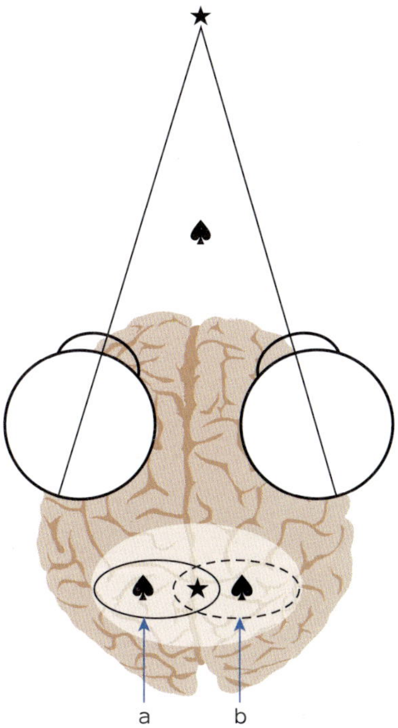

이럴 경우 실제 물체 상은 '♠ ★ ♠'과 같이 인식된다. 두 눈이 '★'을 주시하고 있기 때문에 '♠'는 주시가 어긋날 수 밖에 없는 생리적 상태에 놓여 있다. 따라서, 오른눈은 '★'을 주시하고 있는 상태에서 '♠'는 상대적으로 왼쪽에 있다고 인식되어 'a'의 시야를 가지며, 왼눈은 이와 반대로 'b'의 시야를 가진다. 그러므로, 주시점보다 더 가까운 거리에 위치한 물체는 주시하는 눈과 인식하는 물체의 방향이 서로 반대인 교차성복시를 일으킨다.

제 14 강 물체 상의 인식과 두눈보기

- 시각의 의미
- 시각경로
- 입체시
- 부동시와 부등상시
- 약시
- 저시력

시각(vision)은 특수화된 감각기능으로써 안구에서부터 대뇌에 이르는 시각경로를 통해 완성된다. 따라서 눈광학계가 정시로 교정되었다 하더라도 눈 기능의 문제, 결상 정보를 전달하고 인식하는 신경조직의 문제, 혹은 두 눈의 불균형과 같은 문제는 시각의 질에 심각한 문제를 일으킨다.

1 눈의 기능

눈의 기능이 무엇이냐고 묻는다면 사람들은 대개 '보는 것'이라고 말 할 것이다. 그렇다면 '본다'라는 실질적인 의미는 무엇일까? 그것은 눈이 최초 물체를 주시하는 것에서부터 시작하여 물체의 상이 형성되고, 그 정보들이 복잡한 시각경로를 통해 대뇌에 전달되어 융합되고 인식되는 모든 과정을 말하는 것이다. 그 결과로 '시력(visual acuity)'이 형성된다. 그렇다면 좋은 시력을 형성하기 위해서 눈이 하는 역할은 무엇인가? 눈은 목표로 하는 물체에 시선을 일치시키고, 물체가 움직이기라도 하면 일치된 시선을 유지하면서 계속 따라보기를 해야 하며, 그와 동시에 물체의 상이 선명하게 맺히도록 끊임없이 초점조정을 해야 한다. 결과적으로 눈이 물체를 잘 따라가지 못하거나 정확한 초점 상을 맺지 못하게 되면 볼 수 없거나 부실한 정보가 그대로 뇌에 전달될 것이다. 결국

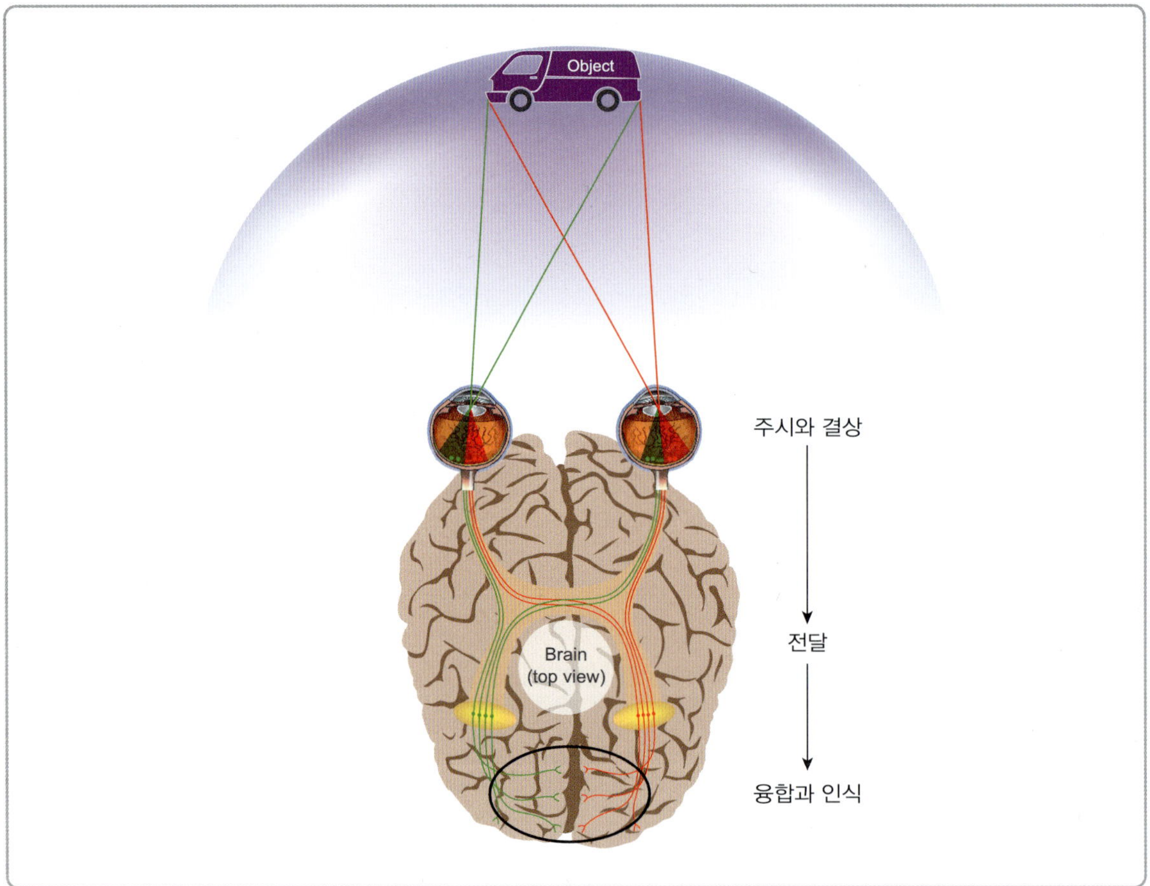

그림 14-1. 시각인식의 흐름도

'보는 것'은 주시로부터 시작하여 결상, 융합, 그리고 인식에 이르기까지 눈, 눈 부속기, 시각경로, 그리고 대뇌 시각영역을 모두 포함하는 기능을 의미한다(그림 14−1).

용·어·설·명

- **주시(fixation)**: 눈이 주어진 물체를 똑바로 응시하여 물체의 상이 망막의 중심오목에 맺히도록 하는 것
- **융합(fusion)**: 일반적으로 감각융합(sensory fusion)을 말하며, 각 눈의 망막에 맺힌 상이 하나로 인식되도록 합성하거나 통합시키는 신경작용

2 눈광학계의 특성

칠흙같은 어둠 속에서 우리의 시야에는 아무 것도 보이지 않는다. 빛이 점점 밝아짐에 따라 주변

의 물체들은 서서히 보이게 되는데, 그것은 물체에서 반사된 빛이 눈으로 들어와 굴절하여 초점을 맺기 때문이다. 이 때 눈으로 들어온 광선을 유효광선속이라고 하며, 광선속의 종류에는 발산광선속, 평행광선속, 수렴광선속이 있다.

유효광선속은 눈으로 들어와 굴절계를 거쳐 결상계에 이르게 된다. 굴절계는 각막, 방수, 수정체, 그리고 유리체로 이루어지며, 이 네 굴절매체를 차례로 통과한 후 얻어진 굴절값을 눈굴절력이라고 한다. 하지만 간략하게 눈의 굴절계는 각막과 수정체로 나뉘고, 원점과 근점을 번갈아 주시할 때 각막은 굴절력이 변하지 않으나 수정체는 굴절력이 변하게 된다. 다시 말하면 눈굴절계는 비조절성렌즈인 각막과 조절성렌즈인 수정체로 구분하며, 각막과 수정체의 합성된 눈굴절계는 구면렌즈와 원주렌즈로 합성된 하나의 토릭렌즈로 생각할 수 있다.

눈의 결상계는 망막을 말한다. 망막에는 광수용기인 원뿔세포와 막대세포가 있어서 명소시와 암소시를 담당한다. 결상계의 특징으로는 주시하는 물체의 거리가 다르다 하더라도 모형안 기준 안구축 길이는 24 mm로 일정하기 때문에 상초점거리는 변하지 않는다는 것이다. 즉, 안구의 크기는 사람마다 정해져 있어서 눈의 굴절계를 거쳐 초점을 맺는 망막까지의 거리는 고정되어 있기 때문에, 망막의 상이 선명하든가 흐리든가 하는 것은 굴절계의 상태에 달려 있다.

3 망막의 결상과 정보의 전달

망막은 1층의 색소세포층과 신경세포 네트워크로 구성된 9층의 신경세포층으로 이루어져 있고, 광수용세포(photoreceptor cell)인 원뿔세포(cone cell)와 막대세포(rod cell)에 의해 눈으로 들어온 빛을 수용하여 물체의 형태, 색상, 명암, 움직임 등의 정보를 뇌로 전달한다. 망막의 중심오목에는 원뿔세포들이 집중되어 있어서 명소시를 담당하며, 색각에 민감하고, 중심시력을 형성한다. 막대세포는 중심오목 외 지역에 분포되어 있어서 암소시를 담당하며, 움직임과 빛에 대한 감수성이 높아 야간시력과 주변시력을 형성한다. 광수용세포에 의한 결상정보는 두극세포(bipolar cell)와 신경절세포(ganglia cell)를 차례로 거쳐 시각신경으로 전달된다. 눈을 빠져나온 시각신경은 시각경로를 따라 뇌의 뒤통수엽 시각영역에 이르고, 전달된 신호에 의해 물체의 상을 인식하게 된다(그림 14−2).

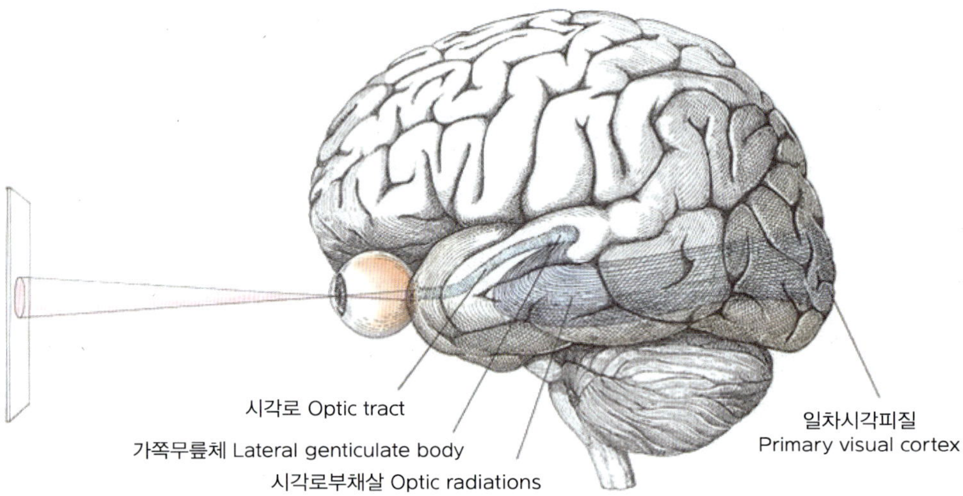

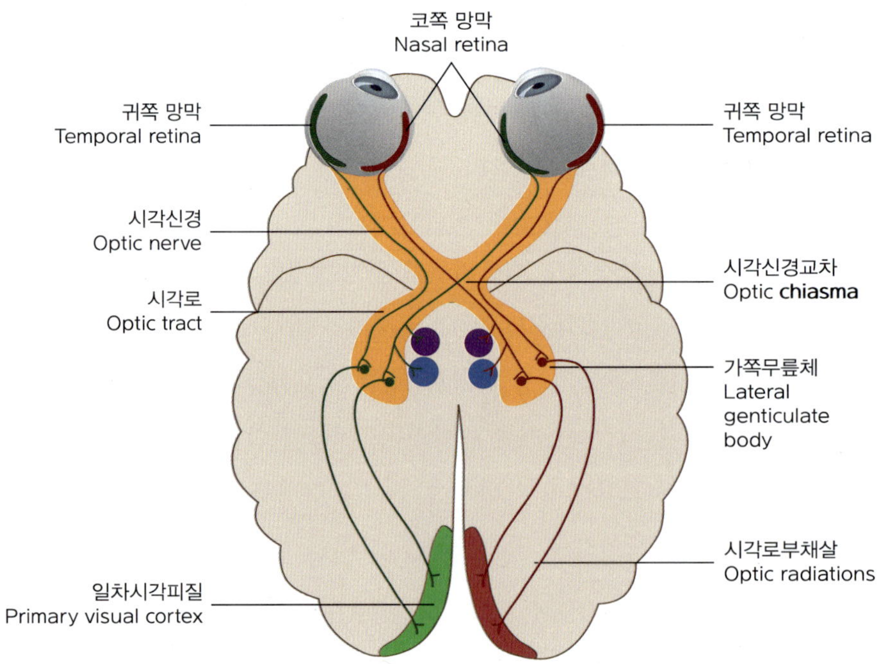

그림 14-2. **시각정보의 전달경로.** 망막의 결상정보는 시각신경→시각신경교차→시각로→가쪽무릎체→시각로부채살→대뇌피질 뒤통수엽 일차시각피질의 경로를 거쳐 물체의 상을 인식하게 된다.

4 물체 상 인식의 이해

망막으로부터 시각경로를 통해 전달된 정보는 왼눈과 오른눈의 신호로 분리되어 있어서 정확한 상 인식을 위해서는 융합의 단계를 거쳐야 한다. 각각의 망막에 맺힌 상을 하나로 통합하는 과정은 신경작용에 의해 이루어지는데, 이것을 감각융합(sensory fusion)이라고 한다. 정상적인 두눈보기(binocular vision, 양안시)에서는 망막 상이 중심부에 있든 주변부에 있든 좌 · 우 망막의 대응부위가 자극될 때 융합이 나타난다(그림 14-3). 그리고 분리된 두 망막의 대응부위에 주시물체가 상을 맺기 위해서는 대응부위에 상을 맺을 때까지 눈모음 등의 운동융합(motor fusion)이 필요하다. 성공적인 융합은 심도지각(depth perception, 거리감) 능력을 향상시켜 입체시(stereopsis)를 완성시키게 되지만, 융합이 실패하면 한눈보기(monocular vision, 단안시) 상태가 되어 시각의 불편함을 겪게 된다. 융합의 실패는 두 눈의 주시가 일치하지 않는 경우, 시력불균형으로 인해 두 눈의 상 선명도 차이가 큰 경우, 혹은 상의 크기차이가 너무 큰 경우일 때 나타난다.

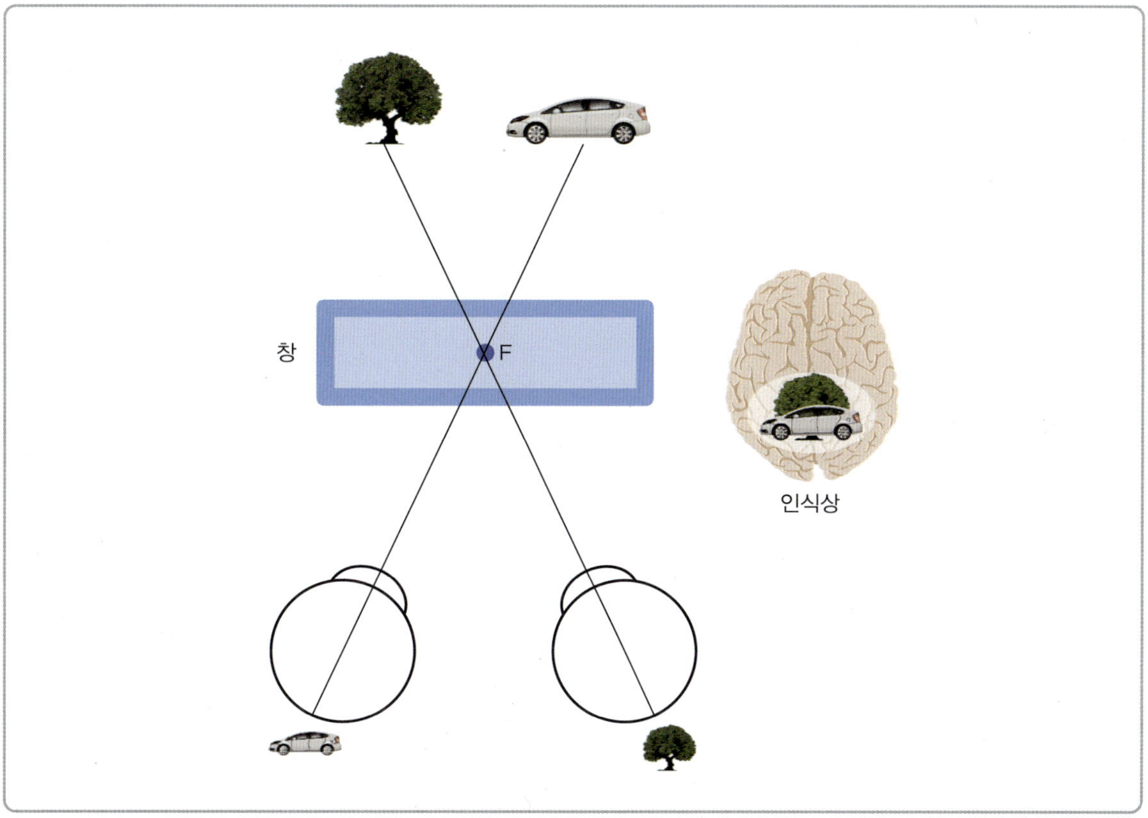

그림 14-3. 헤링의 창 실험. 얼굴의 정중선 상에 놓인 점(F)을 주시하고 있는 상태에서 각 눈의 주시선 상에 놓인 물체는 각각 중심오목에 상을 형성하여 겹쳐진 상으로 인식된다. 양 눈의 주시선은 정중선 방향과 일치하지 않지만 이 '인식상'은 양안 주시방향인 얼굴의 정중선 상에 위치하는 것으로 인식된다.

손바닥 위의 구멍

두 눈을 뜬 상태로 오른 눈은 관을 통해 보고 왼 눈은 손바닥으로 가리면 손바닥 위에 구멍이 나 있는 것처럼 인식된다.

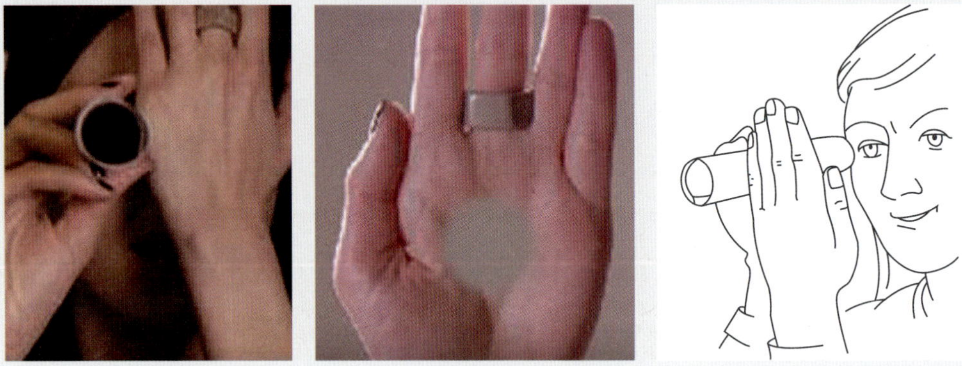

용·어·설·명

- 심도지각(depth perception): 거리감. 주시자와 물체까지의 절대거리나 물체와 물체간의 상대거리를 인지하는 것. 한눈보기에서도 이와 같은 인지단서가 존재하지만, 심도지각은 두 눈에 결상되는 망막부의 오차, 즉 망막시차(retinal disparity)에 의해 물체의 겹침, 상대위치, 상대크기, 선형투시, 경사도, 공간투시, 운동시차 등에 대한 감수성이 정밀해진다.
- 입체시(stereosis): 두눈보기 상태에서 얻어지는 망막시차를 기초로 하여 주시자로부터 물체의 상대적인 거리를 인식하는 것

5 부동시와 부등상시

부동시(anisometropia)는 두 눈의 굴절상태가 달라서 한쪽 눈이 다른쪽 눈과 비교하여 굴절력이 다른 교정렌즈가 필요한 상태를 말하는데, 통상 교정렌즈값의 차이가 2.00 D 이상인 경우이다. 굴절이상이 있는 경우 교정렌즈를 착용하면 안경배율에 의해 망막 상의 크기가 달라지게 된다. (+)구면렌즈를 착용하면 망막 상 크기는 증가하고, 렌즈의 굴절력이 증가할수록 상 크기 비율도 증가한다. (−)구면렌즈를 착용하면 이와 반대로 굴절력이 증가할수록 망막 상 크기는 비례적으로 감소한다. 부동시에서와 같이 두 눈에 착용한 교정렌즈 굴절력 차이가 2.00 D 이상이면 두 망막 상의 크기는 차이가 나서 융합에 실패할 확률이 높아진다. 이렇게 부동시를 안경렌즈로 교정함으로써 망막 상 크기가 달라지는 것을 부등상시(aniseikonia)라고 한다. 부등상시에는 렌즈

두께를 조절하여 안경배율을 증가시킨 사이즈렌즈(size lens, 등상렌즈)를 사용하거나 콘택트렌즈를 사용하여 증상을 완화할 수 있다.

6 억제와 약시

사시(strabismus), 눈모음부족(convergence insufficiency), 부등상시와 같은 두눈보기의 장애 증상이 있을 때, 이를 제거하기 위한 뇌의 잠재적인 적응현상으로 한 눈 억제(suppression)가 나타난다. 구체적으로 뇌는 두 눈 중 한 눈의 상을 부분적으로 무시하거나 전적으로 무시함으로써 복시를 제거할 수 있다. 그러나 억제에 의해 무시된 눈은 약시(amblyopia)로 진행하게 된다.

억제는 두눈보기에서 각 눈에 맺힌 다른 망막 상들이 교대로 인식되는 양안투쟁(binocular rivalry)의 결과로 결정되며, 이 때 한 눈의 억제현상이 일어나지 않는다면 융합에 의한 단일시(single vision)가 완성된다.

용·어·설·명

- **약시(amblyopia)**: 약시는 눈과 뇌가 서로 원활한 교통이 이루어지지 않아 발생하는 시력장애. 뇌가 한 눈을 선호하는 한편, 다른 한 눈은 무시해 버린다. 이로 인해 지극히 정상적으로 보이는 한 눈의 시력이 감퇴하게 되는 것을 말한다. 약시로 인해 한 눈의 부분적 실명이나 완전한 실명이 나타날 수 있다.
  약시는 크게 사시약시(strabismus amblyopia), 굴절이상약시(refractive amblyopia), 굴절부등약시(anisometropic amblyopia), 폐용약시(deprivation or occlusion amblyopia)가 있다.
- **양안투쟁(binocular rivalry)**: 각 눈에 맺힌 물체의 다른 상들이 교대로 지각되는 시각인식의 현상. 이러한 현상으로 양안단일시와 입체시 과정에서 한 눈의 다른 상 자극이 망막대응 부위에 결상될 때 시각적 혼란이 나타나지만, 양안 시력이 정상인 경우에는 비록 두 눈이 다른 망막 상들을 맺는다하더라도 안정된 시각을 유지한다.

7 저시력

저시력(low vision)은 심각한 시력손상이 있는 상태로 안경, 콘택트렌즈, 약물, 외과적 수술로도 완전히 교정되지 않는 눈을 말한다. 통상 매우 저하된 시력이나 결손된 시야로 인해 일상 활동에 어려움을 겪게 된다. 저시력의 경우 우선적으로 완벽한 시력검사가 이루어져야 하며, 시력이 상실되지 않도록 조치하는 것이 중요하다. 저시력자들에 대한 교정은 남아 있는 시력을 최대한 활용하여 독립적으로 생활할 수 있도록 하는데 목적을 두어야 한다. 따라서 저시력자들의 일상생활과 그

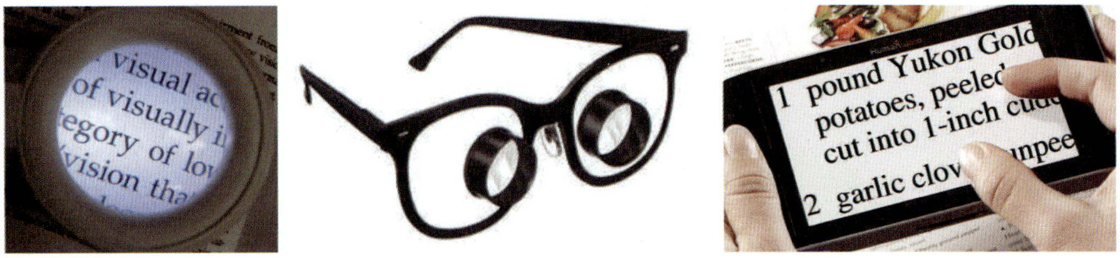

그림 14-4. 저시력 보조도구

들이 요구하는 사항이 무엇인지를 정확히 파악하는 것이 중요하다.

저시력 보조장치로는 조명이 장착된 휴대용 돋보기, 디지털 돋보기, 망원경, 대비감도를 높이는 특수안경, 오디오 녹음물 등과 같은 광학적 도구나 비광학적 도구가 사용된다(그림 14-4). 뿐만 아니라 성공적인 교정에 이르기 위해서는 도구의 사용과 함께 적응을 위한 재활과정이 함께 이루어져야 한다.

제 15 강 안광학기기의 종류와 기능

- 시험렌즈와 시험테
- 포롭터
- 각막곡률계
- 자동굴절검사기
- 검영기
- 렌즈미터

눈의 굴절상태와 기능적 상태를 검사하고, 교정안경을 제작하기 위해서는 안광학기기의 사용이 필수적이다. 표 15-1에서와 같이 눈 검사와 안경 조제 및 가공에 필요한 기기의 종류는 다양하다. 본 강에서는 대표적인 몇 가지 기기의 사용목적과 그 기능에 대하여 간략하게 소개하겠다.

표 15-1. 눈 검사와 조제가공에 사용되는 안광학기기

눈 검사에 사용되는 기기	조제 및 가공에 사용되는 기기
• 시험테(trial frame) • 시험렌즈세트(trial lens set) • 자동굴절검사기(auto-refractometer) • 포롭터(phoropter) • 펜라이트(pen light) • 유니트와 의자(unit & chair) • 검영기(retinoscope) • 시야계(perimeter) • 각막곡률계(keratometer) • 각막지형도(topography) • 틈새현미경(slit lamp) • 안압계(tonometer) • 버튼램프(burton lamp) • 동공거리측정계(PD meter) • 검안경(ophthalmoscope) • 대약시경(major amblyoscope) • 시시력표(visual acuity chart)	• 렌즈미터(lensmeter) • 수동옥습기(manual edger) • 자동옥습기(auto edger) • 자동형판제작기(pattern maker) • 플라스틱 형판(plastic pattern) • 중심축출기(lay outer) • 가열기(frame heater) • 초음파세척기(ultrasonic cleaner) • 역산각 기기(groover) • 광택기(buffer) • 무테용 전동드릴(motor drill) • 왜곡검사기(strain tester) • 염색기(dyeing machine) • 커브게이지(lens measure) • 두께게이지(thickness measure)

1 시험렌즈세트와 시험테

시험렌즈세트(trial lens set)는 눈 검사에 필요한 다양한 렌즈가 조합되어 있는 검사용 렌즈세트이다. 시험테(trial frame)는 시험렌즈를 장착하는 안경테이며, 동공간거리 및 정점간거리의 조정 등 여러 광학적인 요소를 쉽게 조정할 수 있도록 되어 있다. 시험렌즈세트와 시험테를 이용하여 굴절검사, 눈 기능검사, 그리고 착용검사 등 다양한 검사를 수행할 수 있다.

용·어·설·명

- 착용검사(test of glasses wear): 자각적굴절검사로 측정한 교정굴절력값을 시험테에 장착하여 위화감이나 불편함의 여부를 확인하는 과정으로써, 최종교정값을 결정하기 위한 필수적인 예비과정이다.

1-1. 시험렌즈세트의 구성

시험렌즈세트에는 크게 구면렌즈, 원주렌즈, 프리즘렌즈, 그리고 보조렌즈로 구성되어 있다(그림 15-1).

구면렌즈의 경우 (+)구면렌즈와 (−)구면렌즈로 구분되며, 대개 ±0.25 D ~ ±20.00 D의 렌즈들이 0.25 D 간격으로 구성되어 있다. 원주렌즈도 (+)원주렌즈와 (−)원주렌즈로 나뉘며, 0.25 D 간격의 ±0.25 D ~ ±6.00 D의 렌즈들로 구성되어 있다. 원주렌즈에는 축 방향을 가리키는 눈금방향이 표시되어 있다(그림 15-2).

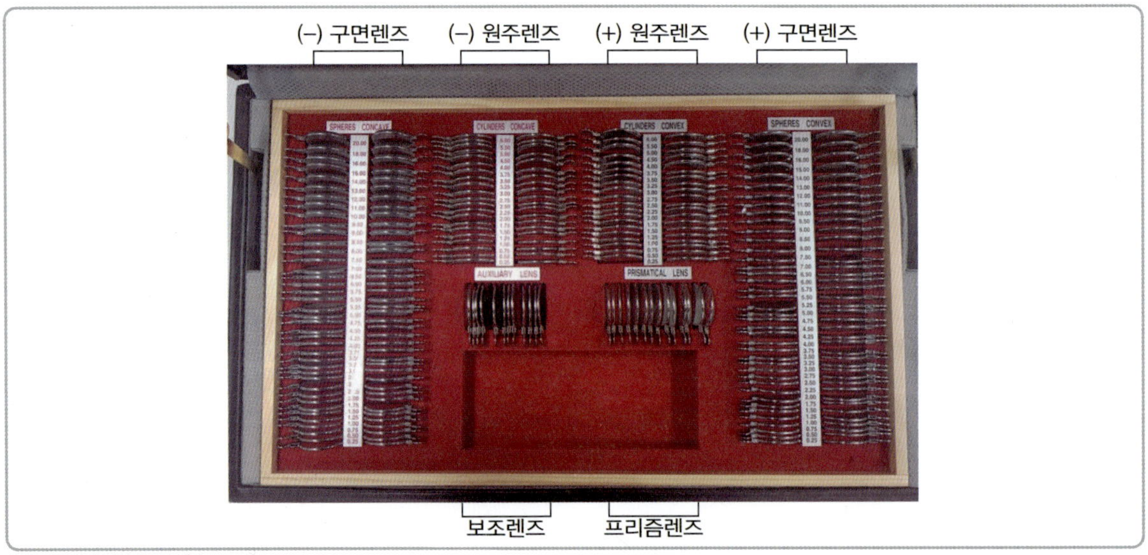

그림 15-1. 시험렌즈세트의 구성

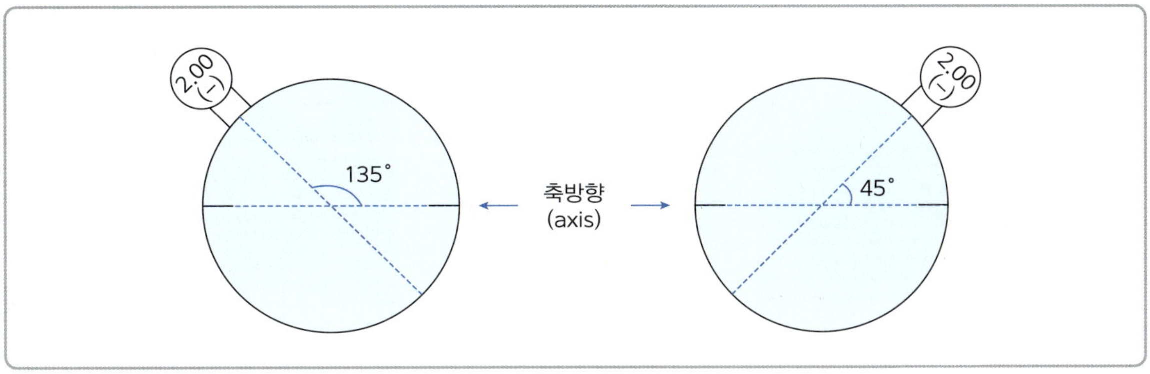

그림 15-2. 시험렌즈세트 내 원주렌즈의 형상

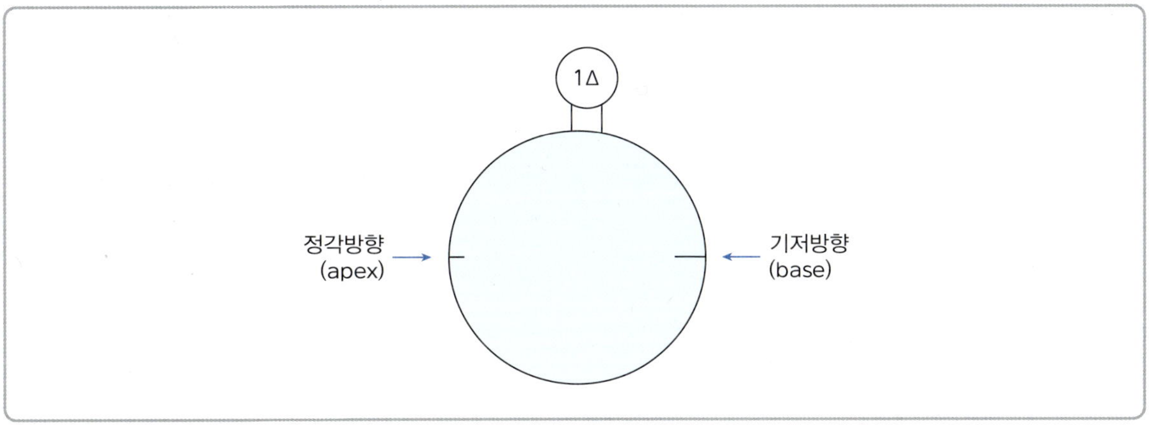

그림 15-3. 시험렌즈세트 내 프리즘렌즈의 형상

프리즘렌즈는 보통 10 △ 정도까지 구성되어 있으며, 프리즘렌즈의 기저방향은 긴 눈금방향, 정각방향은 짧은 눈금으로 표시되어 있다(그림 15-3). 이 외에도 시험렌즈세트에는 다른 검사에 필요한 보조렌즈들이 구비되어 있다. 보조렌즈의 종류로는 차폐판, 핀홀판, 열공판, 적녹렌즈, 편광렌즈, 마독스봉 등이 포함되어 있다(그림 15-4).

1-2. 시험테

시험테(trial frame)는 피검자가 착용하는 안경테로써 검사를 실시하기 위해 필요한 시험렌즈를 쉽게 장착 · 교체 가능하고, 동공중심간거리 및 정점간거리 조정, 그리고 난시축의 방향 조정도 용이하게 되어 있다(그림 15-5). 그림 15-6에 시험테의 각부명칭을 표시하였다.

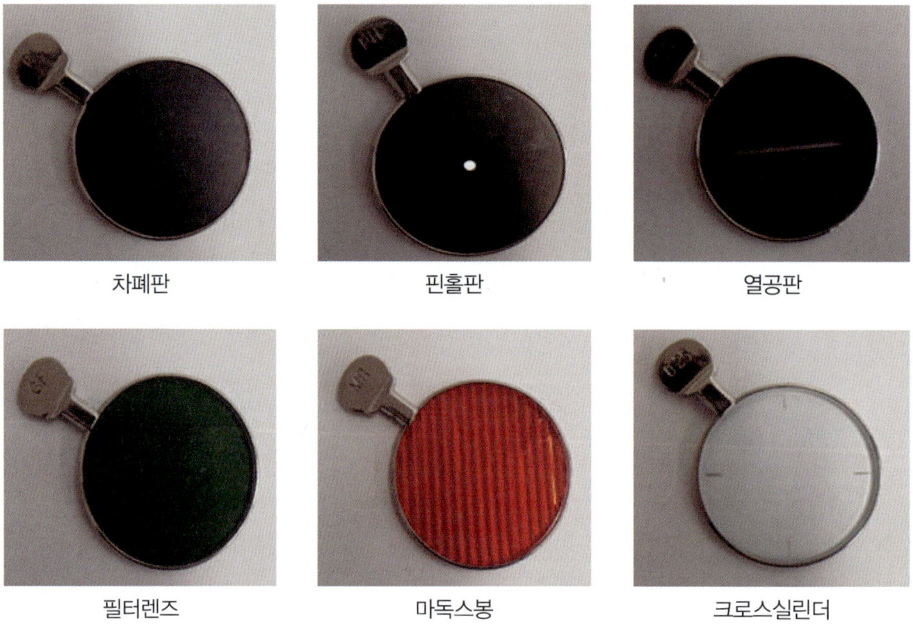

그림 15-4. 시험렌즈세트 내 보조렌즈의 구성

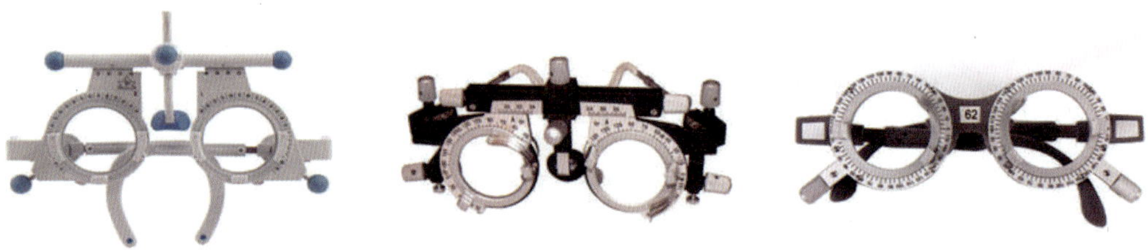

그림 15-5. 다양한 종류의 시험테

2 포롭터

포롭터(phoropter)는 굴절이상도의 측정, 노안가입도 측정, 사위검사, 조절과 폭주기능 측정 등 눈에 대한 전반적인 검사를 할 수 있도록 제작한 기기이다. 앞서 소개한 시험렌즈세트에 구성되어 있는 렌즈들을 기계적으로 사용이 용이하도록 조합해 놓은 것으로 검사자가 쉽게 렌즈를 덧댈 수 있도록 제작되어 있다. 안경사의 주요 직무가 비정시 교정을 위한 굴절검사라고 할 때, 포롭터는 안경사가 사용하는 가장 핵심적인 기기라고 해도 과언이 아니다. 포롭터의 종류로는 수동포롭터와

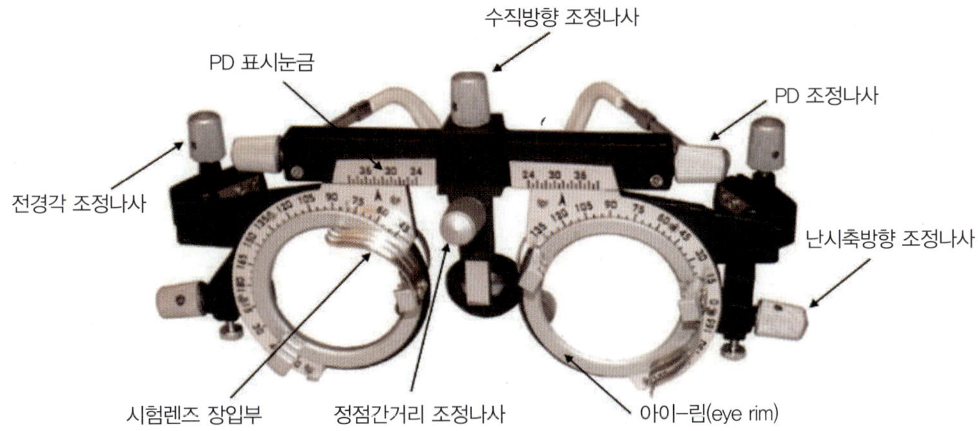

그림 15-6. 시험테의 각 부 명칭

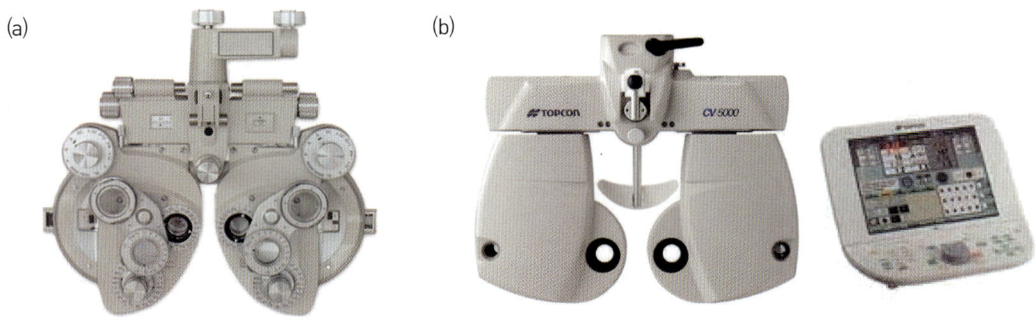

그림 15-7. 수동포롭터(a)와 자동포롭터(b)

자동포롭터로 나뉜다(그림 15-7). 자동포롭터의 내부 구조는 수동에 기본을 두고 있지만, 컨트롤러(controller)가 따로 구성되어 있어서 버튼을 작동시켜 렌즈들을 제어하는 방식이다. 그림 15-8에 수동포롭터의 각부 명칭을 표시하였다.

포롭터의 구면렌즈는 −20.00~+20.00 D의 렌즈가 0.25 D 간격으로 구성되어 있고, 원주렌즈는 0.00 D에서 6.00 D 범위로 (−)원주렌즈만으로 구성되어 있는 것이 일반적이다. 로터리 프리즘은 한쪽 눈에 0~20 △ 범위의 base up 및 base down, base in 및 base out 효과를 줄 수 있도록 고안된 장치로 장입위치에 따라 프리즘 굴절력과 기저방향을 다르게 설정할 수 있다. 시험테-시험렌즈를 사용하는 검사와 포롭터를 사용하는 검사간의 장단점을 표 15-2에 정리하였다.

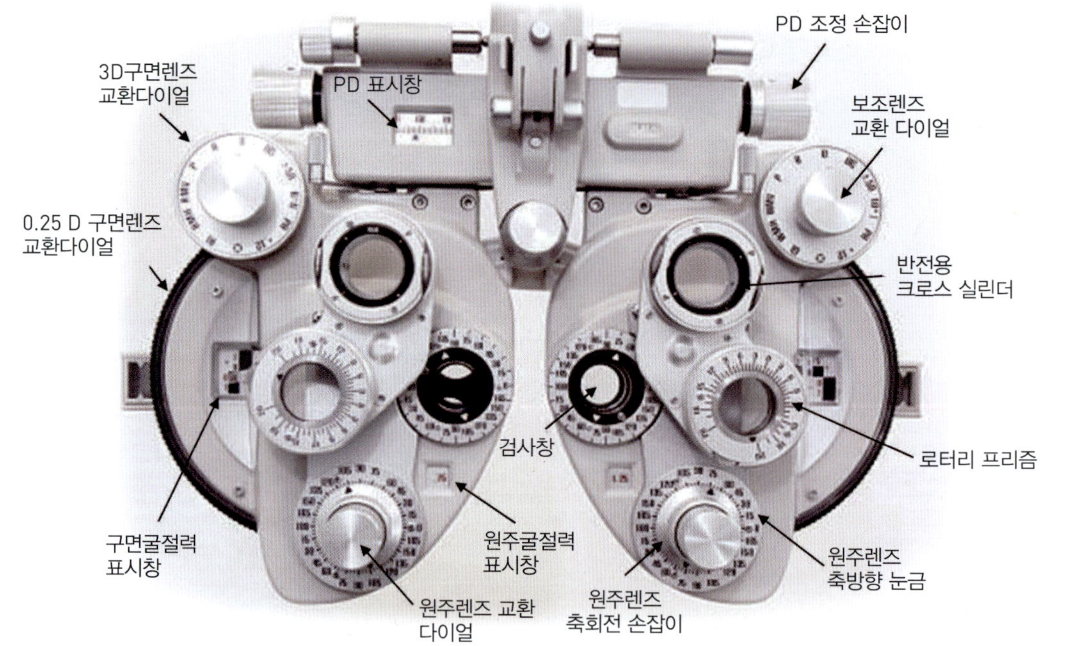

그림 15-8. 수동포롭터의 각 부 명칭

표 15-2. 포롭터와 시험테-시험렌즈를 사용하는 검사간의 장단점

사용기기	장점	단점
포롭터	• 렌즈 교체가 용이하여 시간단축 • 난시축 정확하게 검사가능 • 0.25 D씩 연속적으로 부가하는 검사 용이 • 렌즈교환이 빨라 전 · 후 비교검사 용이 • 로터리 프리즘 및 크로스 실린더 가입 용이 • 보조렌즈 사용 편리	• 렌즈 직경이 작아 시야 좁음 • 어린이의 경우 포롭터 뒤쪽에 장시간 앉아 있기 어려움 • 착용검사 불가 • 얼굴과 포롭터 간의 수평 및 수직 오차 발생가능
시험테와 시험렌즈	• 렌즈 직경이 크므로 시야 넓음 • 피검자의 눈동자 관찰 가능 • 실제 장용검사 가능 • 얼굴기울임이 있는 경우 습관적인 자세에서 검사 가능	• 빠른 렌즈교체 불리 • 0.25 D씩 연속적으로 부가하는 검사 불가능 • 측정시간 지연

3 각막곡률계

각막곡률계(keratometer)는 각막전면의 곡률과 각막의 굴절력을 측정하는 타각적굴절검사기기의 일종이다. 각막곡률계의 외관과 각부명칭은 그림 15-9에 표시하였다.

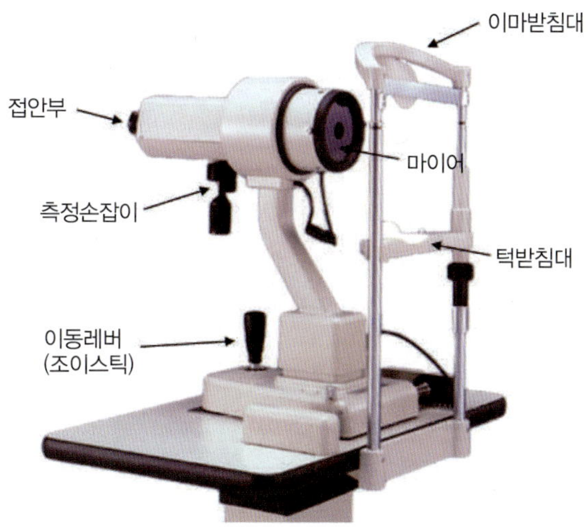

그림 15-9. 각막곡률계의 각부 명칭

각막곡률계는 콘택트렌즈의 착용율이 증가하면서 베이스커브를 결정하기 위한 중요한 측정기기로 그 필요성이 증대되고 있다. 표 15-3에 각막곡률계의 다양한 기능을 정리하였다.

표 15-3. 각막곡률계의 측정요소와 평가요소

측정요소	평가가능 요소
• 각막전면의 곡률반경 • 각막난시도 • 각막난시의 주경선의 방향 • 콘택트렌즈의 전, 후면 곡률반경 측정(별도 장치 부착)	• 굴절성, 축성 굴절이상의 구별 • 원추각막, 백내장 수술 후 각막의 상태 평가 • 콘택트렌즈 착용 후 추적검사 • 각막교정수술 등 각막 수술 후 각막의 안정성 평가 • 각막 표면의 눈물상태 및 요철 정도 파악

각막은 외부의 빛이 눈으로 입사될 때 가장 먼저 접하는 부분이며, 눈에 입사된 광선을 가장 크게 굴절시키는 부분이기도 하다. 각막의 굴절력은 각막의 굴절률과 곡률반경에 의해 결정된다. 각막의 굴절률은 고유값으로 모든 사람이 동일하지만 곡률반경은 사람마다 다르다. 따라서 각막의 굴절력은 각막의 곡률반경에 의해 결정되며 각막의 곡률반경이 작을수록 각막의 굴절력은 증가하고 클수록 감소한다. 각막굴절력은 다음의 계산식에 의해 계산할 수 있다.

각막 굴절력 계산식

$$각막\ 굴절력(D) = \frac{(n-1) \times 1000}{각막\ 곡률반경(mm)}$$

(n=각막의 굴절률 1.376)

예제 15-1 각막곡률계 측정값이 다음과 같을 때 각막난시 값은?

수평방향곡률반경 8.15 mm, 46.13 D @ 180,

약주경선=편평한(flat) K값=r1

수직방향곡률반경 7.65 mm, 49.15 D @ 90,

강주경선=가파른(steep) K값=r2

풀이 15-1 수평방향=[(1.376−1) × 1000] ÷ 8.15=376 ÷ 8.15 ≒ 46.13 D

수직방향=[(1.376−1) × 1000] ÷ 7.65=376 ÷ 7.65 ≒ 49.15 D

각막 난시량은 (−)원주렌즈로 표기하고, 축방향(Ax)은 약주경선방향이다. 약주경선은 두 주경선 가운데 굴절력이 약한 경선(곡률반경이 큰 경선)을 말한다. 따라서 각막난시는 C−3.02 D, Ax 180이 된다.

4 자동굴절검사기

자동굴절검사기(auto−refractometer: AR)는 눈의 굴절이상도를 타각적으로 측정하는 기기이다. 자동굴절검사기 내에는 조절력 개입을 최소화하여 정확한 굴절이상도를 측정하기 위한 자동운무시스템(auto−fogging system)이 존재하며, 이를 통해 정적굴절상태에서 원점의 위치를 기계적으로 측정하는 것이다. 비교적 간단한 조작방법으로 수초 내에 피검자의 굴절이상도를 측정할 수 있어 우리나라 안경원 현장에서 사용빈도가 매우 높다. 최근 기술의 발전으로 자동굴절검사기는 피검자의 굴절이상도 뿐만 아니라 각막의 곡률반경, 동공중심간거리, 동공크기, 각막지형(각막형상 mapping) 등을 측정할 수도 있다. 자동굴절검사기는 주시 시표에 따라 폐쇄형주시 자동굴절검사기(closed field type AR, 그림 15−10)와 개방형 주시 자동굴절검사기(open field type AR, 그림 15−11)로 나눌 수 있다.

최근 자동굴절검사기의 굴절이상도 측정은 정확도가 상당히 향상되었다고 하지만 일부 측정상 오차가 크게 날 경우가 있음을 항상 주지해야 한다. 따라서 자동굴절검사기의 측정값은 굴절검사를 위한 참고값으로 활용해야 하고, 최종 교정값은 안경사가 실시하는 자각적굴절검사 결과를 통

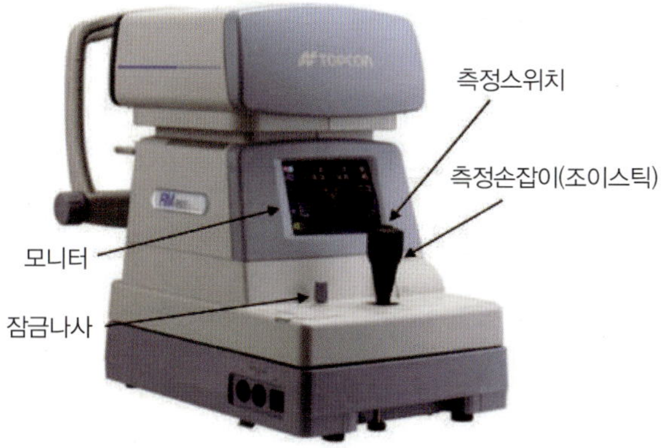

폐쇄형주시 자동굴절검사기 외관

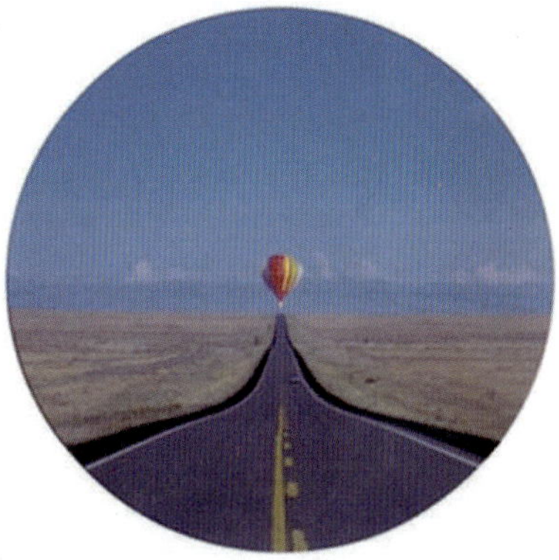

폐쇄형주시 자동굴절검사기 내부 주시타깃

그림 15-10. 폐쇄형 자동굴절검사기. 폐쇄형주시 자동굴절검사기는 기기 내부에 시표가 있는데도 가상의 먼 풍경 이미지를 구현하여 마치 멀리 떨어져 물체를 보게 되는 효과를 주어 조절휴지상태를 유도한다.

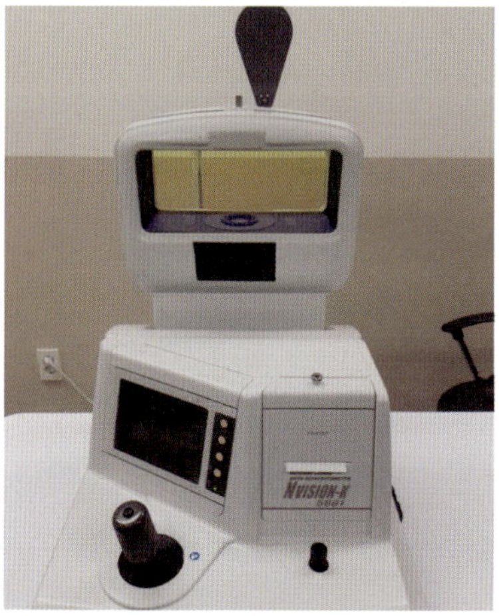

개방형주시 자동굴절검사기 외관

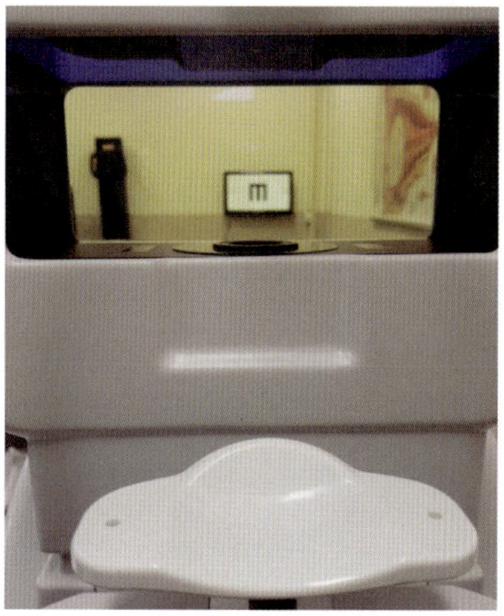

개방형주시 자동굴절검사기 주시타깃

그림 15-11. 개방형 자동굴절검사기. 폐쇄형 주시 자동굴절검사기기와 가장 큰 차이점은 실제 자연시 상태에서 주시 시표를 응시한 상태에서 굴절이상도를 측정한다는 점이다.

해 결정해야 할 것이다. 자동굴절검사기의 측정한 결과표는 그림 15-12와 같다.

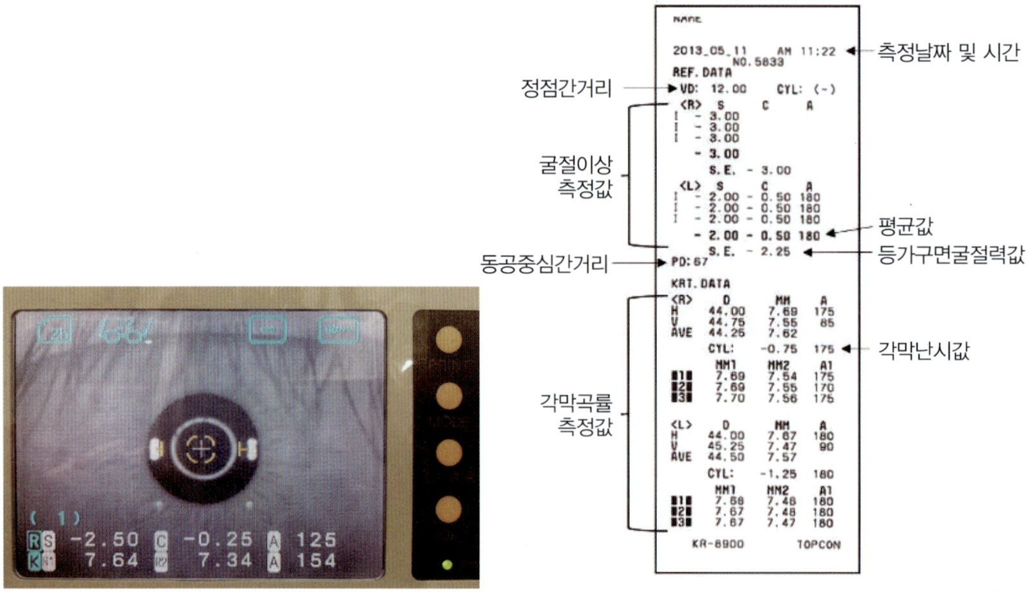

자동굴절검사기의 측정 모니터

출력결과표

그림 15-12. 자동굴절검사기의 결과해석

5 검영기

검영법(retinoscopy)이란 피검자의 눈에 광선을 입사시킨 다음, 망막에서 반사되어 나오는 반사광의 특성을 검사자가 판단하여 굴절이상도를 측정하는 타각적 굴절검사방법이다. 검영기(retinoscope)를 사용하여 검사하며, 형태에 따라 선조명 검영기(streak retinoscope)와 점조명 검영기(spot retinoscope)로 분류한다(그림 15-13). 선조명 검영기는 선조광이 직선 형태이기 때문에 점조명 검영기에 비해 난시축을 정확하고 쉽게 찾을 수 있어서 현재는 거의 대부분 선조명 검영기를 사용하고 있으며, 선조명 검영기의 형상과 각부명칭은 그림 15-14에 표시하였다.

검영기는 크게 관찰계와 조명계로 구성되어 있고, 조명계는 집광렌즈와 광원으로 이루어져 있다. 검영기에 출사하는 광선의 형태는 검영기 내부에 있는 집광렌즈와 광원과의 거리를 조정하여 발산광선, 수렴광선, 평행광선으로 변화를 줄 수 있다.

검영법은 검영기의 내부에서 나오는 빛을 피검자의 눈에 비추면 검사자는 관찰구를 통해 피검자의 망막에서 반사되어 나오는 빛을 관찰하게 된다. 검영법은 자동굴절검사기기를 이용한 타각적굴

선조명 검영기		점조명 검영기	
검영기 형상	반사광 형태	검영기 형상	반사광 형태
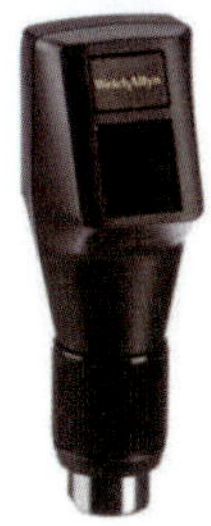	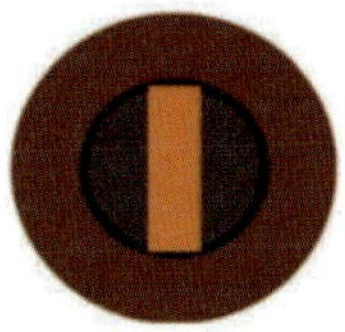	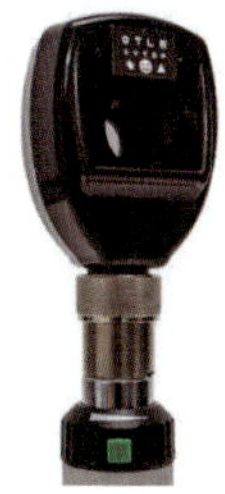	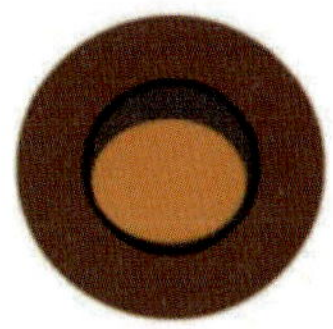

그림 15-13. **검영기에 종류에 따른 반사광.** 선조명 검영기의 빛띠는 직선 형태(streak)이고, 점조명 검영기의 빛띠는 점(spot) 형태이다.

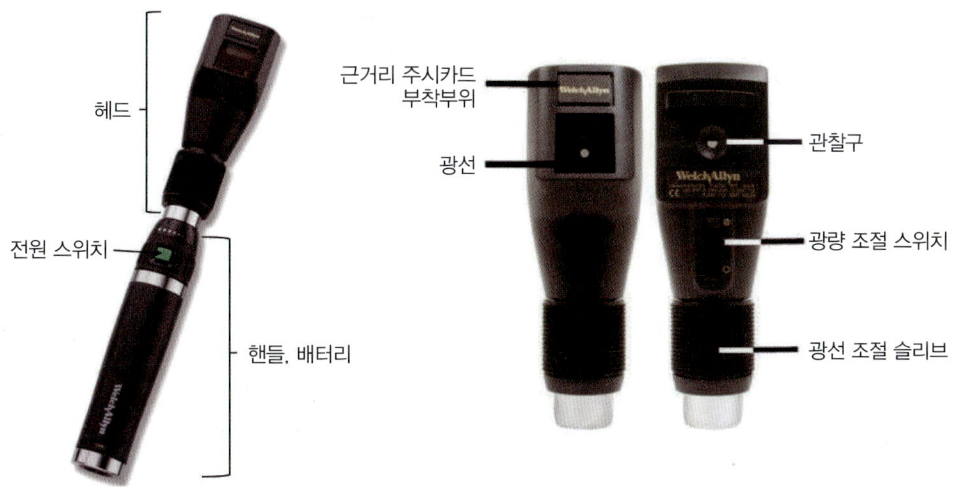

그림 15-14. 검영기의 구성과 각부명칭

절검사보다 비용이 매우 저렴하고 휴대성이 좋아서 검영기만으로 간단하게 굴절이상도를 측정할 수 있다.

또한 조절반응상태와 노안가입도를 결정할 수 있으며, 부정난시와 원추각막과 같은 각막의 요철이나 백내장과 같은 눈 속 매질의 혼탁 등 시력에 영향을 주는 주요 정보들도 얻을 수 있다.

6 렌즈미터

렌즈미터(lensmeter)는 흔히 도수라고 불리는 렌즈의 굴절력, 즉 안경렌즈와 콘택트렌즈의 상측 정점굴절력을 측정하는 기기이다. 망원경식 렌즈미터로 불리는 수동렌즈미터와 투영식 렌즈미터로 불리는 자동렌즈미터로 구분된다(그림 15-15).

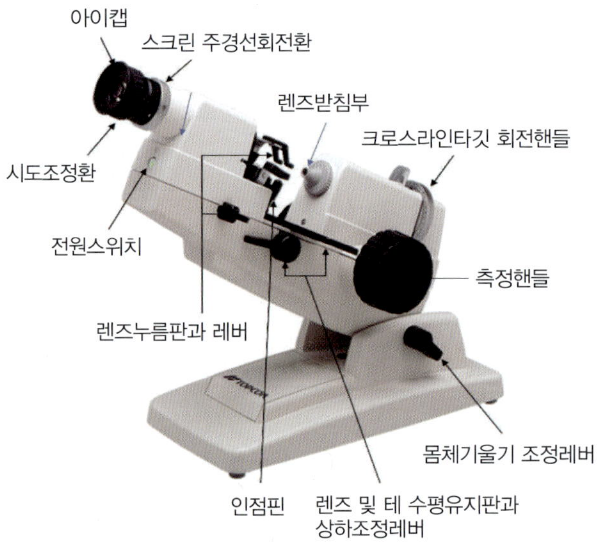

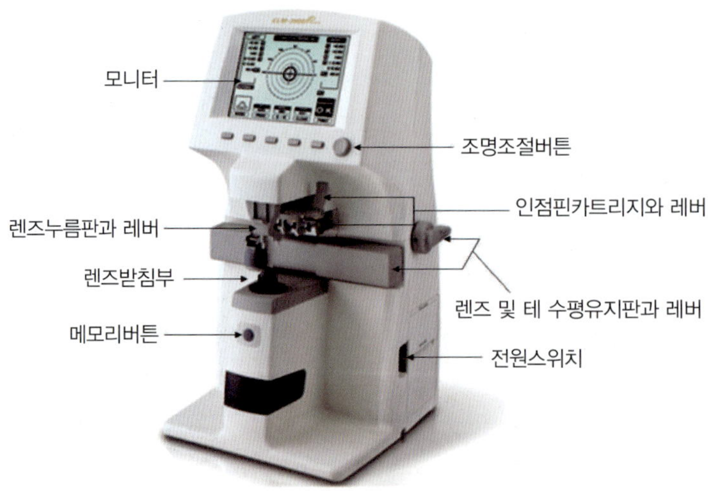

그림 15-15. 수동렌즈미터(위사진)와 자동렌즈미터(아래사진)의 외관 및 각부 명칭

렌즈미터는 안경원 현장에서 조제 및 가공에 있어 필수적인 광학기기이며, 주요 기능은 구면렌즈의 상측정점굴절력과 토릭렌즈의 축방향 및 양주경선의 상측정점굴절력을 측정하고 렌즈의 광학중심에 인점을 하는 것이다. 또한, 프리즘굴절력과 기저방향도 측정할 수 있다. 렌즈미터를 통해 측정할 수 있는 항목들을 표 15-4에 정리하였다.

표 15-4. 렌즈미터를 통해 측정할 수 있는 내용

렌즈미터의 주요 기능
• 구면렌즈의 상측정점굴절력 측정 • 구면렌즈의 광학중심점 인점 • 토릭렌즈의 양주경선(강주, 약주경선)의 상측정점굴절력 측정 • 토릭렌즈의 광학중심점의 인점과 주경선방향 결정 • 프리즘굴절력의 측정과 기저방향 결정

일반적으로 수동렌즈미터의 측정범위는 ±25.00 D 이내이고, 0.25 D 단위로 굴절력을 측정하게 된다. 프리즘굴절력 측정범위는 수평방향이 6 △, 수직방향 4 △까지 측정이 가능하나, 프리즘컨펜세이트(prism compensator)라는 보조장치를 부착하면 22 △까지 측정할 수 있다.

수동렌즈미터와 자동렌즈미터의 특징을 표 15-5에 나타내었다.

표 15-5. 수동렌즈미터와 자동렌즈미터의 특징

수동렌즈미터(망원경식)	자동렌즈미터(투영식)
• 시도조정 필요(조절개입 방지) • 광량이 적어도 밝은 타깃상을 얻음 • 사용자마다 시도조정 필요 • 경제적(투영식에 비해 값이 저렴함)	• 시도조정 필요 없음 • 사용자마다 시도조정 필요 없음 • 정확한 굴절력 측정 가능(0.25 D 단위 이하도 가능) • 측정값을 여럿이 함께 확인 가능 • 자외선 투과율 측정(모델마다 다름)

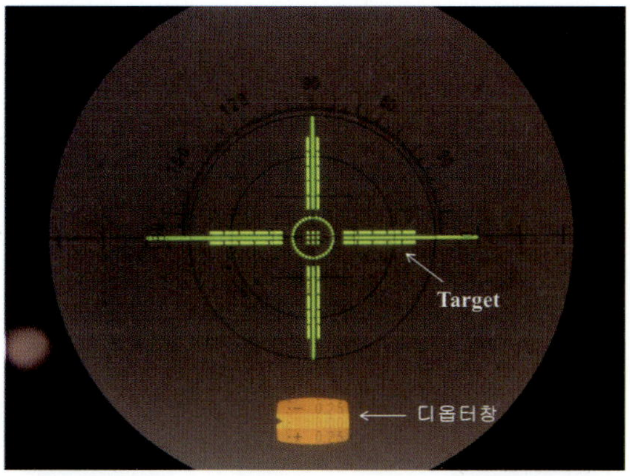

그림 15-16. 수동렌즈미터 내부 모습(혼합형 타깃)

수동렌즈미터의 내부에는 렌즈의 상측정점굴절력 및 축방향 측정을 위한 타깃이 있다. 타깃은 크게 corona 타깃과 cross line 타깃으로 나뉘며, 각각 장점 및 단점이 있어 현재는 이 두 타깃을 동시에 사용하는 혼합형 타깃을 사용하고 있다(그림 15-16).

7 동공중심간거리계

동공중심간거리계(PD meter)는 피검자의 동공중심간거리(interpupillary distance: PD)를 측정하는 기기이다(그림 15-17). PD는 교정안경의 조제가공에서 안경렌즈의 광학적 중심위치를 결

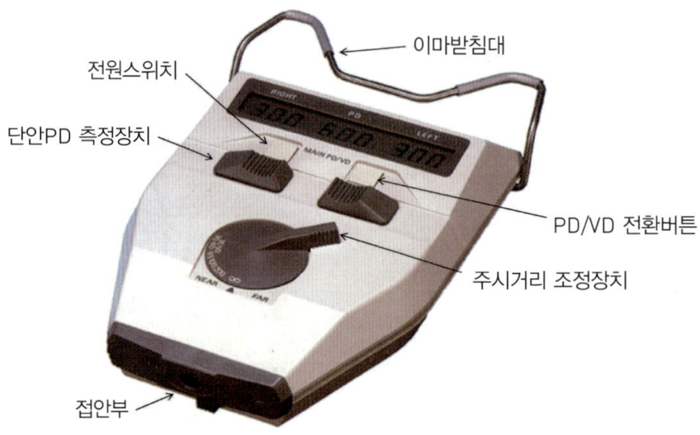

그림 15-17. PD 미터의 외관 및 각부 명칭

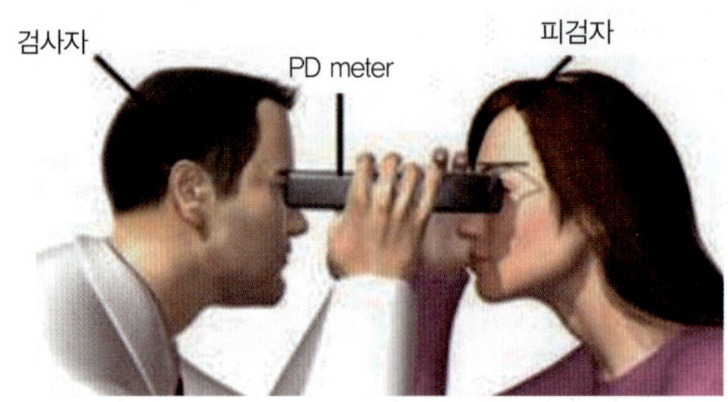

그림 15-18. PD 미터를 이용한 PD 측정 장면

정하는데 반드시 요구되는 값으로써 조제가공 시 특별한 처방지시가 없는 한 PD 미터로 측정한 피검자의 PD는 교정 안경렌즈의 광학적 중심과 일치하여야 한다.

그림 15-18과 같이 동공중심간거리를 측정할 때 피검자는 작은 기기 내에 있는 주시점을 바라보고 있지만, 광학적 원리를 이용해 이론적으로 무한대의 원방을 주시하는 것과 동일한 상태를 구현하여 측정하기 때문에 원용 PD 측정이 가능하다. 또한 임의의 주시거리를 설정한 상태에서도 PD 측정이 가능하다.

8 틈새현미경

틈새현미경(slit lamp)은 일반적으로 6~40배의 확대기능이 있어서 안검, 결막, 각막, 홍채, 동공, 수정체 등 눈의 전면부의 건강상태를 평가하는 생체현미경(biomicroscope)이다(그림 15-19). 부수적인 렌즈를 결합시키면 황반과 시신경을 포함한 안저(fundus)까지도 관찰할 수 있다. 틈새현미경은 콘택트렌즈의 착용 후 피팅상태를 확인하는데 매우 유용하며, 특히 토릭콘택트렌즈의 난시축 회전상태를 정확히 관찰할 수 있다.

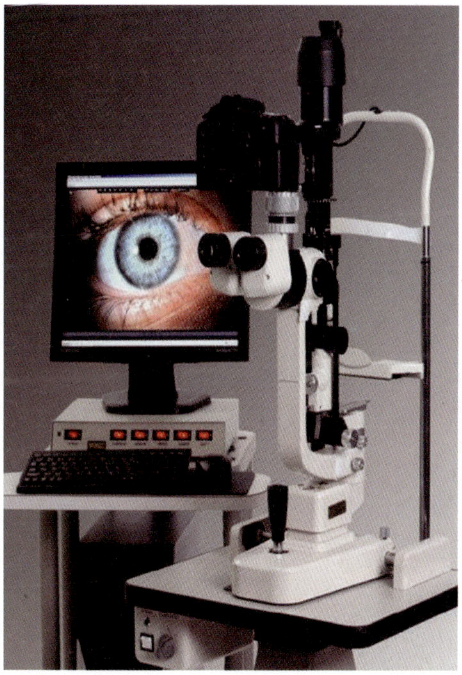

그림 15-19. 틈새현미경의 외관모습. 디지털 카메라를 연결하면 관찰내용을 모니터로 전송할 수 있다.

9 검안경

검안경(ophthalmoscope)은 눈의 기저부와 매질을 검사하는 기기로 직상검안경(direct ophthalmoscope)과 도상검안경(indirect ophthalmoscope)로 분류된다(그림 15-20). 직상검안경은 검사자가 피검자의 망막 자체를 직접 관찰하는 방식으로 10 cm 정도의 가까운 거리에서 피검자를 관찰한다(그림 15-21). 반면, 도상검안경은 검안경 렌즈에 의해 생긴 피검자의 망막의 도립상을 관찰하는 방법으로 피검자의 안저를 직접 검사하지 않고 검사자와 피검자 사이에 놓은 높은 배율의 검사렌즈를 통해 생기는 상을 관찰하는 방식이다. 직상검안경에 비해 넓은 부위를 낮은 배율

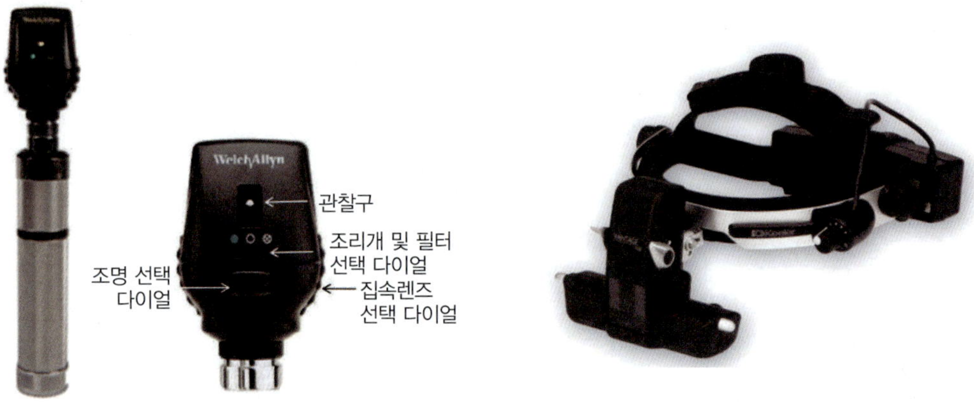

그림 15-20. 직상검안경(왼쪽사진)과 도상검안경(오른쪽 사진)의 외관

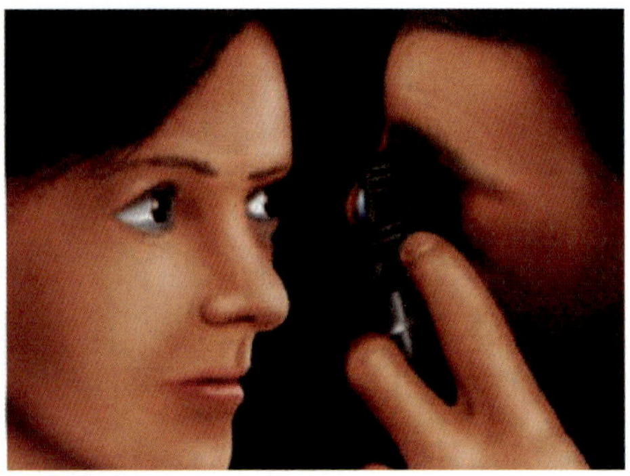

그림 15-21. 직상검안경을 이용한 검사모습

로 관찰할 수 있도록 되어 있어서 전체적인 검사가 필요한 초기검사용의 성격이 강하다.

10 각막지형도 검사계

각막지형계(corneal topographer)는 각막면의 지형을 분석하는 기기이다(그림 15-22). 각막지형도를 측정하면 각막에서 곡률이 같은 점을 같은 색깔로 나타내어 그림 15-23과 같이 각막의 모양을 이차원이나 삼차원 그래픽으로 보여준다. 각막지형도 검사를 이용하면 그림 15-24와 같이

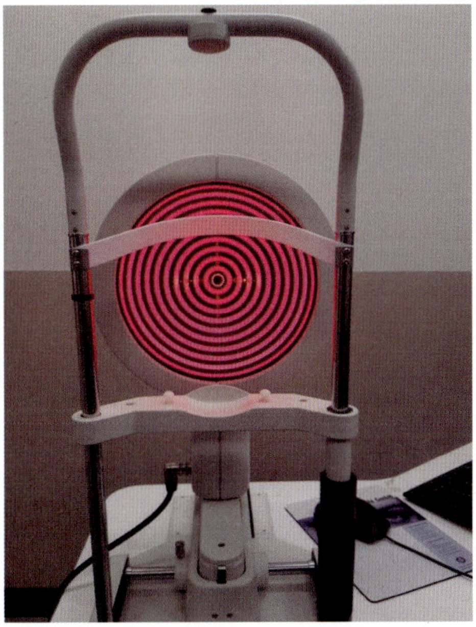

그림 15-22. 각막지형계의 외관

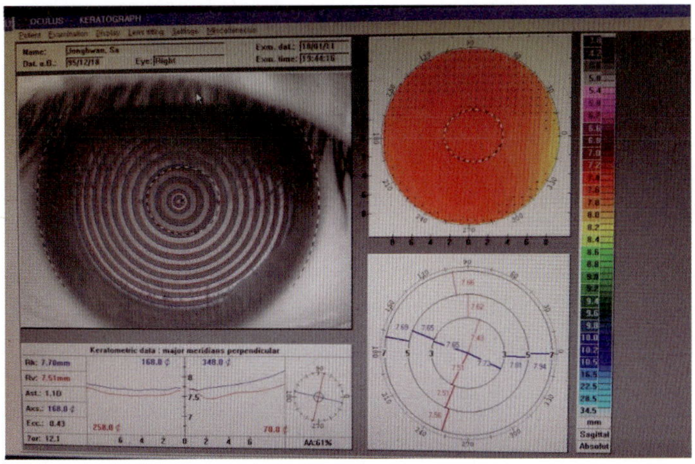

그림 15-23. 각막지형도 측정결과

난시의 모습을 잘 파악할 수 있다. 그 외 각막염이나 각막혼탁이 있을 경우, 특히 원추각막이 있을 경우(그림 15-25) 그 징후를 잘 파악할 수 있다.

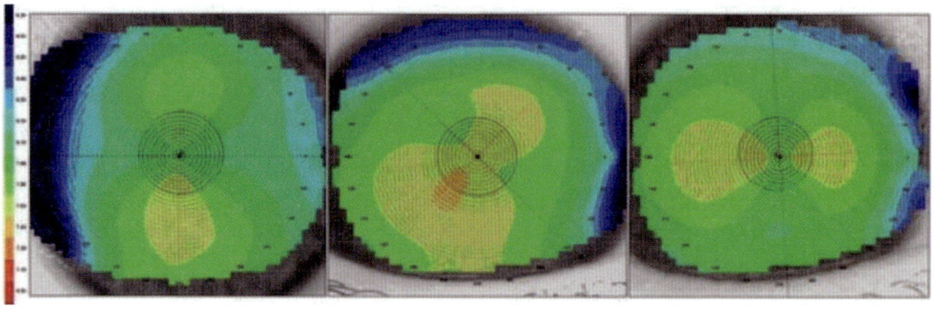

직난시　　사난시　　도난시

그림 15-24. 난시안의 각막지형도

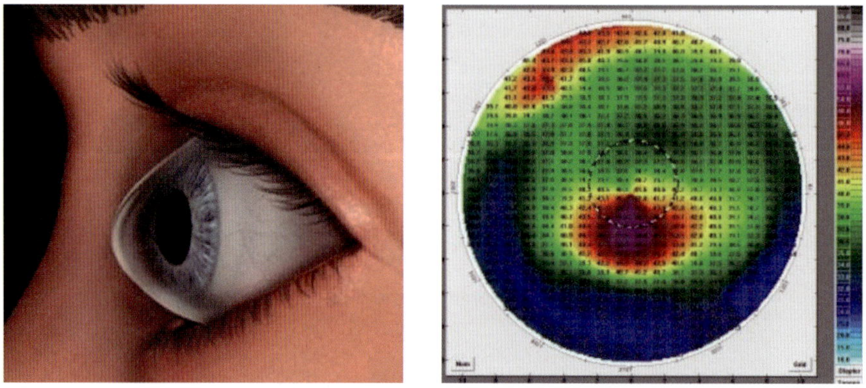

원추각막　　원추각막의 각막지형도 결과

그림 15-25. 원추각막과 각막지형도 결과

제 16 강 굴절검사의 기초

- 시력의 정의와 종류
- 예비검사의 종류와 검사목적
- 굴절검사의 이해와 그 절차

우리는 앞에서 빛의 성질과 광학적 현상, 눈이 사물을 인지하는 과정, 그리고 렌즈를 이용한 비정시의 교정 원리 등을 학습하였다. 안경사의 직무영역에서 가장 핵심이 되는 것은 바로 비정시를 교정하는 안경처방을 위한 시력검사가 될 것이다. 앞서 설명한 많은 양의 학습내용들은 추후 임상현장에서 올바르고 정확한 시력검사를 수행하고, 최적의 교정값을 결정하기 위한 기초지식이 된다. 임상시력검사는 크게 문진을 포함한 예비검사와 굴절검사로 진행되며, 추가적으로 조절과 폭주와 관련된 시기능 검사까지 포함된다(그림 16-1). 본 강에서는 우선 시력의 의미를 이해하고, 임상현장에서 수행하는 검사들의 종류와 그 목적에 대해 다루어 보겠다. 자세한 측정방법에 대해서는 관련서적을 참고하길 바란다.

1 시력의 이해

시력은 눈의 가장 기본적인 기능으로써 보려는 물체의 형태를 알아보는 능력을 말한다. 통상 시력은 1.0 또는 20/20 등으로 간단하게 표시하지만, 이는 시각기능 중 일부만을 나타내는 수치일 뿐 실제로는 다양하게 분류할 수 있다. 여기서 시력에 대한 기초개념과 더불어 임상시력검사를 위해 알아야 할 내용들을 다루어 보겠다.

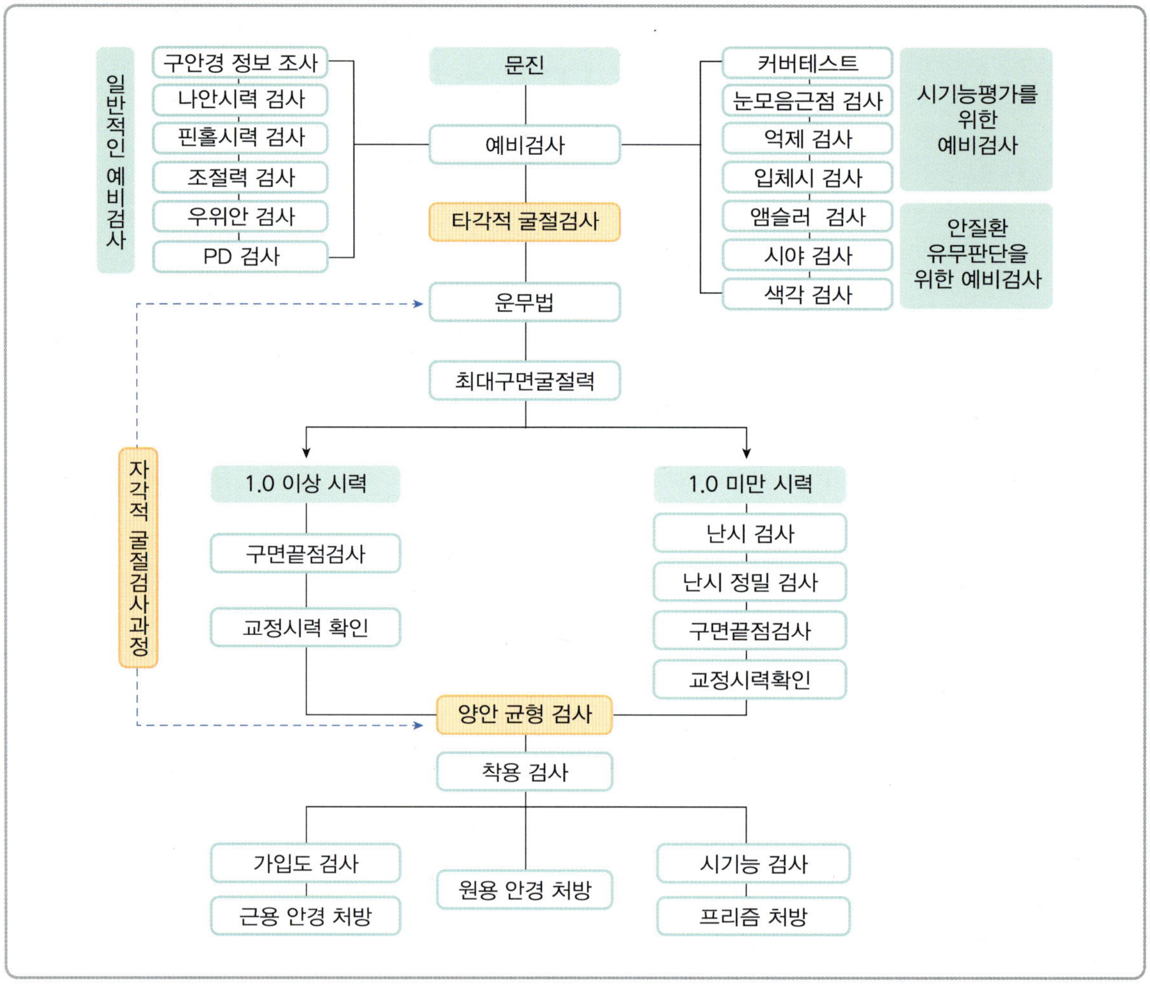

그림 16-1. 임상시력검사의 흐름도

1-1. 시력의 발달

신생아의 시력은 0.02 미만으로 빛과 어둠을 구별하는 정도에 그친다. 생후 8개월이 되면 시력 0.1 수준이 되며, 시력은 계속 발달하여 만 7세경에 이르면 성인수준인 시력 1.0에 도달한다(표 16-1). 보통 시력발달은 생후 10년 이내에 대부분 완성된다. 시력이 발달하는 시기에는 외부 환경에 쉽게 영향을 받는다. 선천성 백내장, 사시, 부동시 등으로 망막에 선명한 상을 제공하지 못하게 되면 약시가 발생하게 된다. 따라서 이 시기에 정기적인 시력검사를 통해 시력발달의

표 16-1. 나이에 따른 시력발달

나이	시력
생후 1개월	광각~안전수동
생후 2개월	안전수동~0.01
생후 3개월	0.01~0.02
생후 6개월	0.04~0.08
생후 8개월	0.1
만 2세	0.5~0.6
만 3~5세	0.8~0.9
만 7세	1.0

장애요소를 제거해 주는 것이 무엇보다 중요하다.

1-2. 시력의 종류

1-2-1. 가시력

가시력(visible)은 어떤 대상을 볼 수 있는 능력을 뜻하며, 볼 수 있는 최소한의 물체의 크기를 최소가시력(minimum visible)으로 표현한다. 그림 16-2와 같이 최소가시력은 어둠 속에서 볼 수 있는 최소한의 밝은 점 혹은 선, 백색배경에서 볼 수 있는 최소한의 흑점 혹은 선 등으로 측정한다. 가시력은 형태나 색깔 등의 인식은 필요하지 않으나 주위배경이나 대비에 큰 영향을 받는다. 한 밤중에 별을 볼 수 있으나 밝은 낮에는 별을 볼 수 없는 이유와도 같다. 대표적인 가시력 검사에는 시야검사가 있다.

1-2-2. 분리력

분리력(seperable)은 떨어져 있는 두 점이나 선을 두 개로 인식할 수 있는 능력을 말한다. 근접해 있는 두 점을 두 점으로 인식할 수 있는 한계의 최소시각을 최소분리시각(minimum angle of resolution: MAR) 또는 분해능(resolvability)이라고 한다. 그림 16-3(a)의 시표는 스넬렌(Snellen)의 5분각 1분각의 원리로 만들어진 란돌트(Landolt)고리시표로 1909년 유럽국제학회에서 국제시력표로 인정받아 이를 표준시표(standard optotype)로 사용하고 있다. 밝은 곳에서 최소분리시각 1분각을 식별할 수 있는 능력을 표준시력 1.0으로 정의한다(그림 16-4). 정상인의 경우 최소분리력은 30초~1분각이다.

1-2-3. 가독력

최소가독력(minimum legible)은 가장 작은 글자, 숫자, 그림 등을 판독할 수 있는 능력을 말한

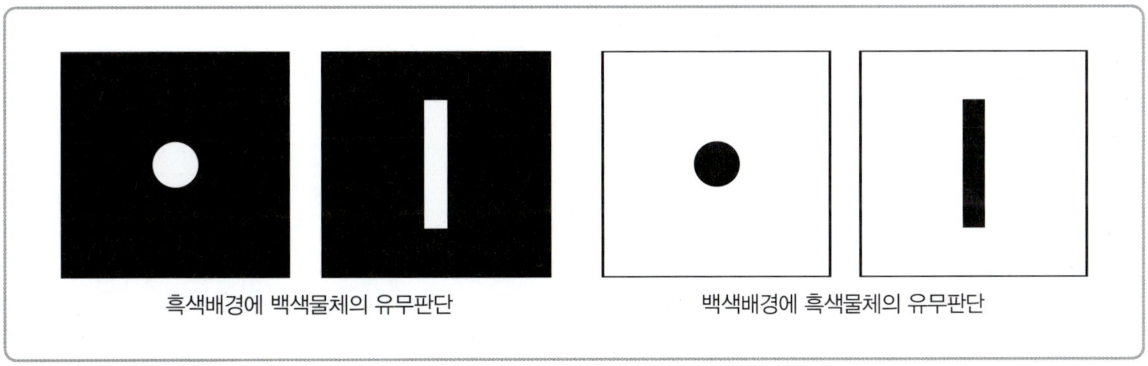

그림 16-2. 최소가시력 측정방법의 예

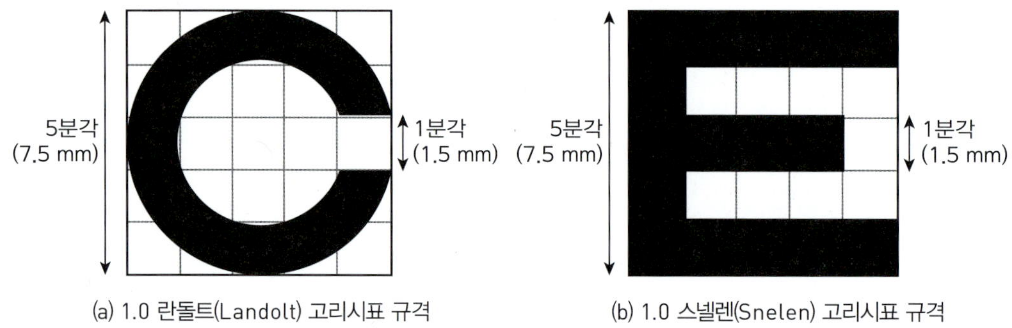

그림 16-3. 최소분리력측정 1.0 표준시표(5 m 거리용). 스넬렌의 5분각 1분각의 원리로 만들어진 란돌트 고리시표가 표준시표로 사용되고 있다.

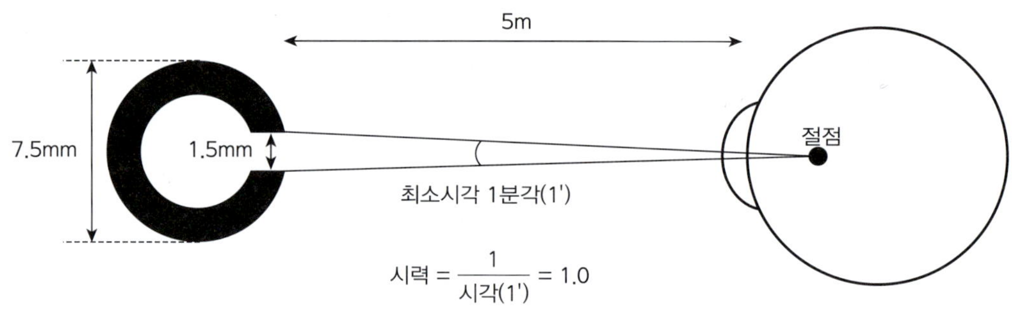

그림 16-4. 최소분리시각 1분각을 갖는 표준시력 1.0. 5 m 거리에서 직경이 7.5 mm, 폭이 1.5 mm, 고리간격이 1.5 mm인 란톨트고리의 방향을 식별할 경우 시력 1.0이 된다.

다. 가독력을 평가하기 위한 시표는 나라마다 사용하는 문자가 다르기 때문에 시표 역시 나라마다 다르게 제작되어 사용되고 있다. 우리나라의 대표적인 가독시표로는 한천석시력표의 문자, 숫자, 그림 등이 있고, 영어권 국가에서는 주로 스넬렌시력표를 사용한다(그림 16-5). 이들 시표를 판독하는 능력에는 생리적 기능 이외에 지능, 주의력, 경험 등의 심리적 요인이 많이 작용하게 된다.

1-2-4. 판별시력

판별시력(discriminable)이란 시야 내에 있는 여러 물체의 상호 위치관계를 얼마나 빨리 그리고 정확하게 인식할 수 있는 능력을 평가하는 척도이다. 판별시력에는 배열시력(vernier acuity), 기울임 시력(tilt detection acuity), 입체시시력(stereo acuity), 그리고 움직임 시력(motion detection acuity)이 있다(그림 16-6). 배열시력은 둘 혹은 그 이상의 물체들을 평면에 배열해 놓고

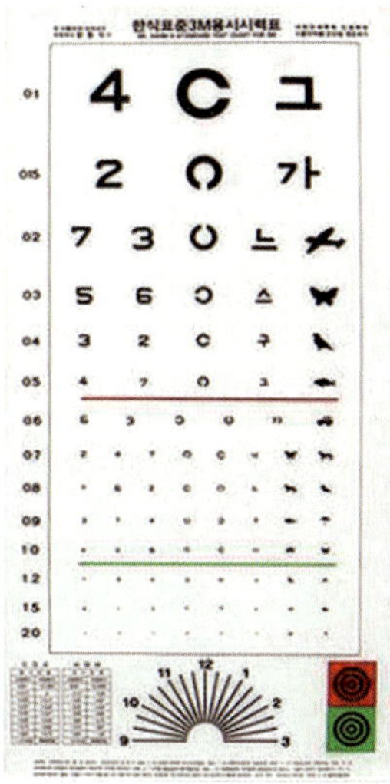

한천석시력표

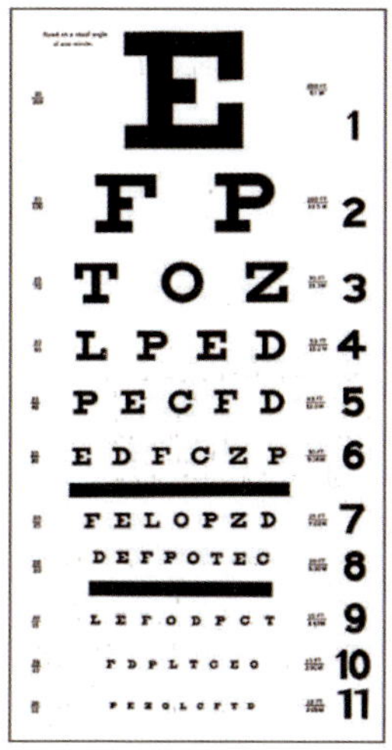

스넬렌시력표

그림 16-5. 가독력을 측정하는 시표들

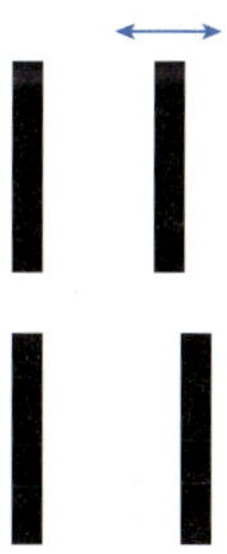

배열시표

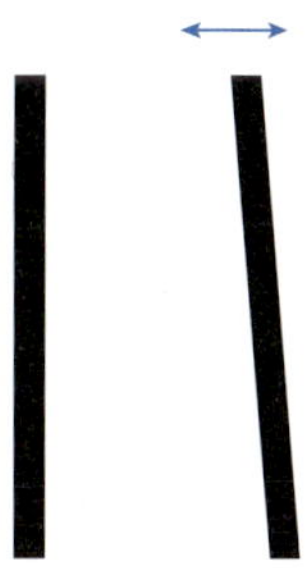

기울임 시표

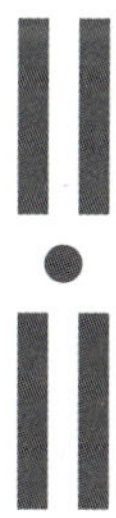

편광입체시 시표

그림 16-6. 판별시력을 측정하는 여러 가지 시표

그것이 일렬로 서 있는지의 여부를 판별하는 능력이고, 기울임 시력은 선이나 물체가 기울어져 있음을 파악하는 능력이다. 입체시시력은 물체의 원근을 파악하는 입체시능력을 측정하는 것으로 두 눈보기 기능의 최종능력을 판단한다. 움직임 시력은 물체가 아주 느린 속도로 이동할 때 움직임의 여부를 판단하는 능력을 평가한다.

1-3. 시력을 나타내는 방법

시각(visual angle)은 주시하는 물체의 두 점에서 안구의 절점을 향해 그은 두 직선이 만드는 각도이다. 동일크기의 물체에서 물체와 눈과의 거리가 멀어질수록 시각은 작아지고, 거리가 가까울수록 시각은 커진다. 또한 동일거리에서 물체가 클수록 시각은 커지고, 작을수록 시각은 작아진다. 앞서 5 m 거리에서 직경이 7.5 mm, 너비가 1.5 mm 간격인 란돌트 고리의 방향을 판별했을 때를 최소시각 1분각이라고 하였다(그림 16-4). 소수시력(decimal notation)은 최소시각의 역수를 소수로 나타낸 시력을 말한다. 예를 들어 5 m에서 최소시각이 1분각인 눈은 소수시력 1.0이 되고, 최소시각이 2분각인 눈은 소수시력 0.5가 된다. 우리나라를 비롯한 많은 나라에서 시력의 표기방법을 소수시력으로 한다.

분수시력(Snellen fraction)은 1862년 스넬렌이 제안하여 미국을 중심으로 한 영국 등 야드(yard), 파운드(pound)의 단위를 쓰는 나라에서 사용하고 있다. 분수시력에서의 분모는 피검자가 인식하는 시표가 1분각을 이루는 거리를 의미하며, 분자의 20은 검사거리 20피트(약 6 m)를 말한다. 예를 들어 분수시력 20/40은 검사거리가 20피트이고, 이 검사거리에서 피검자가 판독한 최소의 시표는 40피트 거리에서 판독해야 할 40피트용 최소시각 1분각의 표준시표를 이 거리에서는 판독하지 못하고 20피트에서 처음 읽었다는 것이다. 참고로 미국에서는 20피트 단위를, 영국에서는 6 m 단위를 사용한다.

대수시력(logMAR)은 최소분리시각을 일정하게 변화시키기 위하여 각 분각에 대수 log를 취하

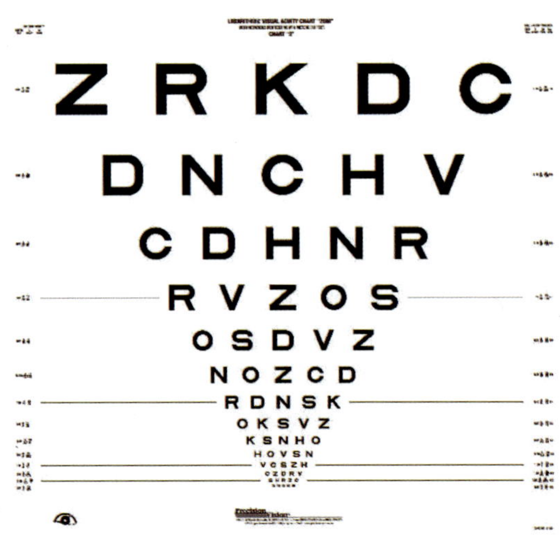

그림 16-7. 대수시력표(logMAR 시력표)

표 16-2. 대수시력-소수시력-분수시력 간의 환산표

대수시력	소수시력	분수시력	
		미터(meter)	피트(feet)
−0.3	2.0	20/10	6/3
−0.12	1.33	20/15	6/4.5
0.0	1.0	20/20	6/6
0.18	0.67	20/30	6/7.5
0.3	0.5	20/40	6/12
0.4	0.4	20/50	6/15
0.7	0.2	20/100	6/30
1.0	0.1	20/200	6/60

여 수학적으로 분각의 증감 비율을 일정하게 표현한 것이다. 그림 16-7에서 보듯이 대수시력표는 1.0, 0.9, 0.8, 0.7, 0.6, 0.5, 0.4, 0.3, 0.2, 0.1, 0.0, −0.1, −0.2, −0.3으로 등비를 변환하여 이에 해당하는 시표의 크기를 계산하여 제작한 시력표이다. 시력표의 가장 위가 +1.0 log MAR이고, 0.1단계로 감소하게 되어 있다. 최소분리시각(MAR)이 1분각일 때 대수시력은 0.0(log 1=0)이 되고, 최소분리시각이 10분각일 때 대수시력은 1.0(log 10=1)이 된다. 다시 말해, 대수시력은 0.0에 가까울수록 시력이 좋다는 것을 의미한다. 소수시력 1.0보다 시력이 좋으면 대수시력은 (−)로 나타낸다. 표 16-2에 대수시력, 소수시력, 그리고 분수시력과의 관계를 정리하였다.

1-4. 임상에서 측정하는 시력들

1-4-1. 중심시력과 주변시력

중심시력(central visual acuity)은 황반부의 중심오목으로 볼 때의 시력이다. 주변시력(peripheral visual acuity)은 중심오목 밖의 망막주변부 시력을 의미한다. 일반적으로 시력이라 함은 바로 중심시력을 말한다. 중심시력이 가장 좋고 예민하여 정상적인 경우 표준시력 1.0 이상이 나온다. 하지만 주시점을 벗어나 시야의 주변으로 갈수록 시력은 점점 저하된다. 그림 16-8에서 보듯이 중심오목에서 5°만 벗어나도 시력은 급격히 감소한다.

1-4-2. 원거리시력과 근거리시력

통상적으로 5 m 또는 6 m거리에서 측정한 시력을 원거리시력(distance visual acuity)라고 하고, 33~40 cm에서 측정하는 시력을 근거리시력(near visual acuity)라고 한다. 시각기능이 정상적일 경우 원거리시력과 근거리시력은 비슷하다. 하지만 원거리시력과 근거리시력의 차이가 있을

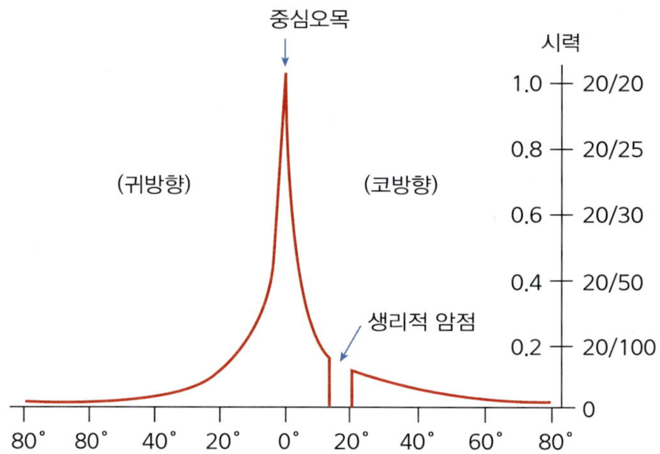

그림 16-8. 중심시력(1.0)과 주변시력

표 16-3. 원거리 및 근거리 시력차이에 따른 해석

시력저하 구분	해석
원거리시력과 근거리시력 모두 정상인 경우	• 시력에 문제가 없는 것으로 판단해도 좋다.
원거리시력은 정상, 근거리시력이 낮을 경우	• 노안, 원시, 조절기능부족 및 마비, 폭주기능장애 및 부족 등을 의심하고 추가적인 검사를 시행하여 분석하여야 한다.
원거리시력이 낮고, 근거리시력이 정상인 경우	• 중등도 이상의 근시의 경우. 예를 들어 −4 D보다 높은 근시의 경우 33 cm에서 시력측정을 하게 되면 원점을 벗어난 곳에 시표가 있기 때문에 근거리시력은 감소된다. • 근시성난시의 경우 근거리시력이 원거리시력보다 좋으나 정상시력에는 미치지 못한다.
원거리시력과 근거리시력이 모두 낮은 경우	• 고도근시, 고도원시, 고도난시와 같은 심한 굴절이상과 감각계 중 어느 한 가지 또는 둘 다 장애가 있는 경우

경우 임상적으로 큰 의의가 있으므로 원거리와 근거리 시력검사를 모두 시행하는 것이 바람직하다. 참고로 표 16-3에 원거리 및 근거리 시력차이에 따른 해석을 정리하였다.

1-4-3. 나안시력과 교정시력

나안시력(naked visual acuity or unaided visual acuity)이란 굴절이상을 교정하지 않고 측정한 시력을 말한다. 즉, 안경 및 콘택트렌즈와 같은 교정도구를 사용하지 않고 측정한 시력이다. 나안시력을 검사하면 비정시의 유무와 대략적인 정도를 예측할 수 있고, 안질환의 진단 및 경과 상황을 판단하는데도 유용하다. 나안시력을 측정할 때 검사자는 피검자가 눈을 찌푸리지 않고 자연스

표 16-4. 근시안에서 나안시력에 따른 교정굴절력과 교정시력의 예측

나안시력	근시교정굴절력 예측값(D)	교정시력 예측값
0.8	−0.50~−0.75	1.2
0.5	−1.00~−1.50	1.2
0.3	−1.50~−2.00	1.2
0.2	−2.00~−2.25	1.2
0.1	−2.25~−3.00	1.2
0.08	−3.00~−4.00	1.2
0.06	−4.00~−5.00	1.2
0.04	−5.00~−7.00	1.0
0.02	−7.00~−9.00	1.0
0.02 이하	−9.00 이상	0.8

럽게 시표를 주시할 수 있도록 유도하는 것이 매우 중요하다.

교정시력(aided visual acuity)은 안경이나 콘택트렌즈를 통해 굴절이상을 교정한 상태에서 측정한 시력이다. 단순히 시력이라고 하면 나안시력을 의미할 수 있으나, 교정시력은 임상적인 측면에서 상당히 중요한 정보가 된다. 표 16-4는 근시안에서 나안시력에 따른 교정굴절력과 교정시력의 대략적인 관계를 설명하는 것이다. 표에서 보듯이 고도근시로 갈수록 교정시력도 감소한다는 점을 기억하길 바란다. 근시와 달리 원시안의 경우에는 망막 뒤에 형성된 상을 선명하게 보기 위한 수정체의 조절기전으로 인해 나안시력에 따른 교정굴절력을 예측하기 어렵다.

1-4-4. 단안시력과 양안시력

한쪽 눈을 가리고 한 눈씩 측정한 시력을 단안시력(monocular visual acuity)이라고 한다. 반면 양쪽 눈을 모두 뜬 상태에서 측정한 시력을 양안시력(binocular visual acuity)이라고 한다. 일반적으로 양안시력이 단안시력보다 10~20% 좋다. 한 눈을 가렸을 때 눈이 떨리는 잠복눈떨림(latent nystagmus)이 있는 경우에는 단안시력에 비해 양안시력이 현저히 좋게 측정된다. 만일 단안시력이 양안시력보다 좋다면 임상적으로 큰 의의가 있다.

1-4-5. 대비시력

대비(contrast)란 어두운 면과 밝은 면의 차이를 말한다. 대비역치(contrast threshold)는 대비를 감지할 수 있는 가장 작은 대비 정도를 의미하고, 대비감도(contrast sensitivity: CS)란 대비역치의 역수이다. 그림 16-9는 백색의 배경위에 여러 가지 대비를 조정하여 나열해 놓은 대비시력

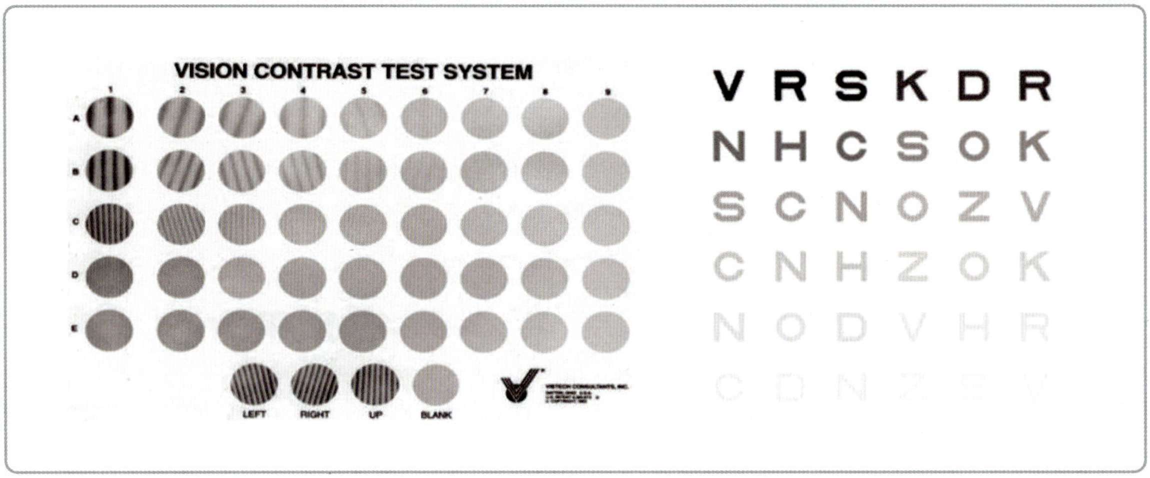

그림 16-9. 다양한 대비시력표

표이다. 일생생활에서 물체가 보이는 상태는 그 물체와 주위 환경과의 대비에 의해 결정된다. 안매질이 투명하지 않을 경우, 가독시력에 비해 대비시력은 현저히 감소한다. 그 대표적인 예로 백내장(cataract)을 들 수 있다. 대비시력의 측정 결과는 시력의 질적 평가를 위한 척도로 활용된다.

2 문진과 예비검사

2-1. 문진

검사자는 피검자의 방문 목적을 정확히 파악해야 한다. 이를 위해 서로간의 대화를 통해 피검자로부터 필요한 정보를 수집하는 전반적인 과정을 문진이라고 하며, 궁극적으로 피검자의 눈의 상태를 파악하고, 검사방향을 설정함에 그 목적이 있다. 문진과정은 시력검사 중에서만 이루어지는 것이 아니라 피검자가 안경원을 방문하는 순간부터 시작하여 나가기 직전까지 요구된다. 검사자는 피검자의 주된 불편(chief complaint)이 무엇인지 우선적으로 파악한 후, 그 문제점의 발생 시기, 빈도, 위치, 정도 등에 대한 면밀한 문진을 실시하여야 한다. 문진이 잘 이루어졌을 때 피검자의 주된 불편함 뿐만 아니라 검사 상에서 알 수 없었던 다른 여러 가지 문제들을 해결할 수도 있다. 문진 결과에 따른 예상문제를 표 16-5에 정리하였다. 문진을 통해 얻을 수 있는 정보는 질문을 하는 안경사의 지식수준에 따라 달라질 수밖에 없고, 많은 정보를 얻었음에도 결과에 대한 해석 능력이 부족하면 사실상 그 의미가 희석된다. 그러므로 최적의 안경처방을 위해서는 검사기술은 물론 광학적 원리, 눈 해부 및 생리, 안과학적 지식, 환자의 심리 등 광범위한 지식습득과 함께 다양한 임상

표 16-5. 문진결과에 따른 예상문제

문진결과	예상되는 문제
원거리 흐림	근시, 난시, 절대성 원시
근거리, 원거리시력 저하	수정체 핵 백내장, 절대성 원시
근거리시력 저하	노안, 원시, 조절 이상
눈부심	부정난시, 누액부족, 안위이상, 백내장, 각막염, 각막굴절교정술 후 부작용
차멀미	안위이상, 안구운동이상
두통	시기능이상(근거리 작업시 또는 오후), 녹내장
오후에 흐려 보임	안위이상, 낮은 원시
날파리증	망막박리, 유리체 출혈
불빛 주위 달무리	녹내장
단안복시	수정체 중심부 백내장
근거리 집중력 저하	안위 및 조절이상
간헐적 복시	사위 및 사시
원거리에서 근거리 주시 이동 시 흐려 보임	조절 이상
안구 건조	건성안, 미교정된 비정시

경험이 요구된다. 문진과정에서 검사자는 피검자의 답변에 절대적으로 귀를 기울여야 하고, 공손하고 예의바른 태도로 인내심을 가지고 임해야 한다. 검사자에 대한 신뢰와 믿음은 바로 이때부터 시작되는 것이다. 참고로 임상에서 사용할 수 있는 문진표의 한 예를 표 16-6에 실었다.

2-2. 예비검사

예비검사는 본 검사에 앞서 피검자의 시각적 상태를 전반적으로 파악하고자 하는 선별용(screening)검사이다. 복잡한 광학기기들을 사용하지 않고도 중요 정보들을 얻을 수 있어 매우 효율적이다. 예비검사의 종류는 대략 15가지 이내이며, 예비검사의 항목과 진단 영역은 표 16-7과 같다. 실시할 예비검사의 항목과 순서에 대해서는 정해진 규칙이 없다. 따라서 실시하고자 하는 검사항목은 문진을 통해 수집한 정보를 바탕으로 검사자가 스스로 판단하여 결정하고, 여기서 얼마나 적절하게 검사법을 잘 활용하고 그 결과를 잘 해석하느냐에 따라 매우 효과적인 감별진단이 된다.

2-2-1. 외안부 검사

외안부 검사(external observation)는 검사자가 피검자의 눈과 그 주변에 특이한 문제가 있는지 육안으로 관찰하는 과정이다. 이 과정을 통해 눈의 검사결과나 안경 착용에 영향을 줄 수 있는

표 16-6. 문진작성표의 한 예

<table>
<tr><td>성　명:　　　　　　　　　　　　(남, 여)
생년월일:
연 락 처:</td><td>문진요약</td><td></td></tr>
</table>

질문		답변
눈의 상태	1. 오늘 방문 동기는?	
	2. 근거리 또는 원거리에 대한 시력은?	
	3. 불편을 느끼는 점과 그 증상은 어떤 것이 있습니까?	
	4. 두통, 눈의 피로, 복시, 시력저하가 있습니까?	
	그 외 화끈거림, 눈물, 눈부심, 부유물 떠 보임 등	
	있다면 ① 위치(단안 또는 양안)?	
	② 발생 시기	
	③ 발생 빈도	
	④ 정도	
	⑤ 괜찮은 경우는?	
	⑥ 그로 인해 불편한 점은?	
건강상태	5. 전반적인 건강상의 문제가 있습니까?	
	6. 고혈압이나 당뇨병 같은 문제가 있습니까?	
	7. 임신하셨거나 임신가능성이 있습니까?	
약물복용	8. 현재 복용중인 약이 있습니까?	
	9. 최근 복용중인 약을 중단하셨습니까?	
	약물에 대한 알레르기 반응이 있습니까?	
안경경력	10. 최근 시력검사는 언제쯤 하셨습니까?	
	11. 안경을 착용한지 얼마나 되셨습니까?	
	12. 현재 사용 중인 안경이 생활에서 불편한 점이 있습니까?	
	13. 콘택트렌즈를 착용하십니까?	
	착용 시간이 얼마나 되십니까?	
가족력	14. 안질환이나 수술, 또는 눈을 다친 경험이 있습니까?	
	15. 가족 중에 백내장이나 녹내장을 앓으신 분이 계십니까?	
	16. 가족 중에 고혈압이나 당뇨병이 있으신 분이 계십니까?	
직업 및 취미	17. 취미활동은 무엇입니까?	
	18. 하시고 있는 일은 무엇입니까?	

요인이 있는지 예측하고 참고자료로 활용한다. 개개인의 성장과정에 따른 신체 이상이나 안위이상 등은 외관상의 문제를 야기시킨다. 중점적으로 관찰해야 할 한 가지 예로 머리의 위치나 자세이다.

표 16-7. 예비검사 항목에 따른 진단 영역

예비검사 항목	관련 진단 영역		
	굴절검사	시기능검사	눈 건강상태
외안부검사		▲	●
시력검사	●	▲	●
핀홀검사	●	▲	●
가림검사	▲	●	▲
조절력검사	▲	●	▲
눈모음검사		●	
안구운동검사		▲	●
입체시검사	▲	●	
억제검사		●	▲
PD 측정	●		●
동공반응검사			●
대면시야검사			●
색각검사			●
엠슬러격자검사			●

●: 1차 진단 영역 ▲: 2차 진단 영역

안구편위, 특히 수직편위를 가진 피검자는 머리의 위치를 기울여서 보는 습관이 생길 수 있다. 이런 현상은 두 눈의 시선을 보다 쉽게 일치시키기 위한 일종의 보상작용의 결과이다. 또, 굴절이상이 존재할 때 피검자는 눈을 자주 깜빡이거나 눈을 가늘게 뜨고 생활하는 외관상의 특징을 보이기도 한다. 검사자가 이러한 특징을 발견하고, 이러한 특징이 발생하는 원인을 예측할 수 있다면, 예비검사의 선별능력이 갖추어지는 것이다. 외안부 관찰의 요령으로는 문진이나 예비검사를 시행하는 동안 자연스럽게 피검자의 얼굴과 눈 주위를 살핀 후 특이한 점이 있을 경우 꼼꼼히 기록해두고, 안경처방을 포함한 조제 및 가공에 대한 참고사항으로 활용한다.

2-2-2. 시력검사

예비검사에서 실시해야 할 시력검사로는 나안시력검사와 교정시력검사가 있다. 나안시력을 측정하는 이유로는 주시거리에서 사물의 판별능력을 측정하여 눈의 굴절상태를 확인하고, 대략적인 굴절이상도의 정도를 예측할 수 있기 때문이다. 또, 나안시력의 정보는 자각적 굴절검사의 시작점을 설정하는데 기초자료로도 활용된다. 만일 방문한 고객이 안경을 착용하고 있다면, 착용안경의 굴절력을 측정한 후 교정시력을 확인해 둔다. 이 값은 최종 교정값을 결정하는 데 유용한 기초자료가 된다. 시력은 피검자가 판독할 수 있는 가장 작은 시표줄로 기록한다. 소수시력은 아래와 같은 방법으로 기록한다.

소수시력의 기록방법

시력표기 방법으로는 0.7, 0.7^{-2}, 0.7^{+2} 등으로 기록한다.
0.7^{-2}: 0.7 시표에서 문자 두 개를 판독하지 못한 경우
0.7^{+2}: 0.7 시표줄을 다 판독하고 0.8 시표줄의 두 개의 문자를 더 판독한 경우

만일 피검자가 시력이 매우 좋지 않아 시력표의 가장 큰 시표줄 조차 판독하지 못할 경우 표 16-8에 정리한 순서를 통해 시력을 측정한다. 표에서 설명하고 있는 5단계의 광각시력 조차 판별이 불가능 할 경우는 'LP-' 또는 '맹'으로 표기하고 검사를 종료한다. 표 16-9에 우리나라 시각장애 등급표를 실었으니 참고하길 바란다.

2-2-3. 핀홀시력검사

핀홀시력검사(pinhole visual acuity test)는 저하된 시력을 안경 또는 콘택트렌즈로 교정이 가능한지를 알아보는데 그 목적이 있다. 피검자의 원거리 교정시력이 자신의 안경을 착용하거나 또는 검사자가 처방한 안경을 착용한 상태에서 0.6~0.7 이하일 경우 시행한다. 핀홀렌즈를 통해 시력표를 바라보게 되면 눈의 초점심도가 깊어져 망막 상의 흐린 현상이 감소한다. 이 때 망막과 시각경로에 이상이 없다면, 피검자의 시력은 향상되어 광학적 교정이 가능함을 의미한다. 핀홀렌즈 장입 시 시력이 증가하는 원인으로 초점심도의 증가, 구면수차의 감소, 눈부심 감소 등이 있고, 시력이 감소하는 원인으로는 망막조도의 감소, 회절현상 등이 대표적이다. 표 16-10에서 보듯이 핀홀렌즈 장입 전 · 후에 따른 시력변화는 비정시의 유형과 안질환의 유무에 따라 달라진다. 핀홀 시력검사 순서는 그림 16-10과 같다.

용·어·설·명

- 핀홀렌즈(pinhole lens): 불투명한 원형의 흑색판 중앙에 원형의 구멍이 뚫어져 있는 렌즈. 구멍의 직경은 0.5 mm, 1 mm, 2 mm, 3 mm 등으로 다양하게 구성되어 있다.

2-2-4. 가림검사

가림검사(cover test)는 정상안과 안위이상을 판별하고, 안위 이상의 종류가 무엇인지 검사하는 정성적 방법이다. 가림검사의 방법으로는 가림안가림검사(cover-uncover test), 단안가림검사(cover test), 그리고 교대가림검사(alternate cover test)로 구분되고, 이러한 검사법들을 통칭하

표 16-8. 시력의 측정순서와 방법

순서	측정방법	기록의 예
1단계	환자가 판독할 수 있는 가장 작은 시표줄 기록	0.7, 0.7−2, 0.7+2
2단계	시력=가장 큰 시표의 시력 × 시표판독거리/검사거리 ※ 가장 큰 시표를 판독하지 못할 경우 실시	0.04, 0.02
3단계	안전수지시력(finger count): 손가락의 개수를 판별할 수 있는지 여부 ※ 가장 큰 시표를 거리이동으로 판독하지 못할 경우 실시	FC/30 cm: 30 cm에서 손가락 개수를 판별함
4단계	안전수동(hand movement, hand motion): 손 흔드는 것을 인지할 수 있는지 여부 ※ 손가락의 개수를 판별하지 못할 경우 실시	OD: HM: 오른쪽 눈 손 흔드는 것 감지함
5단계	광각시력(light perception): 빛 자극을 감지할 수 있는지 여부 ※ 손 흔드는 것을 인시하지 못할 경우 실시	LP+: 빛 감지함 LP−: 빛 감지 못함

표 16-9. 우리나라 시각장애 등급표

등급	내용
제1급	좋은 눈의 시력(만국식 시력표에 의하여 측정한 것을 말하며 굴절이상이 있는 사람에 대하여는 교정시력기준으로 한다. 이하 같다)이 0.02 이하인 사람
제2급	좋은 눈의 시력이 0.04 이하인 사람
제3급	좋은 눈의 시력이 0.08 이하인 사람 두 눈의 시야가 각각 주시점에서 10도 이하로 남은 사람
제4급	좋은 눈의 시력이 0.2인 사람 두 눈의 시야가 각각 주시점에서 10도 이하로 남은 사람
제5급	좋은 눈의 시력이 0.2 이하인 사람 두 눈에 의한 시야의 2분의 1 이상을 잃은 사람
제6급	나쁜 눈의 시력이 0.2 이하인 사람

표 16-10. 핀홀렌즈 장입 후 눈 상태에 따른 시력변화

눈의 상태	핀홀렌즈 장입 후 시력변화	해석
안질환이 없는 근시, 난시, 절대원시	증가	광학적 교정 가능
안질환 없는 수의성 원시	변화가 없거나 감소	망막조도감소 및 회절현상
안질환 있는 비정시	감소	안과진료 권유, 진료 후 재방문 요청
교정안경을 착용한 상태	증가	굴절이상도 부족교정
	감소	안과진료 권유, 진료 후 재방문 요청

여 '커버테스트'라고 일컫는다. 이 방법은 아주 간단하지만 숙련되면 사시, 사위의 유무뿐만 아니라 심한 정도를 판별하는 정량적 검사까지도 가능하다. 커브테스트의 종류에 따른 관찰내용을 표 16-11에 정리하였다. 안과적 목적으로 하는 커버테스트는 궁극적으로 사시의 발견과 그 종류를

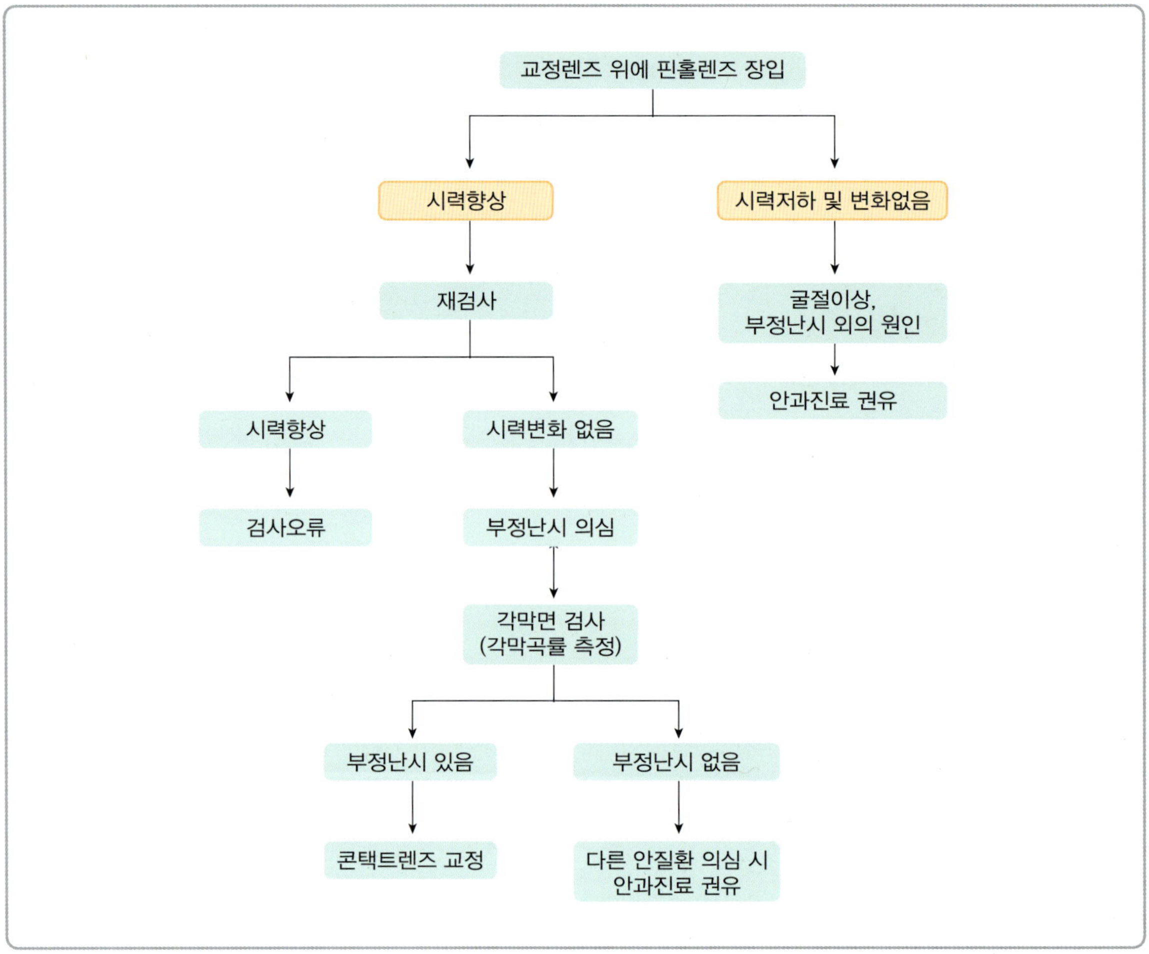

그림 16-10. 핀홀시력 측정 순서

표 16-11. 커브테스트(가림검사)의 종류와 검사목적

검사방법	목적	관찰포인트
가림안가림검사	정위인지 사위인지 구분하기 위해	한 눈을 가렸다 때고 가렸던 눈의 움직임을 관찰
단안가림검사	정위인지 사시인지 구분하기 위해	한 눈을 가리면서 가리지 않은 눈의 움직임 관찰
교대가림검사	편위의 유무와 방향을 결정하기 위해	눈을 교대로 가리면서 가렸던 눈의 움직인 관찰
교대프리즘가림검사	편위량을 측정하기 위해	프리즘값을 증가시키면서 교대가림검사를 실시하여 눈의 움직임이 없을 때까지의 프리즘값 검출

판정하는데 큰 비중을 두고 있지만, 안경처방에 있어서 커버테스트는 안정피로를 경감할 목적인 프리즘처방검사의 필요성을 판별하기 위해 피검자가 큰 사위량을 가지고 있는지를 주의 깊게 관찰하는 것이 중요하겠다. 커버테스트로 안위상태를 파악하는 한 예를 그림 16-11에 나타내었다. 프리즘 바(prism bar)를 이용하면 가림검사를 통해 판별된 편위각을 타각적으로 측정할 수 있다(그

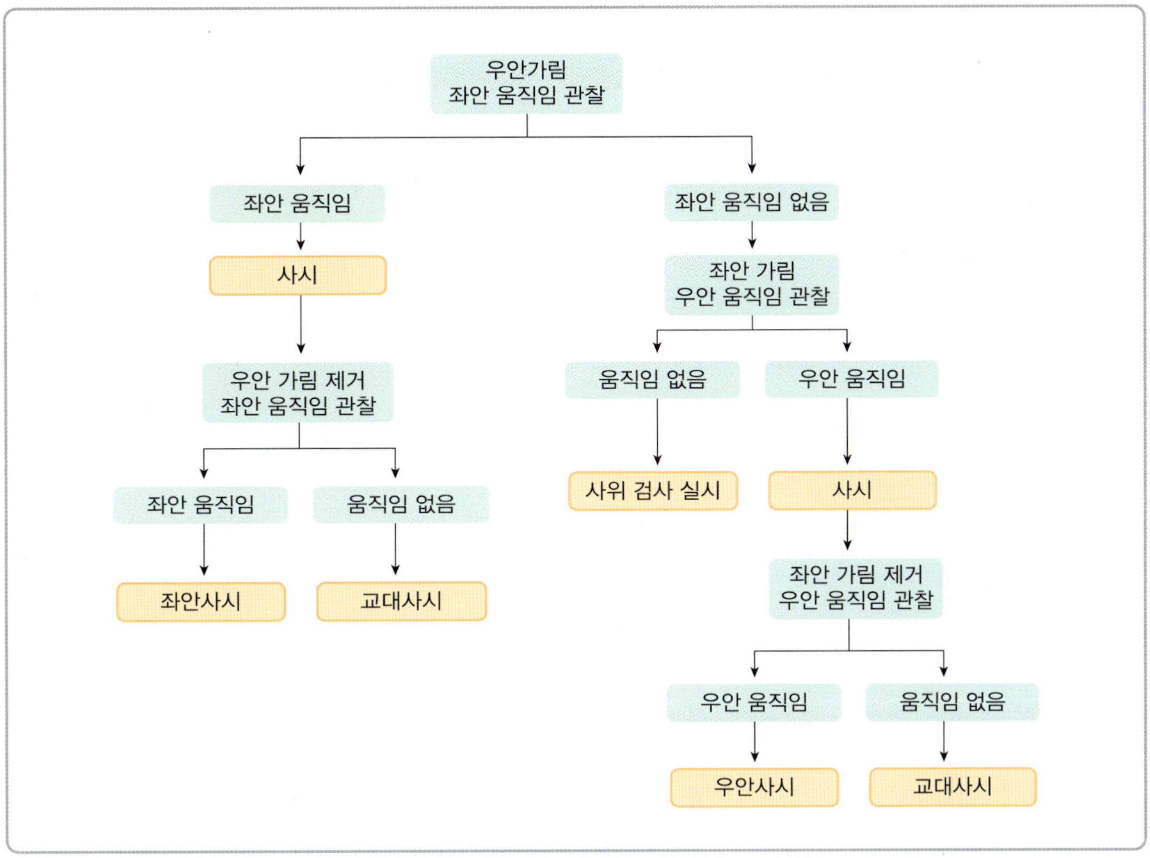

그림 16-11. 커브테스트로 사시와 사위를 진단하는 흐름도

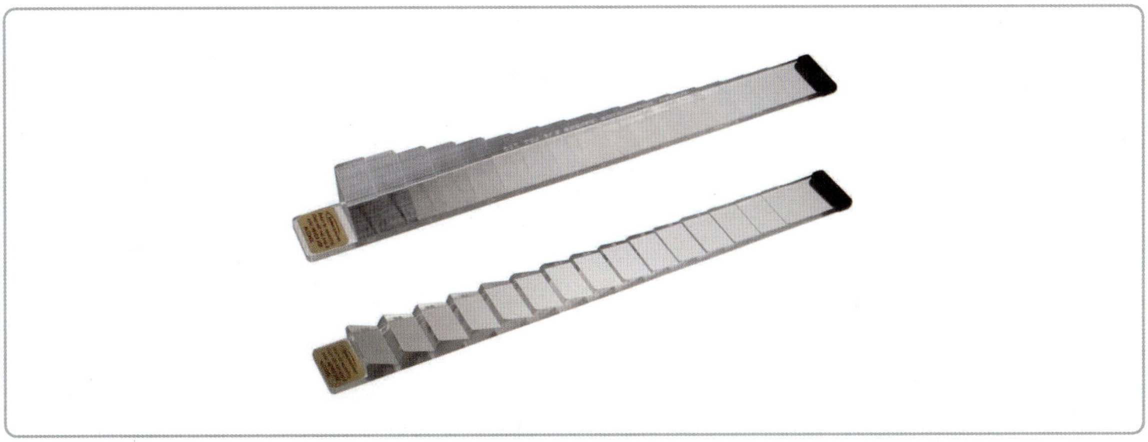

그림 16-12. 교대프리즘가림검사에 사용하는 프리즘바

림 16-12). 이 방법을 교대프리즘가림검사법(alternating prism cover test)라고 하며, 현성편위(사시)와 잠복편위(사위)를 포함한 모든 편위량을 정량적으로 측정할 수 있다.

2-2-5. 총조절력검사

총조절력검사는 수정체가 굴절력을 최대로 증가시킬 수 있는 능력을 측정하는 것이다. 즉, 수정체가 최대동적굴절상태일 때의 굴절력 변화를 디옵터로 표시한다. 총조절력은 시표 크기, 시표 조도, 시표 접근 속도, 근업 환경 등에 쉽게 영향을 받고, 생리적으로 연령 증가와 함께 감소한다. 총조절력을 측정하는 방법으로는 푸쉬-업법(push-up method), (-)구면렌즈 부가법, 동적검영법 등이 있다. 이 중 푸쉬-업 검사가 가장 간단하고 쉽게 피검자의 총조절력을 측정할 수 있어 임상에서 흔히 사용된다(그림 16-13).

예비검사에서 총조절력 측정을 시행할 때 검사자는 피검자가 나이에 따른 적절한 조절력을 보유하고 있는지, 두 눈의 조절력의 차이가 크지 않는지를 판단하는 것이 핵심사항이 된다. 아래 box에 정리한 나이에 따른 조절력을 예측하는 공식을 참조하길 바란다.

측정된 총조절력은 노안이나 조절부족 상태를 예측하여 검사자에게 추가적인 검사 방향을 설정하는데 유용한 정보를 제공한다. 순수한 총조절력을 알려면 두눈보기 상태에서 개입되는 폭주성분

나이에 따른 조절력을 예측하는 Hofstetter의 공식

최소값: 15−0.25×(나이)
평균값: 18.5−0.3×(나이)
최대값: 25−0.4×(나이)

예) Hofstetter의 최소조절력 예측공식에 따라 20세의 조절력은 10 D로 예측할 수 있다.
(15−0.25×20=10 D)

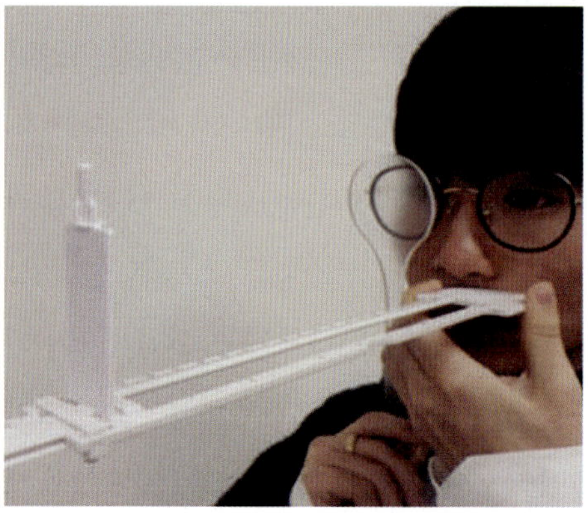

총조절력 측정을 위한 검사시작 장면

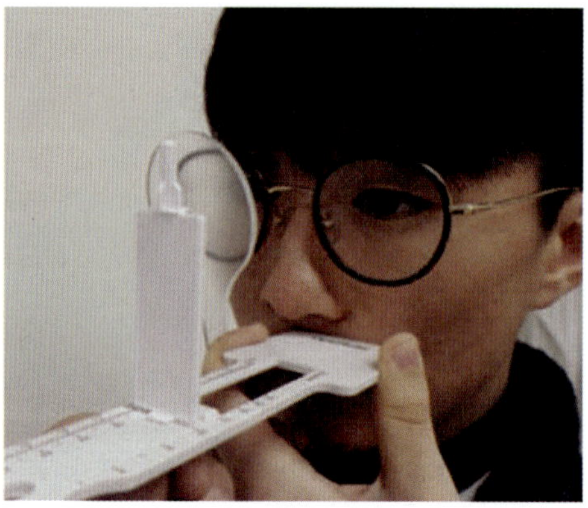

조절근점 측정지점

그림 16-13. Push-up 방법을 이용한 조절력 측정장면. 조절근점을 정확히 측정하기 위해 디옵터 값이 환산되어 있는 측정자를 이용하면 효과적이다.

을 배제하여야 하므로 단안시 상태에서 실시하는 것이 바람직하다.

2-2-6. 눈모음근점검사

좌우안의 망막 중심오목에 결상한 각각의 상을 하나로 합쳐 인식하는 것을 융합이라고 한다. 주시 물체가 앞쪽으로 이동되었을 때, 두 눈의 시선이 주시점을 향하여 정렬되어 교차되는 것을 눈모음이라고 하였다. 눈모음근점(near point of convergence)은 두 눈이 융합이 가능한 채로 눈모음을 최대한 가까이 할 수 있는 거리를 cm 단위로 표기하고, 보통 약어로 'NPC' 라고 명칭한다. 눈모음근점보다 가까운 곳을 보게 되면 수평융합력을 모두 소진하여 복시를 자각하게 된다. 그림 16-14와 같이 이 검사는 모든 종류의 폭주량(긴장성폭주, 조절성폭주, 융합성폭주, 근접성 폭주)을 합한 전체 폭주력을 간단하게 측정함으로써 수평방향의 융합력검사를 위한 예비검사가 된다. 예비검사 단계에서 NPC가 불량한 것으로 판정될 경우, 정밀한 융합력 측정과정이 시기능 검사에 시행되어야 하겠다.

2-2-7. 안구운동검사

주시는 시선을 보고자 하는 사물 쪽으로 이동시켜 고정하는 것이고, 주시에 의해 물체의 상은 망막 중심오목에 맺히게 된다. 움직이는 사물을 지속적으로 주시하기 위해서는 안정적이고 정확한 안구운동능력이 요구된다. 그러므로 정상적인 안구운동능력은 두눈보기에서 매우 중요한 기능적 요소가 된다. 안구운동검사(extraocular movement test)는 두 눈의 동향운동, 즉 두 눈으로 움직

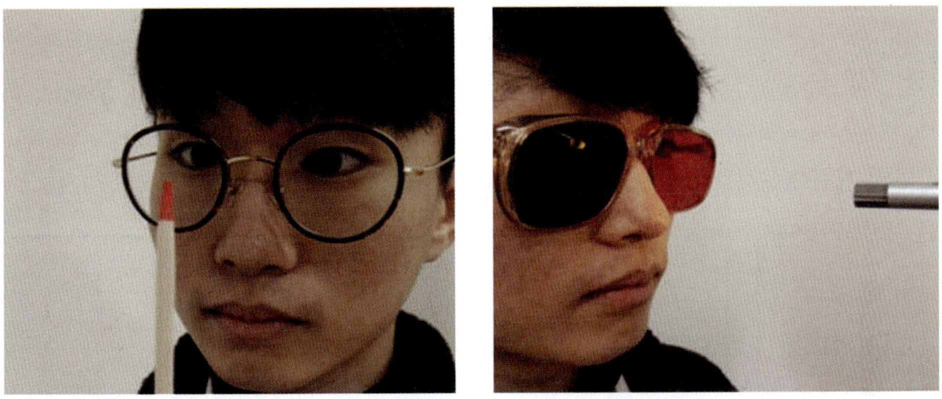

조절타깃을 이용한 NPC 측정　　적녹필터와 펜라이트를 이용한 NPC 측정

그림 16-14. 눈모음근점 측정방법. 처음으로 복시가 나타나는 거리를 파괴점(break distance)이라고 하고, 복시가 나타난 지점에서 다시 주시점이 하나로 보일 때까지의 거리를 회복점(recovery distance)이라 한다. 정상적인 경우 파괴점은 8 cm 이내에서 측정된다.

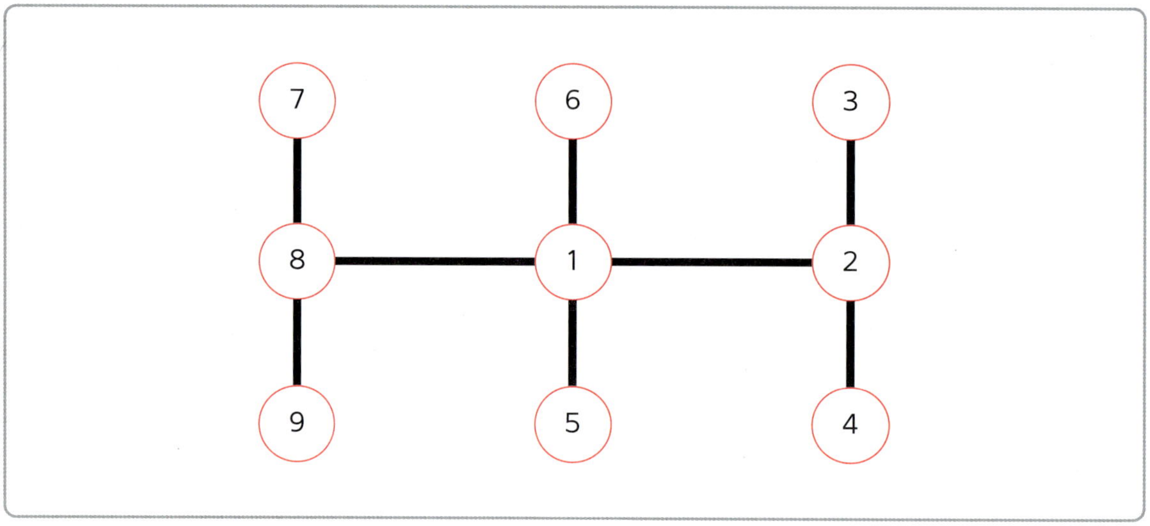

그림 16-15. 안구운동검사 순서. 검사자가 피검자를 정면으로 바라보는 상태에서 동향운동 방향에 따른 검사 순서이다. 검사방향의 순서보다 9가지 주시방향을 따라 모두 검사하는 것이 더 중요하다.

이는 사물을 매끄럽게 따라볼 수 있는 능력이 정상인지 파악하기 위해 실시하는 검사가 된다. 이 검사는 안구근육의 작용으로 가능한 모든 주시방향에서 정상적인 동향운동이 가능한지 파악하는 데 중점을 둔다. 그림 16-15에 동향운동을 검사하는 방향과 순서를 나타내었다. 사시나 심한 사위와 같은 안위이상이 있을 경우 동향운동에 크고 작은 문제점이 발견된다. 안구운동검사에서 이상 소견이 나오는 대표적인 원인으로는 마비사시(paralytic strabismus)가 있다. 부가적으로 평가할 수 있는 안구운동으로 신속보기운동(saccade)이 있다.

용·어·설·명

- **마비사시(paralytic strabismus)**: 신경이 마비되어 나타나는 증세로 안구운동의 장애가 동반되고 마비된 근육의 방향에 복시가 심해지는 사시
- **신속보기운동(saccade)**: 주시점의 변화와 동시에 일어나는 급격하고 빠른 두 눈의 불수적인 운동

2-2-8. 입체시검사

주시점을 포함한 단안시 궤적 이외의 모든 점은 두 눈의 망막대응점에서 약간씩 떨어진 부위에 상을 맺는 것으로 오른쪽 눈과 왼쪽 눈은 아주 비슷한 상을 보고 있지만 똑같은 상은 아니다. 두 눈에서 미세한 차이를 허용한 채, 이것이 융합되면 우리는 입체적으로 보인다. 입체시 검사(stereopsis test)는 정상적인 두눈보기의 결과인 심도지각(거리감)의 능력을 평가하는 검사이다. 입체시의 검사법은 다양하나, 안경원에서 가장 많이 사용되는 간편한 도구는 Titmus Fly test와 TNO 검

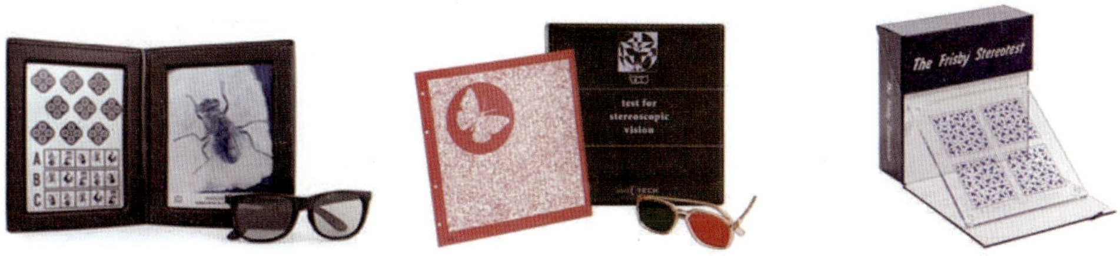

Titmus Fly test TNO test Frisby stereotest

그림 16-16. 다양한 입체시검사 도구

사 등이 있다(그림 16-16). 대개 입체시 검사는 두눈보기가 발달하고 있는 어린이에게 반드시 실시해야 할 예비검사의 한 종류이다.

2-2-9. 색각검사

색각(color vision)이란 색깔을 구별할 수 있는 인간이 가진 눈의 생리적 기능이다. 색깔인지의 기전으로는 Young-Helmholz의 색각설이 가장 지지받는 대표적인 학설로 여겨진다. 색각검사(color vision test)는 선천적 또는 후천적 색각장애를 찾아내기 위해 실시하고, 특히 황반부의 원뿔세포와 시신경의 기능을 검사하는데 중요한 의미를 갖는다. 색각장애의 종류로는 전색맹(또는 일색형색각), 부분색맹(또는 이색형색각), 그리고 색약(또는 이상삼색형색각)으로 분류한다. 색각

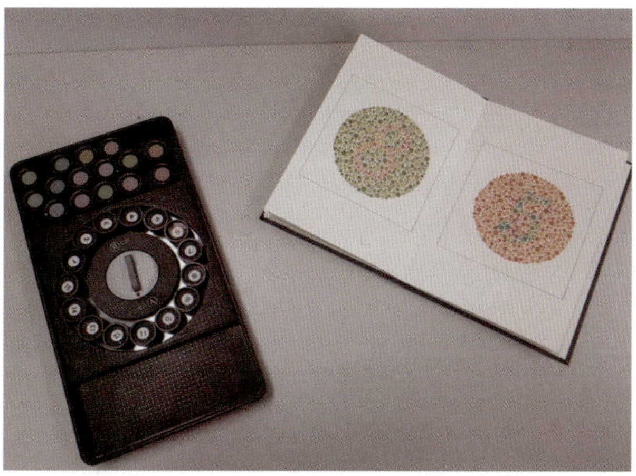

그림 16-17. 이시하라 색각시표(오른쪽 그림)과 panel D-15(왼쪽 그림)

표 16-12. 색각이상 유전표

부	모	유전형식도표	남자아이	여자아이
XY (정상)	XX′ (정상-보인자)	XY — XX′ → XY X′Y XX XX′	$\frac{1}{2}$은 정상 $\frac{1}{2}$은 색각이상	$\frac{1}{2}$은 정상 $\frac{1}{2}$은 보인자
X′Y (색각이상)	XX (정상)	X′Y — XX → XY XY XX′ XX′	정상	보인자
X′Y (색각이상)	XX′ (정상-보인자)	X′Y — XX′ → XY X′Y XX′ X′X′	$\frac{1}{2}$은 정상 $\frac{1}{2}$은 색각이상	$\frac{1}{2}$은 보인자 $\frac{1}{2}$은 색각이상
XY (정상)	X′X′ (색각이상)	X Y — X′X′ → X′Y X′Y XX′ XX′	색각이상	보인자
X′Y (색각이상)	X′X′ (색각이상)	X Y — X X → X′Y X′Y X′X′ X′X′	색각이상	색각이상

※설명: 남자는 X염색체가 1개이므로 색각이상 유전자가 있을 경우 색각이상자로 나타난다. 반면 여자의 경우, 2개의 X염색체가 모두 이상이 있을 경우에만 색각이상자로 나타난다. 1개의 X염색체만 색각이상 유전자를 보일 경우 잠복성 보인자가 되어 색각이상은 나타나지 않는다.

검사에 사용되는 방법으로는 이시하라 색각시표, 가성동색표법, 100-hue test, Panel D-15 등이 있다(그림 16-17). 색각이상은 유전되는 것으로 전색맹은 '상염색체 열성유전', 적록색각이상은 'X염색체 열성유전'이며 색각이상의 유전자는 X염색체가 가지고 있다. X염색체는 남자가 1개, 여자가 2개를 보유하고 있어 남자가 색각이상이 유전될 확률이 현저히 높다(표 16-12). 색각이상의 빈도는 남자가 인구의 약 5%, 여자가 약 0.5% 정도로 추산하고 있으며, 색각이상자 중 대다수는 적록색약으로 나타난다. 색각이상의 근본적인 치료법은 없으나, 일부 적록색약자에서는 적록색약용

용·어·설·명

- **Young-Helmholz의 색각설**: 사람이 색깔을 인지하는 것은 망막에는 3원색에 대응하는 시세포가 존재하고, 이들 요소가 흥분하는 정도에 따라 수없이 많은 색을 인지한다는 학설.
- **전색맹(또는 일색형색각)**: 색을 느끼는 감각이 전혀 없는 눈, Young-Helmholz의 3원색에 대응하는 시세포가 하나도 없는 눈의 상태, 모든 색을 밝기의 정도에 따라 흑색, 백색, 회색으로만 느낀다.
- **부분색맹(또는 이색형색각)**: 색각의 일부가 결여된 색맹, 분류로는 적색과 그 보색인 청록색의 구별이 안되는 적색맹(제 1색맹), 녹색과 적자색의 구별이 안되는 녹색맹(제 2색맹), 남색과 황색의 구별이 안되는 청황색맹(제 3색맹)이 있다.
- **색약(또는 이상삼색형색각)**: Young-Helmholz의 3원색에 반응하는 원뿔시세포는 존재하지만 기능이 좋지 않아 색각기능이 불완전한 상태로 적녹색약, 녹색약, 청황색약으로 구분된다.

필터렌즈나 콘택트렌즈가 도움이 된다.

2-2-10. 시야검사

시야(visual field)란 시선을 한 곳에 고정하고 한꺼번에 볼 수 있는 범위를 의미한다. 시야검사(visual field test)는 시야범위, 즉 정상적으로 시각감도가 분포되어 있는지 측정하는 것이다. 시야는 5~6세 정도면 거의 성인수준으로 분포하며, 노령층에 접어들면 약간 좁아지는 경향이 있다. 한 눈의 시야범위는 귀방향이 대략 100° 정도로 가장 넓고, 코방향이 약 60°로 가장 좁다. 주시선에서 30° 이내의 시야범위를 중심시야(central visual field)라고 하며, 이 범위를 넘는 시야를 주변시야(peripheral visual field)라고 한다. 주변시야의 기능은 주시물체와 주변에 있는 여러 물체간의 위치파악, 외계 물체가 움직이는 정보를 빠르게 인지하는 센서와 같은 역할을 한다. 따라서 중심시야가 정상적이라도 주변시야의 활용범위가 좁아지면 실생활에 큰 불편을 겪게 된다. 시야이상은 병적인 원인으로 발생하고, 주로 시야협착(contraction in visual field)이나 시야결손(visual field defect)으로 나타난다. 녹내장(glaucoma)은 시야이상을 야기시키는 대표적인 안질환으로 알려져 있다. 시야범위를 측정하기 위해 시야계(perimeter)를 사용한다. 안경사가 쉽게 활용할 수 있는 시야검사법으로 대면법(confrontation test)과 수지 시야법(count finger confrontation)이 있다.

용·어·설·명

- **녹내장(glaucoma)**: 안압상승으로 인해 시신경을 압박하는 질환, 시신경이 손상되면 시야이상이 발생한다.
- **시야결손(visual field defect)**: 특정 시야범위를 사용할 수 없는 상태.
- **시야협착(contraction in visual field)**: 시야가 정상보다 좁아진 상태.

2-2-11. 우위안검사

우위안(dominant eye)이란 두 눈으로 한 물체를 볼 때 두 눈 가운데 공간지각을 하는데 주도적인 역할을 하는 눈을 말한다. 우위안은 1903년 독일의 로젠바하(O, Rosenbach)에 의해 처음으로 명명하게 되었고, 우세안 또는 이안이라고도 한다. 예를 들어, 우리가 과일을 깍을 때 오른손잡이는 오른손으로 칼을 잡고 왼손은 과일을 잡고 지탱하며 거드는 손이 되며, 과일을 깍는 주도적인 역할은 오른손이 하게 된다. 이처럼 사람마다 오른손잡이와 왼손잡이가 있듯이 눈도 그러하다는 설명이 가장 쉬운 접근방법이 되겠다. 우위안은 사람마다 그 역할을 하는 눈이 다르며, 또 우위안쪽의 시력이 반드시 더 좋은 것도 아니다. 우위안의 검사방법에는 주로 원형의 구멍이 뚫어진 카드를 이용하는 방법(원형구멍카드법; hole in the card method)을 사용하고, 그림 16-18과 같이 특별한 도구 없이도 피검자의 손을 겹쳐 구멍이 뚫어진 카드처럼 이용하여도 무관하다. 예비검사

표 16-13. 우위안의 활용

검사 상황	우위안의 활용
양안조절균형검사 후 양안시력이 다를 경우	우위안을 좀 더 잘 보이는 상태에서 검사를 종료한다.
프리즘 처방이 필요할 경우	조제 가공 시 처방할 프리즘량 전체 또는 1/2 이상을 비우위안에 처방한다.
모노비전(monovision) 처방을 할 경우	원거리 주시 눈을 우위안으로, 근거리 주시 눈을 비우위안으로 선택한다.

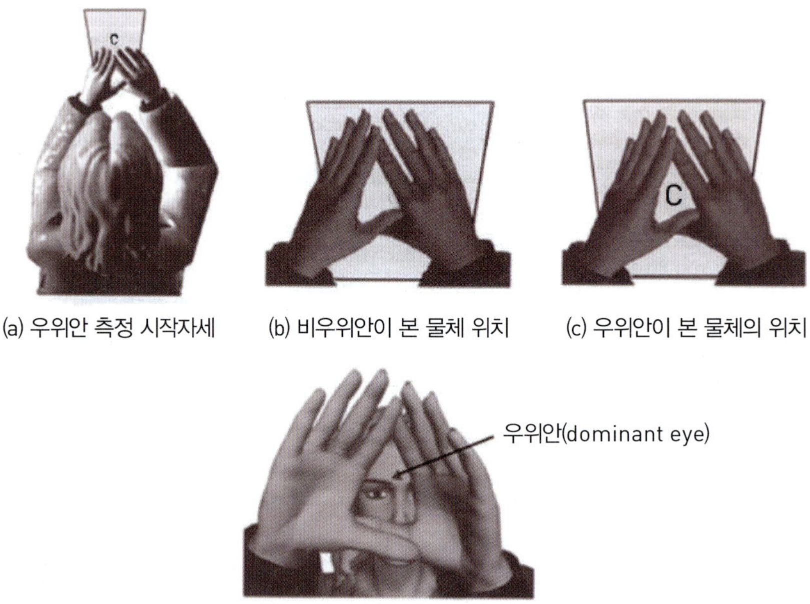

그림 16-18. 우위안 측정방법의 예

에서 측정한 우위안의 방향은 표 16-13와 같은 검사상황에서 검사를 종료하거나 처치에 근거자료로 활용되기 때문에 매우 중요하다.

용·어·설·명

- **모노비전(monovision)**: 두 눈으로 물체를 볼 때 한쪽 눈은 원거리를 보고, 다른 한쪽 눈은 근거리를 보도록 안경이나 콘택트렌즈를 처방하는 기법. 보통 노안이나 부등시의 경우에 선택적으로 처치할 수 있다.

3 굴절검사

앞서 비정시의 교정원리(제 9~11강)에서 설명했듯이 물체버젼스 '0 D', 수정체조절 '0 D'인 조건에서 망막에 결상오차가 발생하는 경우를 비정시라고 하였다. 굴절검사는 물체버젼스와 수정체조절이 '0 D'일 때, 망막의 결상오차를 '0 D'로 중화시킬 수 있는 교정굴절력을 검출하는 과정이다. 이때의 교정굴절력을 '완전교정굴절력'이라고 한다. 다시 말해 굴절검사는 피검자의 굴절상태를 측정하여 비정시를 정시로 중화시킬 수 있는 교정렌즈의 굴절력을 검출하는 과정으로 타각적 굴절검사와 자각적 굴절검사로 분류한다.

3-1. 타각적 굴절검사

타각적 굴절검사는 측정기기를 이용하여 피검자의 의사와 관계없이 굴절이상도를 측정하는 방법이다. 타각적 굴절검사 방법으로는 자동굴절검사기기(그림 15-10)와 검영기(그림 15-14)를 이용한 측정이 있다. 자동굴절검사기기는 측정이 빠르고 용이하여 안경원 현장에서 주로 활용된다. 하지만 자동굴절검사기기 적외선을 눈에 입사시켜 망막에 반사된 빛을 기계적으로 측정하기 때문에 피검자의 눈 상태에 따라 쉽게 오차가 발생하므로 주의해야 한다. 검영기를 이용한 타각적굴절검사는 검사자가 검영기에서 나오는 광선을 피검자의 눈에 입사시킨 다음 망막에서 반사되어 나오는 광선의 형태로 관찰하여 굴절이상도를 측정하는 방법이다. 이 방법은 광학적 원리를 잘 이해하고, 능숙한 검사기술이 요구되지만, 숙달이 되면 굴절이상도 검출 뿐만 아니라 피검자의 전반적인 눈 상태를 이해하는데 큰 도움이 된다. 어떠한 방법을 사용하던 비정시를 교정할 완전교정굴절력 값은 반드시 자각적 굴절검사과정을 통해 최종적으로 결정하여야 한다.

3-2. 자각적 굴절검사

자각적 굴절검사는 검사자의 질문에 대한 피검자의 주관적인 답변에 의존하며 진행하는 굴절검사이다. 따라서 자각적 굴절검사의 결과값은 피검자의 주관 및 판단 그리고 협조 정도에 따라 쉽게 영향을 받는다. 그러므로 자각적 굴절검사를 실시할 때 검사자는 피검자의 답변내용을 파악하고 해석하는데 주력을 다해야 한다. 자각적 굴절검사는 시험렌즈와 시험테를 이용하거나 포롭터를 이용한다. 검사의 과정을 간략히 나열하면 운무-최대구면굴절력 측정-난시검사-난시정밀검사-단안구면끝점검사-양안조절균형검사-양안구면끝점검사로 진행된다. 여기서는 자각적 굴절검사의 각 검사단계에 대한 주요개념을 간략하게 설명하겠다.

3-2-1. 검사의 시작점-운무

정확한 굴절검사를 위한 핵심사항은 바로 검사 과정 중 조절력의 개입을 막는 것이다. 검사 중 조절력을 제어하는 방법으로 조절마비굴절검사(cycloplegic refraction)가 있다. 하지만 이것은 안경사의 직무영역을 벗어나는 것으로 그 행위가 불가하다. 따라서 안경사는 전통적으로 운무법에 의한 자각적 굴절검사를 시행한다. 운무법은 그림 16-19와 같이 (+)방향의 구면검사렌즈를 가해 시력 0.1~0.2정도의 강한 근시성비정시가 되도록 인위적으로 만드는 것이고, 이때가 바로 굴절검사의 시작점이 된다. 참고로 예비검사단계에서 측정한 나안시력의 정보를 활용하면 운무상태를 신속하게 만들 수 있다. 표 16-14을 참고하길 바란다.

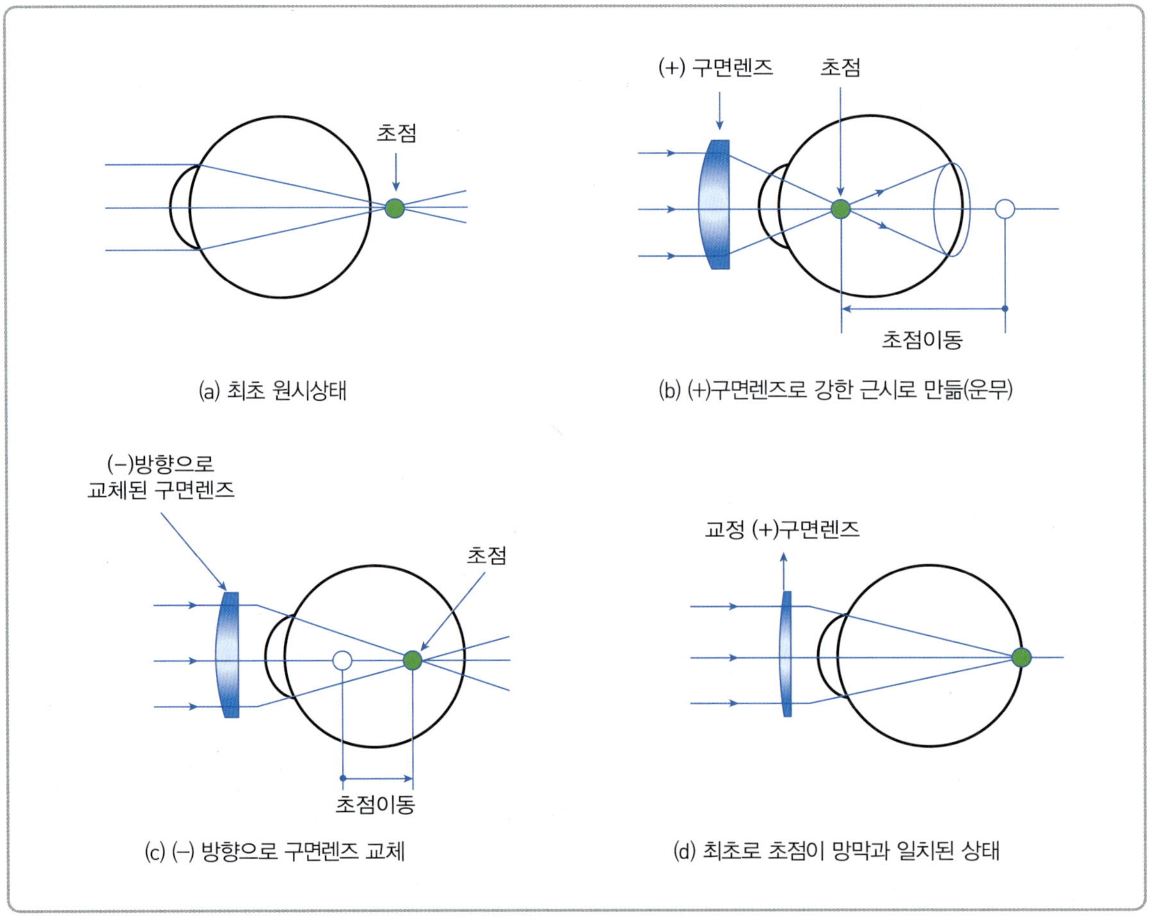

그림 16-19. 운무법의 이해

표 16-14. 근시안에서 운무상태를 위해 부가할 예상구면굴절력

나안시력	교정구면굴절력의 예상값(D)	운무상태를 위해 부가할 구면렌즈굴절력
0.05	−3.50	−0.50
0.1	−3.00	0.00
0.2	−2.00	+1.00
0.3	−1.50	+1.50
0.4	−1.25	+1.75
0.5	−1.00	+2.00
0.6	−0.75	+2.25
0.7	−0.50	+2.50

용·어·설·명

- 조절마비굴절검사(cycloplegic refraction): 조절마비제를 점안하여 조절을 일으키는 섬모체근을 마비시킨 상태에서 굴절검사를 하는 방법. 아트로핀, 싸이클로질, 호마트로핀 등을 점안한다.

3-2-2. 최대구면굴절력

운무상태가 마련되면, 그 다음 (−)방향으로 구면검사렌즈를 교체하면서 점차 시력을 개선시켜 나가 최고시력을 얻는 가장 (+)방향의 구면검사렌즈를 찾는 과정을 실시한다. 이 때 최대교정시력이 나오는 구면굴절력을 최대구면굴절력(best vision sphere: BVS)이라고 한다. 원시나 근시와 같은 단순굴절이상안에서의 최대구면굴절력은 초점을 망막 중심오목에 위치시키는 구면렌즈굴절력이 되므로 1.0 이상의 교정시력을 기대할 수 있다. 하지만 난시안에서 최대구면굴절력은 최소착란원을 망막 중심오목에 위치시키는 구면렌즈굴절력이 된다. 그 결과, 구면렌즈만으로는 교정시력 향상에 한계를 보이게 되어, 난시를 교정할 원주렌즈가 필요하게 된다. 표 16-15에 구면렌즈에 의

표 16-15. 최대구면굴절력과 예상 난시량과의 관계

구면렌즈에 의한 최대교정시력	예상 난시량(D)
1.0	0.25 이하
0.6~0.7	1.00
0.5	1.50
0.4	2.00
0.3	3.00
0.2	4.00
0.1	5.00 이상

한 최대교정시력과 예상 난시량의 관계를 정리하였다. 이런 결과를 통해 검사자는 다음 검사의 방향을 결정하게 된다.

3-2-3. 난시검사

최대구면굴절력 검사에서 교정시력이 1.0 미만일 경우 무리하게 (−)검사렌즈를 장입하지 말고, 난시검사를 실시한다. 대표적인 난시 검사용 시표로는 방사선시표(radical or fan chart)가 있다. 그 외 라우비체크(raubitschek) 포물선시표를 이용하거나 열공판을 이용하기도 한다. 운무법에 의한 자각적 굴절검사를 실시하면, 모든 난시안은 최초의 운무렌즈에 의해 검사초기의 눈은 근시성복난시 상태가 된다. 여기서 (−)방향으로 구면렌즈를 부가하다 보면 약주경선에 의한 후초선이 망막 중심오목에 위치하는 근시성단난시 상태에 이른다. 이 상태가 방사선시표를 이용한 난시검사의 가장 이상적인 조건이 된다. 검사자는 그림 16-20과 같이 피검자가 방사선시표 내 영역 중 가장 진하다고 말하는 방향을 근거로 교정(−)원주렌즈의 축 방향을 찾은 다음, 이어서 굴절력값을 검출한다. 굴절검사를 위한 대표적인 측정기기인 포롭터 내부에 일반적으로 (−)실린더 검사렌즈만 있는 이유도 바로 운무법에 의해 근시성단난시 상태에서 난시를 교정하기 위함이다. 하지만 실제로 근시성단난시 상태가 되었는지 정확하게 확인할 방법이 없으므로 안전하게 근시성복난시 상태에 검사하는 것도 무관하다.

3-2-4. 난시정밀검사

난시정밀검사는 방사선 시표를 이용한 난시검사에서 검출한 원주렌즈의 축과 굴절력의 정확성을

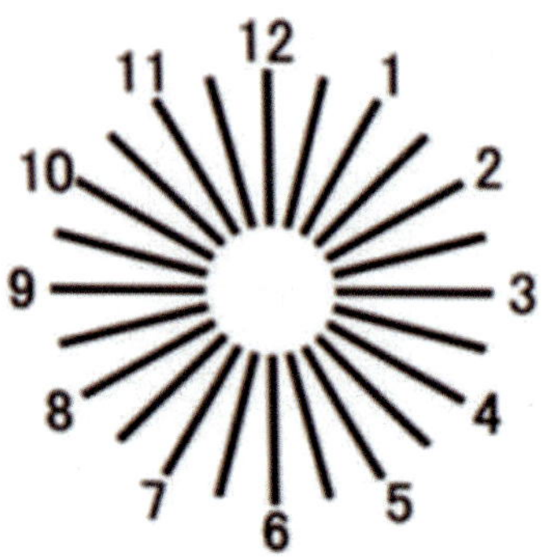

(a) 방사선 시표

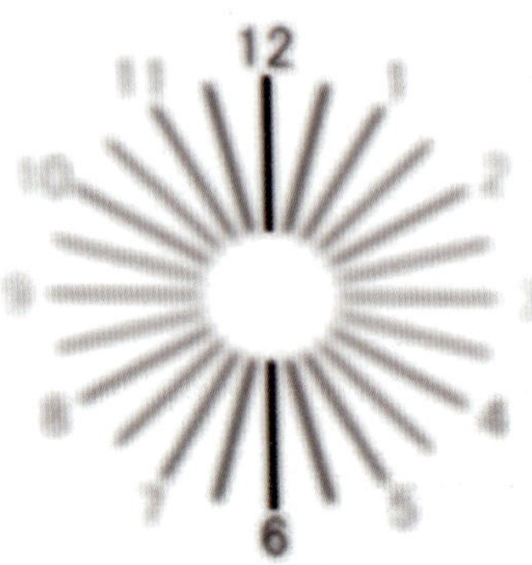

(b) 난시안이 인식하는 방사선시표의 모습

그림 16-20. 방사선 시표를 이용한 난시검출. 후초선이 90° 방향으로 망막중심오목에 위치하였을 때 피검자가 인식하는 방사선 시표모습이다(b). 약주경선의 방향은 180°이므로 원주렌즈 교정축(Ax)은 180°가 된다.

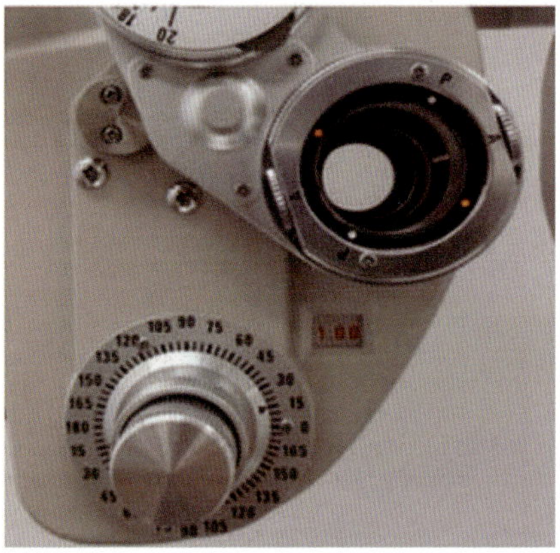

(a) 난시정밀검사를 위한 포롭터 세팅 모습

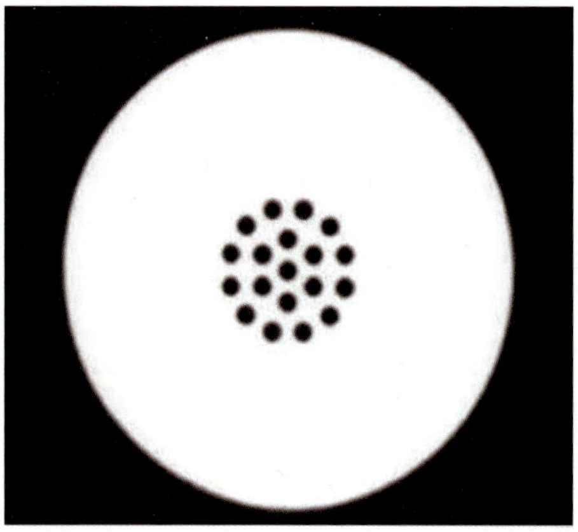

(b) 난시정밀검사용 시표-점군시표

그림 16-21. 크로스실린더를 이용한 난시정밀검사. 난시교정축의 정밀검사를 위해 크로스실린더를 장착. 크로스실린더의 중간축이 난시교정축과 일치되게 세팅한다(a).

재확인하는 과정이다. 부정확한 난시교정은 다양한 시각적 불편함의 원인이 되므로 난시안을 검사할 때 필수적인 과정이 된다. 이 검사를 실시할 때는 반드시 주경선균형상태의 혼합난시(neutral mixed astigmatism)라는 검사조건이 갖추어져야 한다. 그런 다음, 그림 16-21에 보듯이 크로스실린더와 점군시표를 이용하여 난시교정 (-)원주렌즈의 정확한 축 방향과 굴절력을 확인한다. 검사조건이 충족되고 미교정된 잔류난시가 남아있다면, 크로스실린더렌즈가 반전(flip)될 때 망막 중심오목에 위치해 있는 최소착란원의 크기 변화가 발생하게 된다. 검사자는 여기서 발생하는 선명도 차이에 대한 피검자의 주관적인 답변을 통해 잔류난시여부를 판단하고 정밀하게 재교정을 하는 것이다. 정확한 난시정밀검사가 되려면 검사가 시작하고 종료될 때까지 최소착란원이 망막 중심오목 위에 위치하도록 유지시켜야 한다.

용·어·설·명

- **주경선균형상태의 혼합난시(neutral mixed astigmatism)**: 전초선은 망막 앞, 후초선은 망막 뒤에 있고, 최소착란원이 망막중심오목에 위치하고 있는 혼합난시 상태. 망막중심오목을 기준으로 후초선과 전초선이 맺는 초점거리에 해당되는 디옵터값은 동일하다.

3-2-5. 구면끝점검사

난시정밀검사를 통해 난시가 완전하게 교정되었다면, 구면렌즈를 이용해 망막중심오목에 초점을 이동시키는 것이 가능해진다. 다시 말해, 구면끝점검사(end point test)는 비정시를 정시로 중화

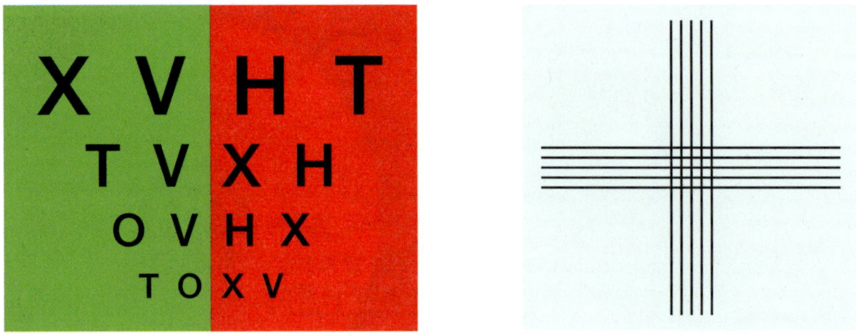

적녹시표　　　　원거리 십자시표

그림 16-22. 구면정밀검사에 사용되는 시표들

표 16-16. 근시와 원시안에서 단안완전교정굴절력의 결정

근시안에서 단안 완전교정굴절력		원시안에서 단안 완전교정굴절력	
굴절이상도(D)	교정시력	굴절이상도(D)	교정시력
S−2.50	0.9	S+2.50	0.9
S−2.75	1.0	S+2.75	1.0
S−3.00	1.0	S+3.00	1.0
S−3.25	0.9	S+3.25	0.9

*근시의 경우에는 S−2.75 D, 원시의 경우 S+3.00 D가 단안 완전교정굴절력이 된다.

시킬 완전교정굴절력을 검출하는 단계이다. 검사방법은 표 16−16에서와 같이 피검자가 최고의 교정시력을 얻을 수 있는 최대의 (+), 또는 최소의 (−)구면굴절력을 찾아 결정한다. 또 다른 검사방법으로는 색수차를 이용한 적녹이색검사(red−green test)가 있고, 원거리 십자시표와 크로스실린더를 이용하여 결정하기도 한다(그림 16−22).

3−2−6. 양안조절균형검사

양안조절균형검사(binocular accommodative balance test)는 조절을 최대한 이완시킨 상태에서 두 눈에 동일한 조절작용이 유지될 수 있도록 조정하는 검사이다. 앞에서 시행한 단안 굴절검사(monocular refraction)를 적절하게 실시하였더라도 최종 구면굴절력을 결정하는 과정에서 조절이 개입될 가능성이 있고, 이것은 좌안과 우안을 검사할 때 서로 다르게 발생하기도 한다. 이와 같이 좌우안의 조절이 다르게 작용되면 두눈보기를 할 때 시각적 불편함이 발생된다. 따라서 조절 불균형을 제거하는 것은 편안한 안경처방의 중요한 요인이 된다.

가장 고전적으로 손쉽게 사용하는 검사법으로는 차폐를 이용해 단안시력을 교대로 비교하는 방법이 있다. 그 외 프리즘분리법(prism dissociated blur method)과 편광분리법(polarization associated blur method)도 임상에서 널리 사용되고 있다.

용·어·설·명

- **프리즘분리법**(prism dissociated blur method): 수직프리즘을 이용하여 한 줄의 시표를 위, 아래로 분리시켜 그 차이를 비교하는 양안조절균형검사의 한 방법.
- **편광분리법**(polarization associated blur method): 편광렌즈를 이용해 고정되어 있는 시표에 각 눈이 보는 시표를 달리하여 그 차이를 비교하는 양안조절균형검사의 한 방법.

어떠한 검사를 선택하여 실시하든, 행여나 개입된 조절이 있을 수 있으므로 시력비교 전 약한 근시성 상태로 다시 운무하는 것이 안전하겠다. 양안조절균형의 조정과정에서 두 눈의 시력을 동일하게 할 수 없는 경우에는 앞서 예비검사에서 파악해 둔 우위안의 시력이 좋은 상태로 검사를 종료하도록 한다. 양안조절균형검사가 종료되면 양안개방상태에서 구면렌즈를 양안 동시에 (−)방향으로 0.25 D씩 감소하면서 처음으로 양안최고시력일 때의 구면렌즈값을 찾고 자각적 굴절검사를 종료한다.

자각적 굴절검사로 검출한 완전교정굴절력값은 추가로 진행할 모든 검사의 기준값이 되기 때문에 매우 중요하다. 완전교정굴절력값이 잘못되면 비정시를 정시로 완전하게 교정시킬 수 없는 상태가 되고, 이로 인해 다른 검사결과도 신뢰할 수 없게 된다. 물론 모든 경우에 완전교정값을 그대로 처방하지는 않는다. 한 가지 예로 충분한 조절력을 가지고 있는 원시를 가진 어린이들은 첫 교정부터 완전 교정한 안경을 쓰게 되면 기존의 조절습관으로 물체가 흐려 보이고, 이로 인해 안정피로가 생기는 경우가 있다. 이러한 경우에는 단계적인 처방이 좋은 처치법이 되겠지만, 궁극적으로 비정시는 완전교정하는 것은 굴절교정의 기본 원칙이 된다. 각 피검자마다 가장 적절한 교정값을 결정하기 위해서는 정확한 이론을 기반으로 충분한 임상경험을 통해 꾸준히 노하우를 축적하는 것이 필요하겠다.

4 검사실의 환경

검사실은 눈 검사를 정확히 하기 위한 가장 기본이 되는 요소이며, 검사자와 검사를 받는 피검자에게 심리적인 안정을 제공할 수 있는 공간이 되어야 한다. 이런 심리적 안정은 바로 서로간의 신뢰를 쌓는 연결고리로 작용한다. 따라서 안경원의 구성요인들 중 사실상 검안실의 환경은 매우 중요한 요인이 될 수밖에 없다. 검사실은 조제가공실이나 안경테의 진열장과는 독립된 공간이어야 하며, 피검자와 시표 간의 충분한 공간이 확보되어야 한다. 가능하면 보호자가 함께 할 수 있는 공간을 마련한다면 더욱 좋다. 검안실의 내부는 청결하게 유지해야 하며 벽면은 전체적으로 균일한 흰색으로 하고 가능한 시표주의에는 시야를 방해하는 물건을 두지 않도록 한다. 검사실 내 다양한 환경요소들은 눈 검사 과정에 영향을 준다. 특히 검사실의 밝기와 검사 거리는 측정결과에 쉽게 영향을 미치므로 적절한 조치를 취해야 한다.

4-1. 검사실의 밝기

시력검사 시 검사실 내의 밝기는 적당하게 유지되어야 하고, 각 검사과정에 적당한 밝기를 조절할 수 있도록 하여야 한다. 일반적으로 원거리 시력검사 시 시표 주위의 조도는 130~215 lux, 시표면의 조도는 800~1,000 lux가 적당하다. 검사실의 밝기는 검사 중 동공의 크기를 변화시킨다는 점에서 중요한 요소가 된다. 밝은 낮에는 동공직경이 약 3.0~4.0 mm 정도이고, 어두운 야간에는 약 5.0~6.0 mm 정도가 된다. 동공의 역할은 망막에 도달하는 빛에너지의 양을 조절하여 최상의 상을 얻을 수 있게 하는 것이다. 검사실이 너무 밝아 동공의 크기가 2 mm 보다 작아지면 회절효과나 망막으로 들어오는 광량의 감소로 인해 오히려 시력이 저하되고, 너무 어두워서 동공의 크기가 5 mm 이상이 되면 구면수차에 의해 시력이 저하된다. 이처럼 검사 중 동공의 크기변화는 검사결과에 쉽게 영향을 준다. 따라서 일반적으로 검사실의 밝기는 동공의 크기가 2~5 mm 정도로 유지될 수 있는 정도가 적당하다. 눈 검사의 종류는 다양하고, 각 검사를 실시할 때 적당한 조명상태도 다르므로 검사실에는 조광계를 설치하여 밝기를 조절할 수 있도록 하는 것이 바람직하겠다.

4-2. 시표의 위치와 검사거리

시표의 높이는 피검자의 눈높이에 두거나 또는 약 15° 상방에 두는 것이 좋다. 피검자와 시표간의 거리는 일반적으로 5 m 이상이 되는 것이 바람직하다. 검사실의 공간 사정에 따라 검사거리가 짧아지게 되면 이론적으로 굴절검사의 완전교정굴절력값도 달라진다. 만일 시표를 3 m에 두고 굴절이상도를 측정할 경우 −0.33 D의 근시안은 정시로 측정될 수 있다. 즉 −0.33 D의 근시안의 원점거리는 눈 앞 3 m이므로 3 m 앞에 있는 시표는 교정렌즈의 도움 없이 선명한 상을 볼 수 있기 때문이다. 이러한 이론으로 정시안의 경우 +0.33 D의 원시로 측정되고, 원시안의 경우 +0.33 D의 교정굴절력이 더 검출된 상태에서 검사가 종료된다. 따라서 검사거리가 3 m가 될 경우 굴절이상도를 0.33 D 증감하여 원거리를 교정할 수 있겠으나 교정렌즈의 최소단계의 굴절력이 0.25 D

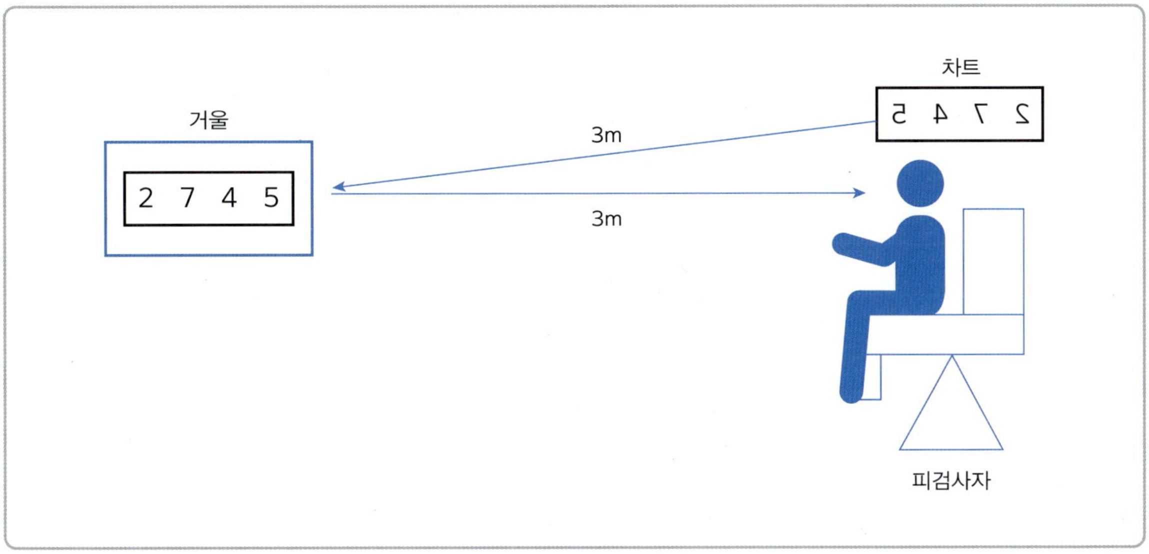

그림 16-23. 검사거리 증가를 위한 거울 사용법의 예. 검사실 공간이 3 m일 경우 거울을 부착하면 6 m 검사거리를 확보할 수 있다.

임을 감안하면 보정이 불가능하다. 하지만 검사거리를 4 m로 할 경우 교정굴절력값의 오차는 0.25 D가 되므로 보정이 가능해진다. 협소한 공간으로 인해 검사거리가 4 m 이하가 될 경우 그림 16-23과 같이 거울을 사용해서 검사거리를 늘리는 방법을 권장한다.

제 17 강 안경조제가공의 기초

- 복싱시스템
- 옥습기
- 피팅
- 경사각과 안면각
- 정점간거리

안경의 조제가공은 피검자의 눈의 굴절상태에 적합한 렌즈가 광학적 요소를 충족할 수 있도록 가공하여 테에 끼워넣고, 편안하게 착용할 수 있게 피팅(fitting)하는 과정이다. 시선이 렌즈를 지날 때 불필요한 프리즘 영향을 받지 않도록 렌즈의 설계기준점(major reference point)을 PD와 Oh에 맞춰 정확히 위치시켜야 하며, 수차발생이 최소가 될 수 있게 시선이 렌즈면에 수직으로 지나도록 해야 한다.

1 안경테의 명칭과 크기 계측

안경테는 여러개의 부품들로 구성되어 있다(그림 17-1). 대략적으로 렌즈를 고정하기 위한 림(rim), 다리부(temple), 좌, 우 림을 연결하는 연결부(bridge), 림과 다리를 연결시켜 주는 엔드피스(endpiece), 코받침(nose-pad) 등으로 구성되어 있으나 테의 재질, 디자인, 형태 등에 따라 달라질 수 있다. 그림 17-1에서 플라스틱 테의 경우, 림, 연결부, 엔드피스가 일체형으로 되어 있다. 반무테(half rim frame)는 림의 일부가 나일론 줄로 되어 있으며, 무테(rimless frame)는 림이 없고, 렌즈에 구멍을 뚫어 나사 등으로 연결부와 렌즈, 렌즈와 다리부를 연결한다.

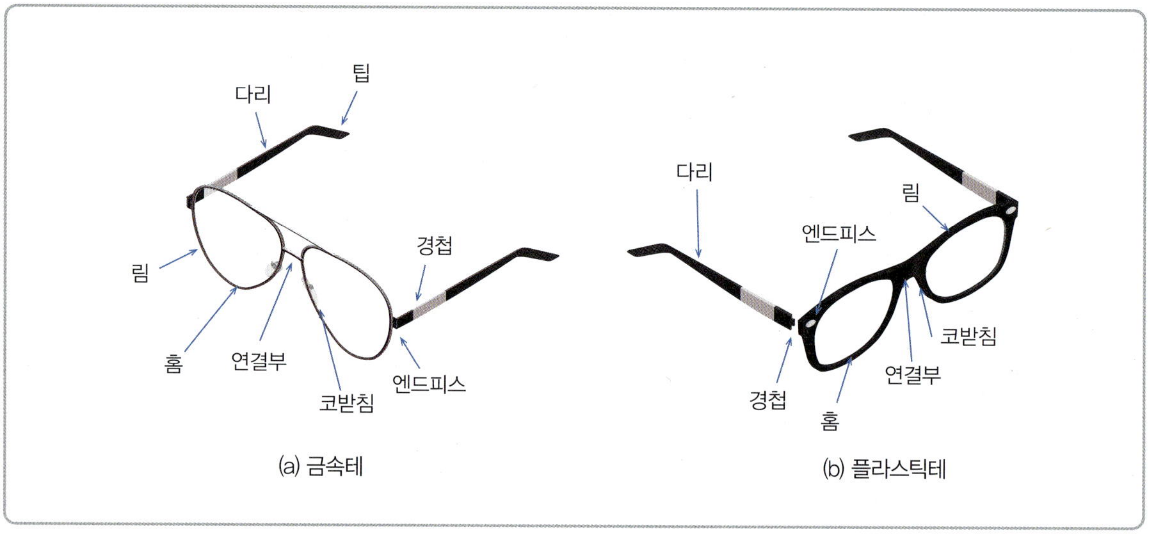

그림 17-1. 안경테의 부위별 명칭

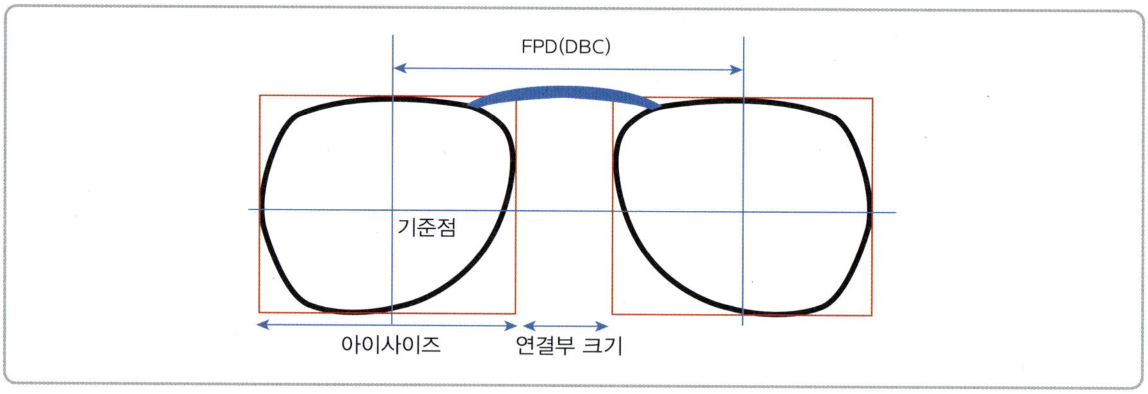

그림 17-2. 복싱시스템에 의한 크기 표시

안경테의 크기를 나타내는 방법은 복싱시스템(boxing system), 데이텀라인시스템(datum line system), 상공련시스템이 있으나 복싱시스템을 가장 많이 사용한다. 좌, 우 렌즈삽입부의 위, 아래, 왼쪽, 오른쪽 방향에서 가장 돌출된 지점을 찾고 수평, 수직방향 접선을 그으면 직사각형의 모양이 된다(그림 17–2). 이 직사각형의 수평길이를 아이사이즈(eye size) 또는 렌즈삽입부 크기라고 하며, 좌, 우 직사각형 사이의 간격을 연결부 크기(bridge size)라고 한다. 각 직사각형의 기하중심을 기준점(reference point)라고 하며, 두 기준점들간 거리를 FPD(frame PD) 또는 DBC (distance between centers)라고 한다. FPD는 아이사이즈와 연결부 크기를 더한 값이다. 안경테에 '54 □ 16, 135'로 표시가 되어 있는 경우, '□'는 복싱시스템으로 측정했음을 의미하며, 아이사이즈가 54 mm, 연결부 크기가 16 mm, FPD가 70 mm임을 의미한다. 마지막에 표기된 수치는 다리길이를 의미하며 다리를 곧게 폈을 때 경첩나사구멍 중심에서 끝까지의 길이가 135 mm임을 나타낸다.

용·어·설·명

- **설계기준점**(major reference point): 안경렌즈에서 눈의 동공중심과 일치시켜야 하는 지점. 프리즘 처방이 없는 경우 렌즈의 광학중심점이 설계기준점이 되며, 프리즘 처방이 있는 경우 눈에 맞는 프리즘굴절력과 방향을 가지는 지점이 설계기준점이다.
- **PD**: 동공중심간거리(pupillary distance)

  안경자(ruler)나 동공중심간거리계(PD meter) 등을 이용하여 측정한다.

  원용 PD의 측정은 안구회전점(eye center of rotation)들 간 거리를 기준으로 해야 하나 편의상 왼쪽 눈과 오른쪽 눈의 시선이 평행하게 되었을 때 동공중심간 거리를 측정한다.

  근용 PD의 측정은 주시하려는 거리의 물체를 보도록 하고 정점간거리만큼 떨어진 지점에서 동공중심간거리를 측정한다.
- **조제가공 PD**: 정점간거리만큼 떨어진 지점에 위치하는 안경렌즈의 광학중심점들간 거리
- **광학중심점 높이**(Oh, optical height): 안경테 하부에서 동공중심까지의 높이(단, Oh는 안경테가 정해진 후 측정이 가능하다.)
- **조제가공 Oh**: 안경테 하부에서 렌즈의 광학중심점까지 높이

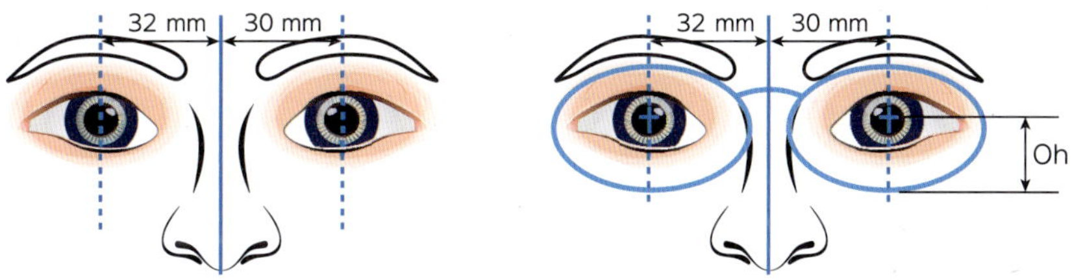

그림 17-3. PD와 Oh의 측정

2 조제가공의 주요 과정

안경 조제가공의 주요 과정은 다음과 같다.

a. 렌즈 인점찍기(centering)

렌즈미터를 이용하여 렌즈의 굴절력, 주경선 방향, 프리즘 양과 방향, 광학중심점 등을 확인하고 처방에 맞도록 렌즈에 인점을 찍는다(그림 17-4, 17-5, 17-6, 17-7). 3개의 인점에서 가운데 인점은 설계기준점으로, 프리즘 처방이 없을 경우는 광학중심점이다. 수동렌즈미터는 망원경부를 통해 들여다보면 각도 눈금표시, 프리즘 눈금표시, 주경선 방향을 맞추기 위한 안내선과 초록색의 타깃이 보인다. 프리즘 처방이 없고, 구면렌즈인 경우 굴절력 측정 손잡이를 돌려 타깃이 선명하게 보이도록 하고, 렌즈를 움직여 타깃이 중심에 오도록 한 다음 인점을 찍는다.

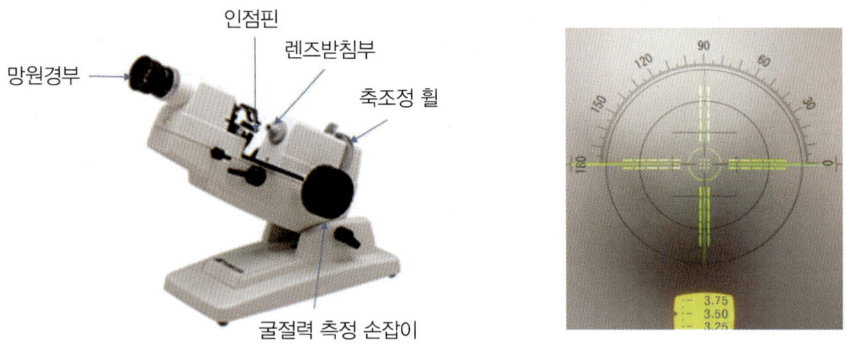

(a) 수동렌즈미터 외관 (b) 망원경부를 통해 본 구면렌즈의 타깃상

그림 17-4. 수동렌즈미터의 외관과 구면렌즈의 타깃상. 타깃상의 선명도가 같으므로 구면렌즈이고, 굴절력은 −3.50 D 이다.

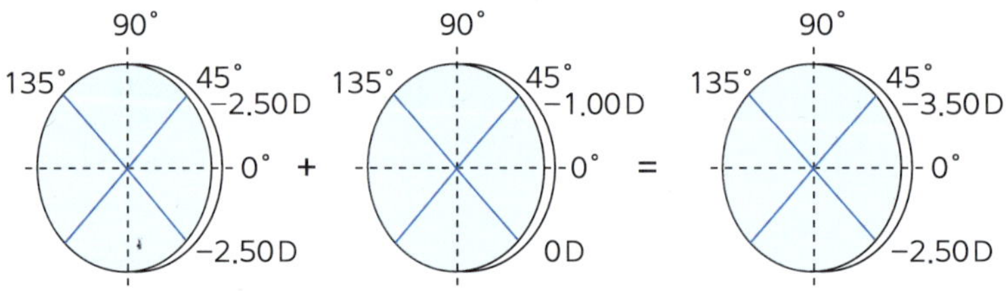

(a) 주경선의 굴절력

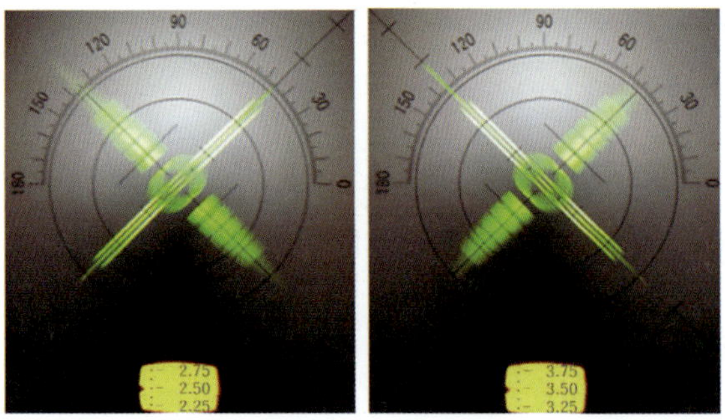

(b) 타깃상이 선명하게 보이는 굴절력과 방향

그림 17-5. S−2.50 D ⊃ C−1.00 D, Ax 135°인 렌즈의 주경선별 굴절력과 타깃상. 굴절력이 −2.50 D일 때 45°, −3.50 D 일 때 135° 방향으로 타깃상이 선명하게 보인다.

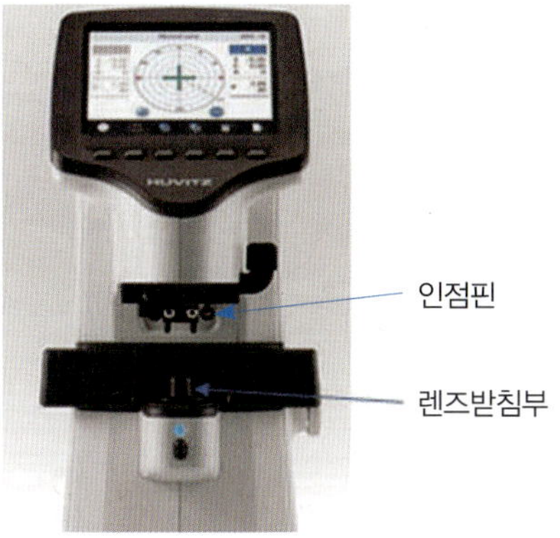

그림 17-6. 자동렌즈미터. 렌즈의 굴절력, 프리즘 굴절력, 주경선의 방향 등이 화면에 표시된다.

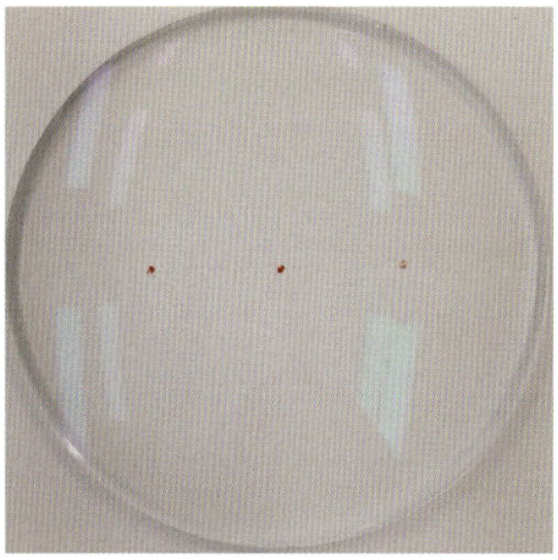

그림 17-7. 렌즈미터를 이용하여 인점을 찍은 모습. 가운데 인점은 동공중심과 일치시켜야 할 설계기준점(또는 광학중심점)이며, 세 개의 인점을 연결한 선은 수평이 유지되어야 한다.

토릭렌즈는 타깃의 모든 방향이 선명하게 보이는 것이 아니라 특정방향이 더 선명하게 보인다. 렌즈의 경선 방향과 경선에 의한 초선의 방향은 90°만큼 기울어져 있음을 기억할 필요가 있다. 처방이 "S−2.50 D ⊃C−1.00 D, Ax 135°"인 경우, 주경선의 굴절력은 135° 방향 −2.50 D, 45° 방향 −3.50 D이며, 초선은 경선과 90°만큼 차이가 나므로 타깃상은 −2.50 D에서 45°, −3.50 D에서 135° 방향이 선명하게 보이도록 한다(그림 17−5).

자동렌즈미터는 렌즈를 받침부에 올려놓으면 화면에 렌즈의 굴절력과 프리즘 굴절력 등 렌즈의 정보가 표시된다. 렌즈를 돌리거나 움직여 처방에 맞도록 렌즈를 위치시킨 다음 인점을 찍는다.

b. 형판만들기(patterning)와 설계(lay out)

테의 렌즈삽입부의 모양, 크기와 일치하도록 형판을 만든 뒤 PD와 Oh에 맞도록 설계기준점을 설정한다. 렌즈의 인점 3개를 이어주는 선이 렌즈삽입부의 수평방향과 같도록 하면서 형판의 설계기준점과 렌즈의 가운데 인점을 일치시킨다.

c. 가장자리갈기 및 산각세우기(edging & beveling)

옥습기(lens edger)를 사용하여 형판의 모양에 맞게 렌즈의 가장자리를 가공하고 산각을 세운다. 테의 종류와 형상에 따라 중산각(V typed bevel, bevel edge), 고산각(hide−A−bevel, mini bevel), 평산각(flat bevel, flat edge), 역산각(reverse typed edge, grooved edge)을 세운다(그림 17−8). 수동 또는 자동옥습기가 사용되며, 역산각은 역산각가공기(lens groover, grooving machine)를 사용할 수 있다.

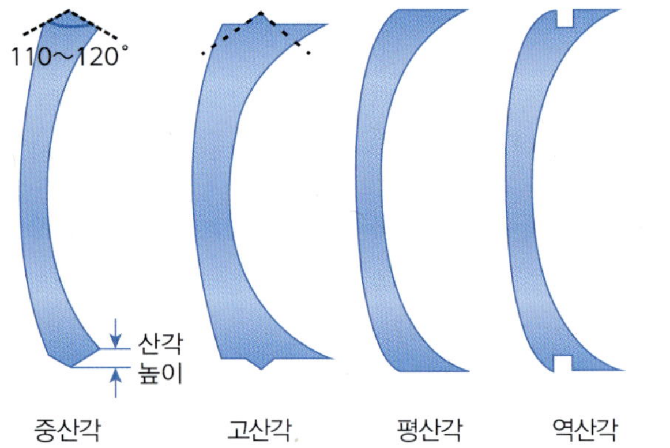

그림 17-8. 산각의 종류. 중산각의 각도는 110~120° 정도가 적당하며, 두꺼운 렌즈는 중산각을 세우면 산각높이가 높아지므로 고산각으로 산각높이를 낮춘다.

가장자리갈기와 산각세우기는 옥습기를 사용하여 렌즈 가장자리의 필요없는 부분을 갈아내어 렌즈가 원하는 모양, 크기가 될 수 있도록 하며, 테에 고정될 수 있게 산각을 세우는 과정이다.

중산각은 일반적인 산각의 형태로 두껍지 않은 렌즈를 금속이나 플라스틱 테에 끼워 넣을 때 가공하는 산각이며, 산각의 각도는 110~120° 정도, 산각의 높이는 0.5~0.7 mm 정도가 적당하다. 각도가 작으면 가공된 산각이 얇아져서 렌즈가 파손되기 쉬우며, 각도가 크면 테에서 빠지기 쉽다.

두꺼운 렌즈의 경우 중산각으로 가공을 하면 그림의 점선처럼 가공되어 산각 높이가 높아지며, 산각의 일부가 노출되어 림의 형상을 따라 렌즈 가장자리에서 뿌연 테두리가 생기고 미용적으로 좋지 못하다. 따라서 두꺼운 렌즈는 고산각으로 가공을 한다.

평산각은 렌즈면에 수직으로 편평하게 가공을 하는 것으로 무테나 반무테에서 사용되는 산각이

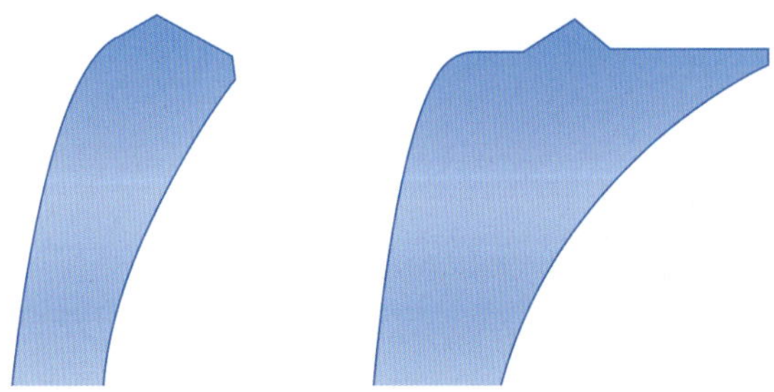

그림 17-9. 면다듬기 가공

다. 무테의 경우 평산각으로 가공된 렌즈의 코방향과 귀방향에 구멍을 뚫어 나사 등으로 렌즈를 고정시킨다. 일반적으로 구멍이 2개인 테가 가장 많이 사용된다. 반무테는 일차적으로 평산각으로 가공된 렌즈에 0.3~0.5 mm 정도 깊이로 역산각 홈을 파서 나일론 줄 등으로 고정될 수 있도록 한다.

렌즈의 전, 후면과 산각의 끝이 만나는 날카로운 부분을 살짝 다듬어 매끄럽게 가공을 하면 렌즈 가장자리의 파손과 날카로운 부분에 의한 부상을 막을 수 있다. 이것을 면다듬기(chamferring)라고 한다(그림 17-9).

d. **렌즈 끼우기**(insertion)

드라이버, 히터기 등 테의 재질, 형태에 맞는 기구를 사용하여 산각이 세워진 렌즈를 테에 끼운다. 금속테의 경우 림의 렌즈 고정나사를 풀어 렌즈를 끼운 다음 다시 나사를 고정한다. 플라스틱 테의 경우는 히터를 사용하여 테에 열을 가해 연화시킨 다음 렌즈를 끼워 넣는다. 뜨거운 바람을 이용한 열풍기식, 뜨거운 수증기를 이용한 수증기식, 작은 유리 알갱이들을 가열하여 그 열이 테에 전달되도록 한 유리구슬식의 히터가 사용될 수 있다(그림 17-10).

반무테는 역산각으로 가공된 렌즈를 림 부분에 맞춘 후 나일론 줄을 잡아 당겨서 역산각 홈에 맞춰 넣는다.

무테는 드릴로 렌즈 가장자리에 구멍을 뚫어 렌즈와 무테의 렌즈지지부(strap)를 나사 등으로 고정시킨다. 렌즈의 구멍위치와 테의 렌즈지지부의 나사구멍이 정확하게 일치되도록 하여야 한다.

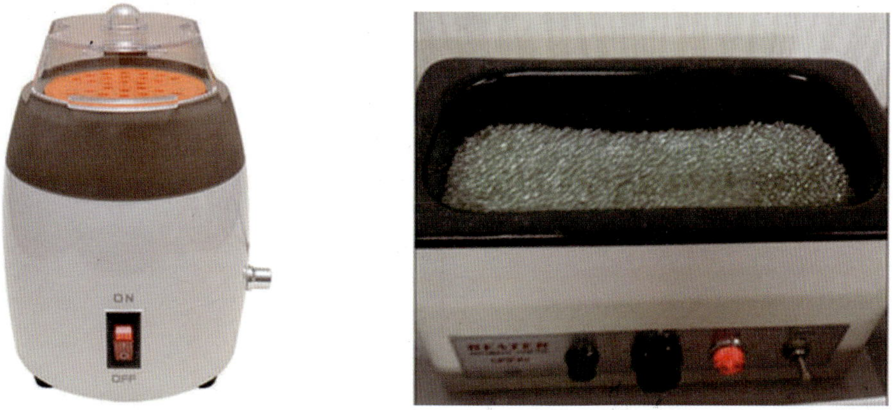

(a) 열풍기 (b) 유리구슬 히터

그림 17-10. 열풍기와 유리구슬 히터

e. **검사**(inspection)

렌즈가 테에 끼워진 상태에서 렌즈와 테의 손상(외관 검사), 렌즈 주경선의 방향, 설계점의 위치 등이 처방에 맞도록 가공되었는지(광학적 검사)를 확인한다.

f. **피팅**(fitting)

안경을 착용했을 때 편안한 상태로 광학적 요건을 충족시킬 수 있도록 하는 과정이다. 흘러내림이나 압박감이 없이 안경의 무게가 귀와 코의 4개 접점에 골고루 분산되도록 하여야 한다. 전체적인 위치 및 수평상태, 경사각 및 안면각, 정점간거리, 다리부가 벌어진 상태 등이 적절한지, 또 좌, 우 균형이 잘 맞는지, 테의 뒤틀림은 없는지 등을 점검하고 수정한다. 테의 종류나 모양, 착용자의 얼굴 형상, 자각적 느낌 등에 따라 피팅이 달라질 수 있으므로 안경사의 경험과 숙련된 기술이 필요하다. 피검자가 선택한 안경테를 착용하기 전에 테의 뒤틀림 등을 바로 잡아 좌우균형을 맞춰야 하고(표준상태점검, standard alignment, truing), PD와 Oh를 측정하기 전에 피검자에게 안경을 착용시켜 피팅상태를 점검해야 하며(전피팅 pre fitting 또는 기본피팅 main fitting), 렌즈를 테에 끼운 후 착용상태를 점검하고 수정(가공후 피팅, after fitting)한다.

3 고려해야 할 광학적 요소

3-1. 정점간거리

정점간거리(vertex distance, VD)는 렌즈 뒷정점과 각막정점사이의 간격으로 10~14 mm가 일반적이다(그림 17-11). VD는 교정효과에 영향을 미치는데, 기준보다 짧은 VD로 안경을 착용하면, (−)렌즈의 경우 눈에 미치는 교정효과는 커지고(과교정), (+)렌즈는 교정효과가 적어진다(저교정). 따라서 (−)렌즈의 경우 VD가 짧아지면 더 낮은 굴절력의 렌즈가 필요하고, (+)렌즈의 경우 더 높은 굴절력의 렌즈가 필요하다. 정점간거리 10 mm에서 −10.00 D 렌즈를 사용하는 것은 5 mm에서 −9.50 D 렌즈를 착용하는 것과 교정효과가 비슷하다.

3-2. 경사각과 안면각

일상생활에서 직전방보다는 약간 아래쪽을 보는 경우가 많으므로 주로 보는 시선과 안경렌즈면이 수직으로 만나도록 해야 비점수차의 영향을 피할 수 있을 것이며, 렌즈의 광학중심점이 시선과 일치해야 불필요한 프리즘 효과가 발생되지 않는다. 이 때 렌즈의 광축과 수평기준선이 이루는 각도, 또는 렌즈면과 연직선이 이루는 각도를 경사각(전경각, pantoscopic angle, tilting angle)이

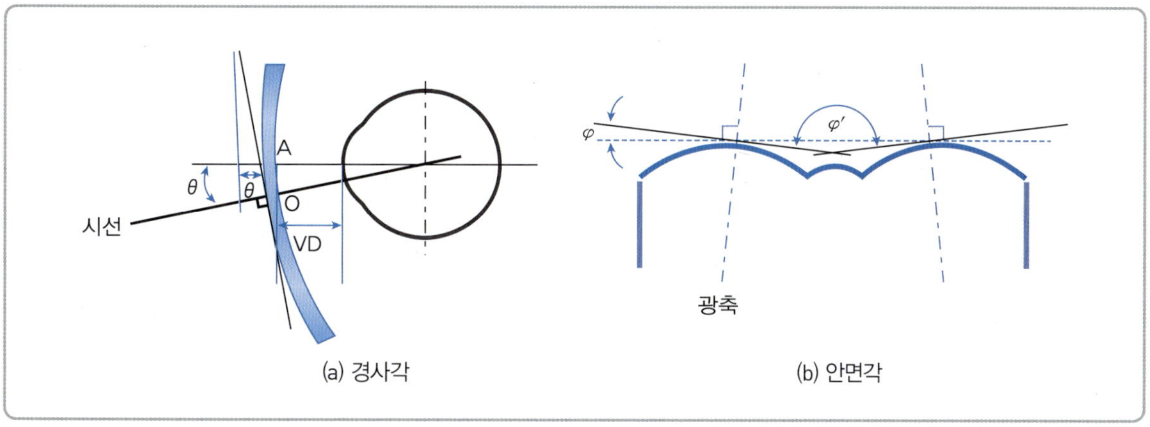

그림 17-11. 경사각과 안면각

라고 한다. 일반적으로 경사각은 원용안경의 경우 10~15°, 근용안경의 경우 15~25° 정도이다. 그림 17-11에서 광학중심점은 수평직전방을 볼 때의 시선이 렌즈를 통과하는 위치인 A점보다 아래인 O점에 위치하여야 한다. 각막정점에서 안구회전점까지 거리가 13 mm이고, 정점간 거리가 12 mm일 때, A와 O사이의 거리는

$$AO = 25\sin\theta \approx 0.43\theta$$

이며, 여기서 θ는 경사각이다. 따라서 경사각이 10°일 때 광학중심점은 수평기준선보다 약 4.3 mm 정도 아래에 위치한다.

5 m 이상의 원거리를 주시할 때조차 시선은 약간 안쪽을 향하며 물체와 거리가 가까워짐에 따라 더 안쪽으로 향하게 된다. 이 때도 시선은 렌즈면과 수직으로 만나야 한다. 안경테를 위에서 봤을 때 좌, 우 렌즈의 광축과 수직한 면들이 이루고 있는 각도를 안면각(face form)이라고 하며 그림에서 φ'는 원용안경의 경우 180°, 근용안경은 170° 정도이다.

4 수동형식과 자동형식의 조제가공

4-1. 수동옥습기를 사용한 조제가공

두꺼운 종이나 얇은 플라스틱을 이용하여 형판(pattern)을 제작하며, 수동옥습기를 사용하여 가장자리갈기와 산각세우기를 한다(그림 17-12). 두껍지 않은 렌즈는 중산각, 두꺼운 렌즈는 고산각, 무테 또는 반무테는 평산각을 세운 뒤 면다듬기를 한다. 반무테의 경우 역산각가공기를 이용하여 렌즈 가장자리에 홈을 만든다(그림 17-13). 무테는 드릴을 이용하여 렌즈에 구멍을 뚫는다.

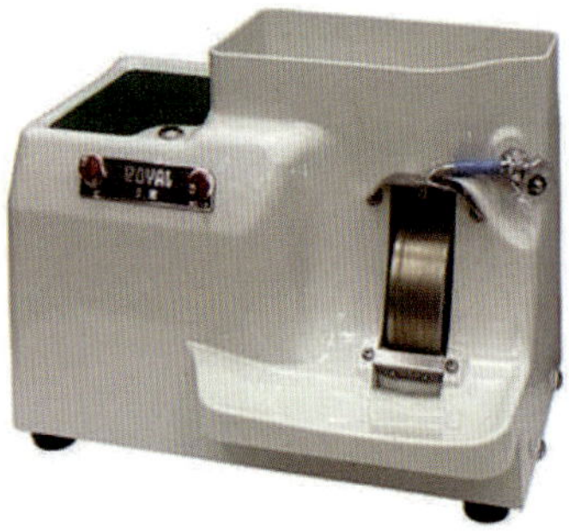

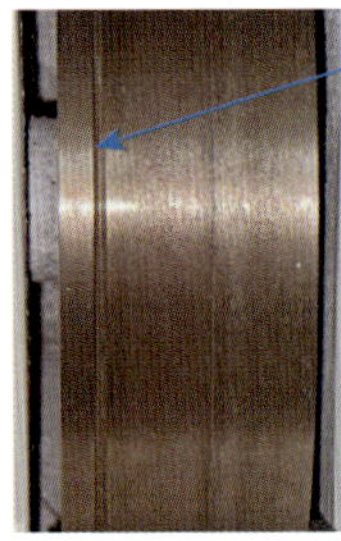

그림 17-12. 수동옥습기. 휠(wheel)을 이용하여 렌즈를 갈아낸다. 휠에 렌즈를 접촉할 때 렌즈를 기울이는 각도를 조정하여 평산각, 중산각을 세우고 면다듬기를 할 수 있으며, 'V'자로 파여진 홈을 이용하여 고산각을 세울 수 있다.

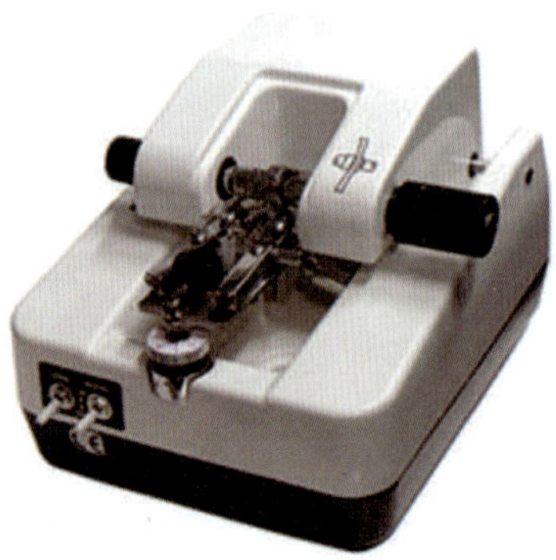

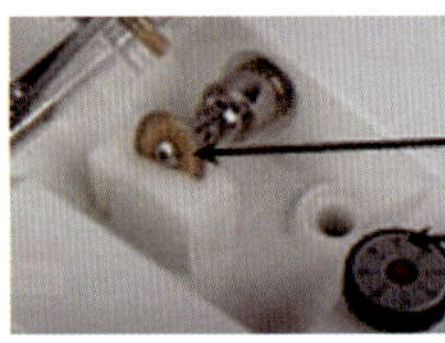

그림 17-13. 역산각가공기. 평산각이 세워진 렌즈에 얇은 원판형의 휠을 이용하여 역산각을 세우며 산각깊이를 조정할 수 있다.

4-2. 반자동옥습기를 사용한 조제가공

취형기(pattern maker), 축출기(lay-outer), 옥습기로 구성된다(그림 17-14). 취형기에 부착된 핀이 림의 홈을 따라 돌면서 렌즈 삽입부 모양을 읽어 플라스틱 형판을 만든다. 축출기를 이용하여 형판의 설계기준점과 렌즈의 인점을 일치시키고 옥습기에 렌즈를 고정할 수 있도록 렌즈에 흡착반(lens block, suction cup)을 부착한다. 흡착반이 부착된 렌즈와 플라스틱 형판을 옥습기에 고정시켜 가장자리갈기와 산각세우기를 한다(그림 17-15). 렌즈 두께에 따라 자동으로 중산각, 고산각이 세워진다. 반무테와 무테의 경우는 평산각으로 렌즈를 가공한 후, 역산각가공기로 역산각을 만들거나(반무테), 드릴을 이용하여 구멍을 뚫는다(무테). 옥습기 사양에 따라 평산각에 광택을 내는

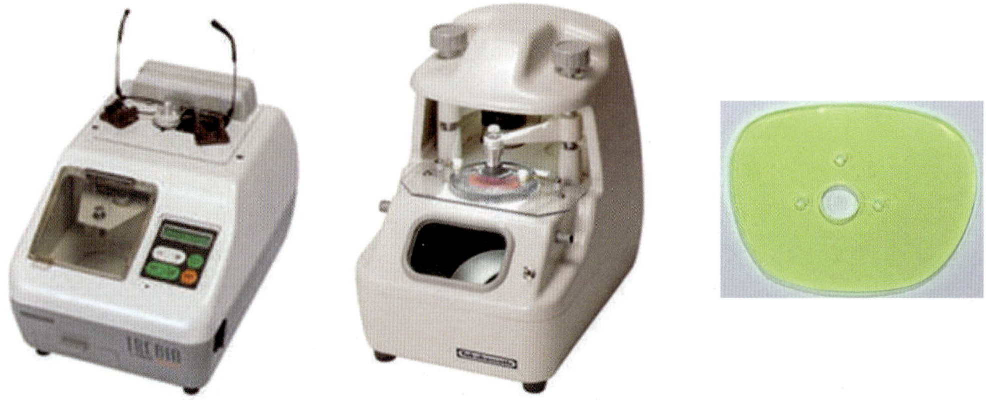

(a) 취형기 (b) 축출기 (c) 플라스틱 형판

그림 17-14. **취형기와 축출기.** 취형기에서 핀이 테의 산각홈을 따라 돌며 렌즈삽입부와 같은 모양의 플라스틱 형판을 만든다. 축출기를 이용하여 형판의 설계기준점과 렌즈의 인점을 맞추고 렌즈에 흡착반을 부착한다.

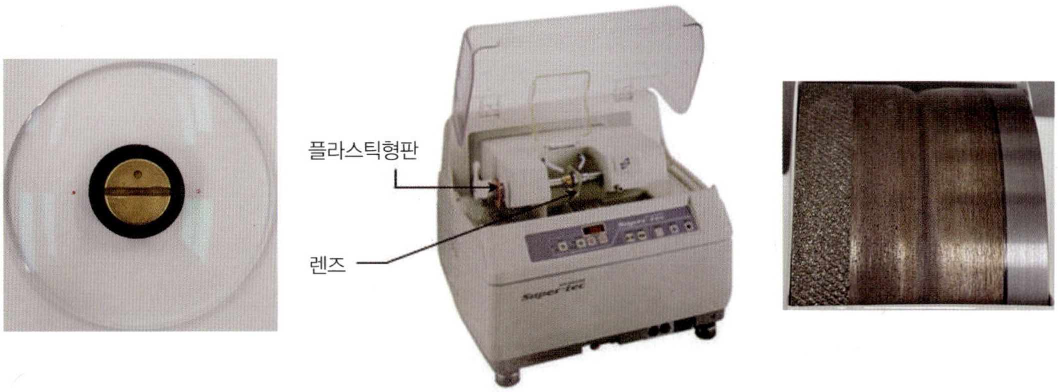

그림 17-15. **흡착반이 부착된 렌즈와 반자동형 옥습기.** 플라스틱 형판과 흡착반이 부착된 렌즈를 옥습기에 고정시킨다. 플라스틱 형판의 크기와 모양에 따라 렌즈가 가공된다. 휠(wheel)은 1차 가공용, 산각 가공용, 평산각 가공용, 광택 가공용 등 여러 개의 휠로 구성되어 있다.

기능이 내장된 경우도 있다.

4-3. 무형판 자동옥습기를 사용한 조제가공

무형판 자동옥습기(patternless lens edger)는 안경원에서 가장 많이 사용하고 있으며, 플라스틱

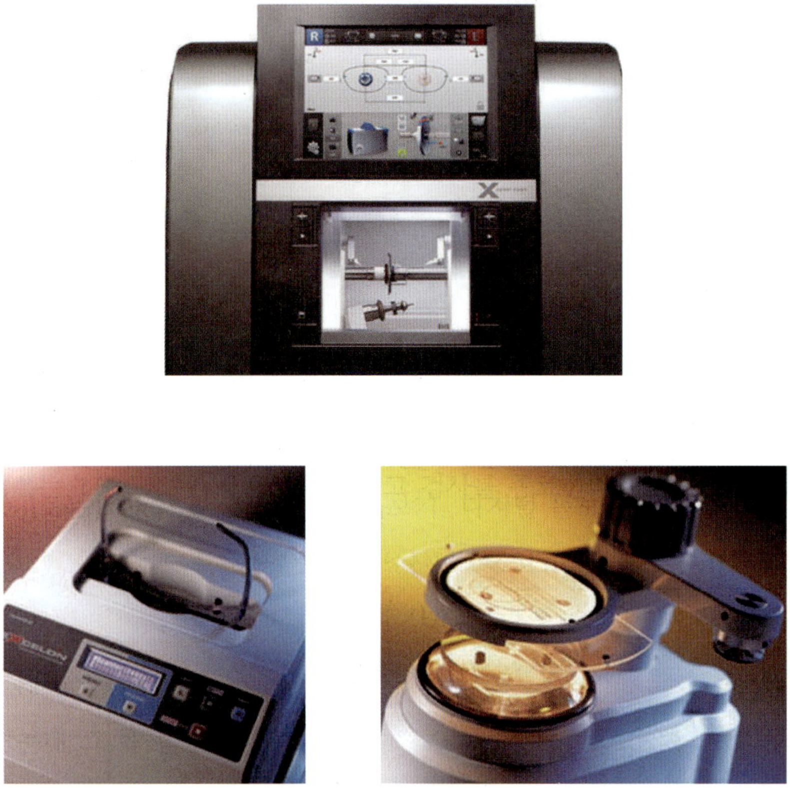

그림 17-16. 무형판 자동옥습기, 프레임리더기와 축출기

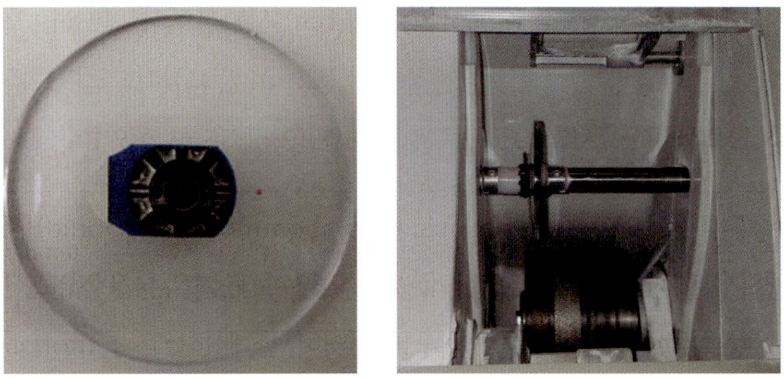

(a) 흡착반 부착 (b) 렌즈 가공부

그림 17-17. 흡착반이 부착된 렌즈와 옥습기의 렌즈 가공부

형판을 만들지 않는다. 프레임리더기(frame reader)를 이용하여 렌즈삽입부의 모양을 읽어내며, 이 정보는 옥습기로 전송되고, 옥습기에 부착된 모니터에 표시된다. 렌즈 삽입부의 정보에 피검자의 PD, Oh값을 입력하여 설계기준점을 설정하며, 축출기를 이용하여 렌즈의 중간 인점에 중심을 맞춰 흡착반을 부착한 후 옥습기에 고정시켜 가장자리갈기와 산각세우기를 한다(그림 17-16, 17-17). 렌즈 두께에 따라 자동으로 중산각, 고산각이 세워진다. 반무테용 역산각세우기, 면다듬기 기능이 내장되어 있으며, 사양에 따라 무테용 구멍을 뚫는 드릴과 산각에 광택을 낼 수 있는 기능이 내장된 경우도 있다.

제 18 강 콘택트렌즈의 종류와 특성

- 재질 및 디자인의 개발 흐름
- 콘택트렌즈의 구조(명칭)와 기능
- 콘택트렌즈의 재질(성분)별 특성
- 콘택트렌즈 제조법의 장단점
- 물리적 특성(산소침투성, 산소투과율, 당량산소백분율, 함수율, 습윤성)
- 콘택트렌즈 종류별 장단점

오늘날의 콘택트렌즈가 있기까지 개략적인 역사를 살펴봄으로써 렌즈의 소재, 디자인, 착용 방식의 변화 등을 알 수 있으며, 이런 변화들이 앞으로 어떻게 발전될 것인가를 살펴본다. 또한, 콘택트렌즈의 곡률반경, 렌즈의 직경, 렌즈의 두께, 렌즈의 엣지(edge) 등에 관한 콘택트렌즈의 선택, 조정 및 문제 해결에 도움이 되는 렌즈의 디자인과 종류 등을 다루고자 한다.

콘택트렌즈의 특성은 재질, 제조방법 또는 디자인에 따라 산소침투성(Dk), 산소투과율(Dk/t), 당량산소백분율(EOP), 함수율 등의 물리적 특성이 다르다. 이러한 콘택트렌즈의 특성을 기본으로 안경, PMMA 렌즈, 소프트콘택트렌즈, RGP 콘택트렌즈, 실리콘하이드로겔 렌즈 및 1회용 소프트 콘택트렌즈 간의 상대적 비교를 통해 이해함으로써 콘택트렌즈 착용자에게 적합한 렌즈를 선택하는 데 도움이 된다.

1 콘택트렌즈의 역사

오늘날의 콘택트렌즈가 있기까지 역사를 개략적으로 살펴봄으로써 렌즈의 소재, 디자인, 착용 방식의 변화 등을 알 수 있으면 이런 변화들이 앞으로 어떻게 발전될 것인가를 살펴본다.

1-1. 초기 개념

1508년 즈음에 Leonardo da Vinci는 콘택트렌즈에 관한 개념을 그림으로 묘사하였다. 물이 담겨져 있는 구형의 유리그릇에 눈을 뜬 채 얼굴이 잠기게 그린 그의 그림을 대다수의 콘택트렌즈 역사가들은 눈의 굴절력 변화를 묘사한 것으로 보고 있다(그림 18-1A).

1636년에 Rene Descartes는 둥근 유리관에 유동 액체를 채워 놓고 각막에 직접 닿게 함으로써 각막의 굴절력을 중화하는 원리를 도입하였다. 이 원리는 현대 콘택트렌즈 디자인의 원리와 근본적으로 일치하지만 눈 깜박임이 불가능하여 실용적이지 않았다(그림 18-1B).

1801년 Thomas Young은 조절 연구에 관련된 시험의 일부로 눈 둘레를 왁스가 채워지도록 유동 액체가 채워진 세안컵(eyecup)을 고안하였다(그림 18-1C).

1845년에 John Herschel은 작은 유리 원판을 젤리로 각막에 부착하여 시력을 교정하는 방법을 제시하였으나 각막의 신진대사 장애로 인한 심한 자극 때문에 성공을 거두지 못했다(그림 18-1D).

1-2. 초기 임상

1887년에 Friedrich Anton Müller는 유리(blow glass)를 이용하여 눈을 덮을 수 있는 콘택트렌즈를 제조하였다. 1888년에 Adolf Eugene Fick은 시력 교정을 위한 각공막렌즈를 제조하였고

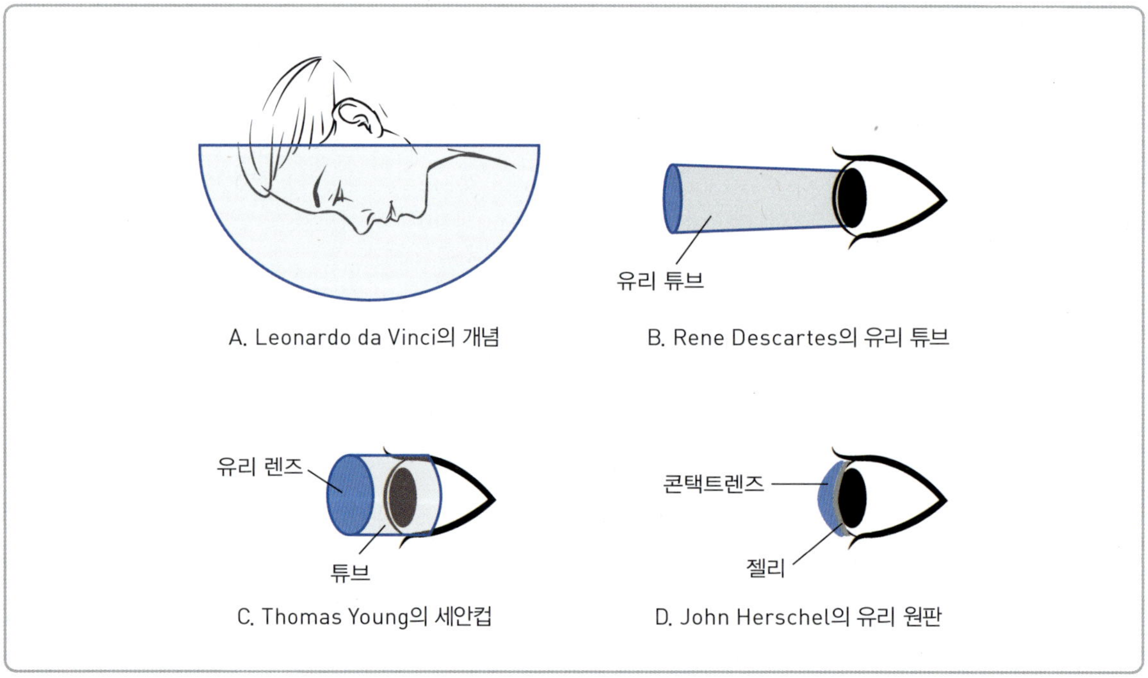

그림 18-1. 그림으로 보는 콘택트렌즈 초기 개념

소수 희망자에게 시험하였다. Eugene Kalt는 유리공막렌즈로 두 명의 원추각막 환자에서 시력이 유의하게 개선되는 결과를 얻었다. 1889년 August Müller 각공막렌즈로 고도근시인 자신의 눈 교정에 대해 설명하였다.

1-3. 1930년 이후의 콘택트렌즈 역사

1920년대까지는 콘택트렌즈의 재질은 유리였으며, 1930년대부터 투명플라스틱 렌즈인 PMMA (polymethyl methacrylate)가 도입되었다. 1936년에 William Feinbloom은 렌즈의 중심부를 투명유리로 주변을 플라스틱으로 구성된 공막렌즈를 제작하였다.

1948년에 Kelvin Tuohy는 PMMA 소재로 된 각막렌즈를 제작하였으며, 1960년대에 산소와 이산화탄소가 투과되는 실리콘탄성 렌즈(silicone elastomer 또는 silicone rubber)가 탄생되었으나 습윤성이 낮아 임상 적용에 한계가 있었다.

Otto Wichterle은 1960년에 HEMMA (hydroxyethyl methacrylate) 재질의 소프트콘택트렌즈를 주형주조방식으로 생산을 시도하여 제한적 성공을 거두었다. 그 후 1970년까지 PMMA는 이상적인 콘택트렌즈 재질로 여겨진다. 그러나 이 재질의 유일한 단점은 호기성 대사(aerobic metabolism)에 관여하는 가스가 각막 표면으로 통과하지 못하는 것이다. 이런 결점은 가스가 통과할 수 있는 하드콘택트렌즈(경성 콘택트렌즈, hard contact lens)의 개발에 큰 원동력이 되었고, 비로소 산소가 투과되는 가스투과성 렌즈(rigid gas-permeable contact lens, RGP contact lens)인 CAB (cellulose acetate butyrate)가 1973년에 개발되었다. 그 이후로 산소침투성(oxygen permeability, Dk)이 높고 습윤성이 좋은 렌즈가 개발되기 시작하였다. 이러한 소재는 대표적으로 1980년대에 SA (silicone acrylate), FSA (fluorosilicone acrylate)가 시장에 선을 보였다. 한편, 소프트콘택트렌즈는 매일착용렌즈에서 연속착용렌즈와 1회용 렌즈 형태로의 착용 방식의 변화를 가져왔으며, 자외선 차단 렌즈와 같은 기능성 렌즈가 개발되었다.

1998년에는 산소침투성이 높아 저산소증과 관련된 문제점을 해결할 수 있는 소재로서 연속착용이 가능한 실리콘하이드로겔(silicone hydrogel) 렌즈가 시중에 도입되어 현재 다양한 제품들이 출시되고 있다.

콘택트렌즈 발달사 요약은 표 18-1과 같다.

1-4. 콘택트렌즈의 미래

앞으로 실리콘하이드로겔 렌즈를 보다 완전하고 최적화되기 위해서는 렌즈의 재질과 제조 기술에서 좀 더 세밀함이 요구될 것이다. 또한 시장 경쟁력은 렌즈의 제조 단가를 낮추는 방향으로 제

표 18-1. 콘택트렌즈 발달사

연도	개발 주체	개발 내용
1508	Leonardo da Vinci	유리그릇 통한 물체 관찰(콘택트렌즈 개념 묘사)
1636	René Descartes	각막과 접촉되는 유리관으로 굴절력 중화 개념 도입
1845	John Herschel	각막에 젤라틴이 채워진 유리판을 눈에 부착 시도
1887	Friedrich Anton Müller	유리 공막렌즈로 시력 교정
1888	Eugene Kalt	유리 공막렌즈를 원추각막에 적용
1888	Adolf Eugene Fick	유리로 된 공막렌즈 제조와 피팅
1889	August Müller	공막렌즈로 자신의 고도근시 교정을 기술
1936	William Feinbloom	중심부 유리이고 주변부 플라스틱으로 된 각공막렌즈 제조
1938	Mullen and Obrig	플라스틱(PMMA) 공막렌즈 제조
1947	Kevin Touhy	플라스틱 각막렌즈
1960	Wichterle and Lim	HEMA(친수성 소프트콘택트렌즈)개발
1965	Mandell	Silicone rubber 'Silicone elastomer' 임상 결과 관찰
1971	Bausch & Lomb	소프트콘택트렌즈 FDA 승인
1978	Danker Laboratories	CAB lenses (RGP 콘택트렌즈) FDA 승인
1980s	—	Silicone acrylate (SA), fluorosilicone acrylates (FSA)
1984	Nilsson	1회용 렌즈(일정주기교체용) 이점 소개 및 탄생(Danalens)
1987	Vistakon, Inc.	1회용 렌즈(일정주기교체용) FDA승인
1994	Award PLC(Bausch & Lomb)	1회용 렌즈(일일교체용)
1998	CIBA Vision/Bausch & Lomb	실리콘하이드로겔(silicone hydrogel) 렌즈 개발

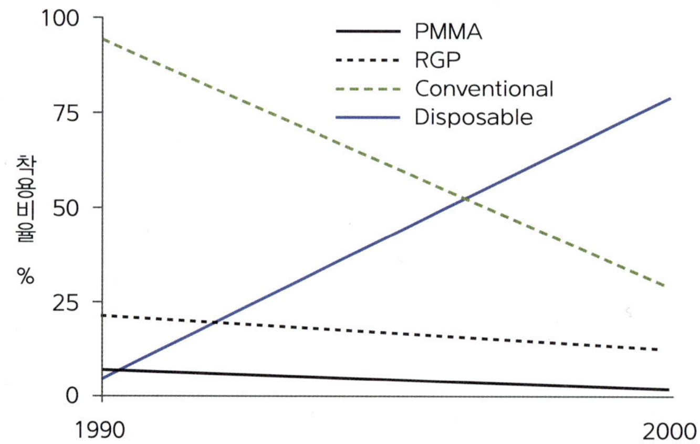

그림 18-2. 콘택트렌즈 소재별 착용비율 변화

조 공정이 개선될 것으로 본다. 렌즈 소재별 착용비율 변화는 멀지 않은 장래에는 RGP 콘택트렌즈는 각막난시나 원추각막과 같은 특수한 경우에 이용될 것이며, 소재별 콘택트렌즈 착용비율 변화는 그림 18-2와 같이 처방되는 거의 모든 렌즈는 일일교체용렌즈나 연속착용렌즈가 될 것이다.

용·어·설·명

• 피팅(fitting): 시력검사의 결과에 따라 안경이나 콘택트렌즈를 선택 및 조정하는 작업이나 기술을 말한다. 특히, 콘택트렌즈에서는 착용자의 눈 구조나 생리에 적합하도록 렌즈의 재질, 디자인 등의 변수(parameter)를 결정하는 과정을 의미한다.

예제 18-1 렌즈의 발달 단계를 렌즈 크기별, 재질별, 착용방식별로 나누어 설명하라.

풀이 18-1 임상적으로 적용한 기준으로 볼 때, 렌즈 크기별 발달 순서는 공막렌즈, 각막렌즈, 각공막렌즈 순이며, 렌즈 재질별 발달 순서는 유리, 유리와 플라스틱(PMMA), 플라스틱(PMMA), PHEMA, CAB, SA, FSA, silicone hydrogel이며, 착용 방식은 매일착용, 1회용 렌즈, 연속착용 순이다. 렌즈의 크기는 전체직경으로 결정되며 15~25 mm의 공막렌즈, 12.5~15.0 mm의 각공막렌즈, 8~12.5 mm의 각막렌즈로 나눌 수 있다. 1988년 Fick에 의해서 콘택트렌즈가 임상 적용되었으며, 1936년까지는 공막렌즈로 재질은 유리였다. 한편 플라스틱 소재는 1936년에 Feinbloom이 렌즈 중심부를 유리로 하고 주변부를 PMMA로 사용하였으며, 1947년에 Touhy는 PMMA로 된 각막렌즈를 임상 적용하였다. 1960년에 Wichterle은 PHEMA 재질로 된 각공막 소프트콘택트렌즈를 개발하였다. 그 이후 Mandell은 또 한 종류의 소프트콘택렌즈로 silicone rubber를 임상 적용하여 관찰하였다. 1978년에 산소투과성렌즈(RGP)인 CAB lenses가 개발되어 silicone acrylate 소재까지 이어졌다. 최근에는 산소가 침투되고 부드러운 재질인 silicone hydrogel 렌즈가 개발되었다.

착용 방식의 발달은 렌즈 소재의 성질과 렌즈 디자인에 따른 각막에 전달되는 산소 공급량 즉, 각막부종과 같은 부작용이 최소화되는 수준에서 착용 방식이 결정되었으며, 착용 시간이 길어지고 편리한 방향으로 매일착용, 1회용 렌즈, 연속착용 렌즈 방식으로 발전되었다.

2 콘택트렌즈의 분류

콘택트렌즈는 여러 기준에 따라 그림 18-3과 같이 분류한다. 재질에 따라 소프트콘택트렌즈(soft contact lens, 연성 렌즈)와 하드콘택트렌즈(hard contact lens, 경성 렌즈)로 구분한다. 소프트콘택트렌즈는 함수율 10% 이상의 하이드로겔 렌즈와 비흡수성의 비하이드로겔(non-hydrogel) 렌즈로 분류하며, 하이드로겔 렌즈에서 함수율의 정도에 따라 초저함수(20% 이하), 저함수(40% 미만), 중함수(40~60%), 고함수(60% 초과) 또는 저함수(50% 미만)와 고함수(50% 이상)로 나눈다. 산소침투성이 함수율에 의존하지 않은 높은 산소침투성(Dk=40 이상) 렌즈를 실리콘하이드로겔 렌즈로 분류한다. 하드콘택트렌즈는 가스 투과성과 불투과성으로 구분된다.

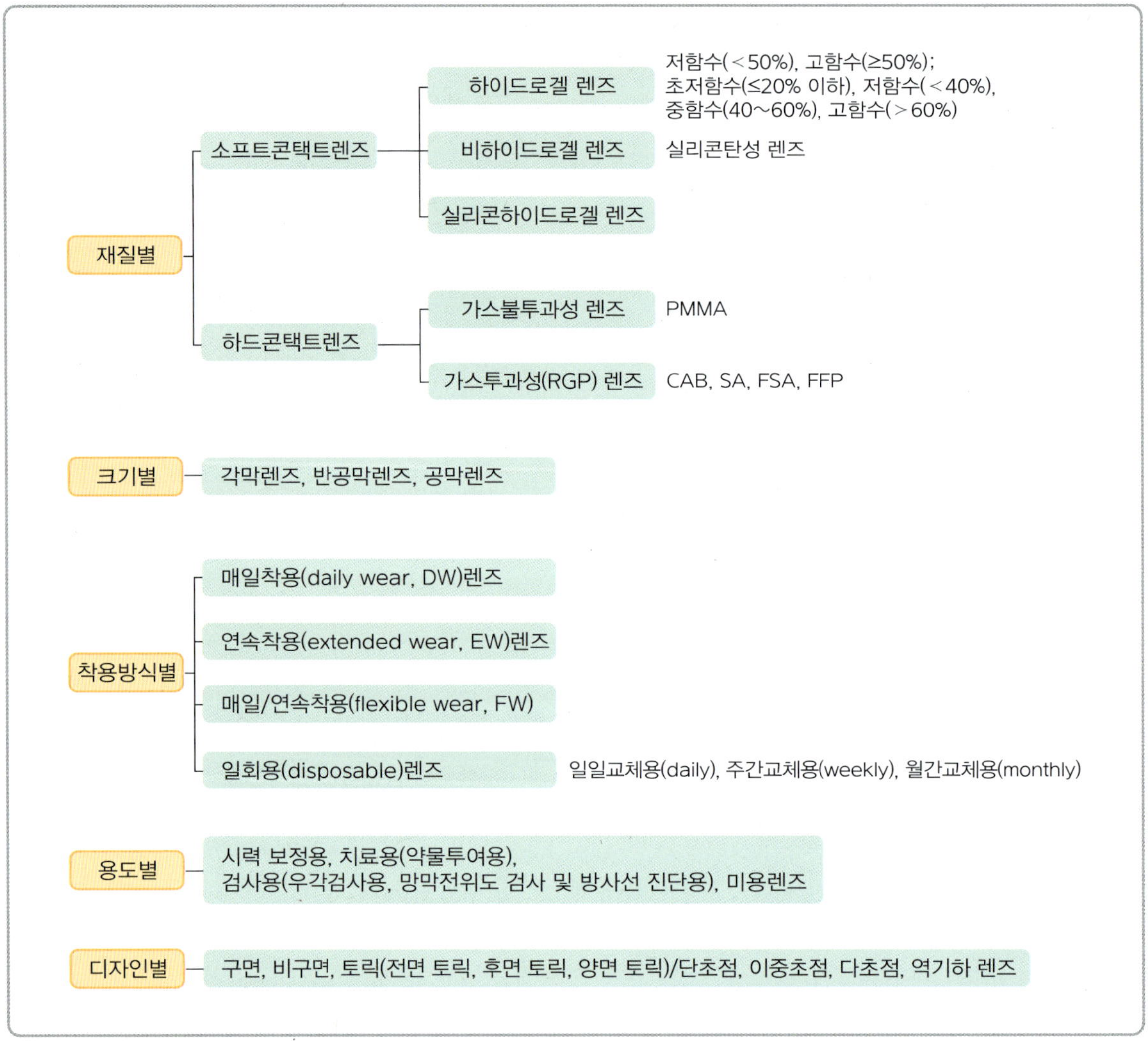

그림 18-3. 콘택트렌즈 분류

3 콘택트렌즈의 구조

하드콘택트렌즈와 소프트콘택트렌즈는 모두 동일한 기본 구조를 가지고 있다. 콘택트렌즈 굴절력을 결정하는 전면커브(front curve)와 각막의 곡률과 일치되도록 결정하는 후면커브(posterior curve)로 나뉘며, 후면커브가 하나로 이루어진 단일커브(monocurve), 후면이 2개의 커브 즉, 중심부와 주변부로 이루어진 이중커브(bicurve), 중심(제1커브), 중간부(제2커브)와 주변부로 이루어진 삼중커브(tricurve), 후면이 3개 이상인 다중커브(multicurve), 그리고 후면이 비구면으로 된 비구면커브(aspheric curve)가 있다.

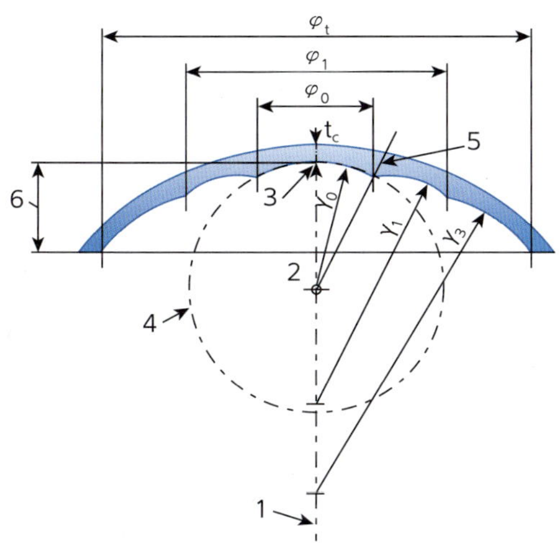

1. 콘택트렌즈 축(contact lens axis)
2. 정점부 중심(center of vertex sphere)
3. 후정점(back vertex)
4. 정점부 구면(vertex sphere)
5. 주변 접합부 두께(peripheral junction thickness
6. 전체 sagitta(overall posterior sagitta)

$Ø_T$: 전체직경(overall diameter)
$Ø_0$: 후면 광학부 직경(back optic zone diameter)
$Ø_1$: 후면 주변부 직경(back peripheral zone diameter)
r_0: 후면 광학부 곡률반경(back optic zone radius)
r_1, r_2: 후면 주변광학부 곡률반경 (back peripheral optic zone radius)
$Ø_1-Ø_0$: 중간부변부 커브 폭(secondary curve width)
$Ø_T-Ø_1$: 주변부 커브 폭(peripheral curve width)
t_c: 기하학적 중심두께(geometric center thickness)

그림 18-4. 삼중커브 콘택트렌즈의 구조

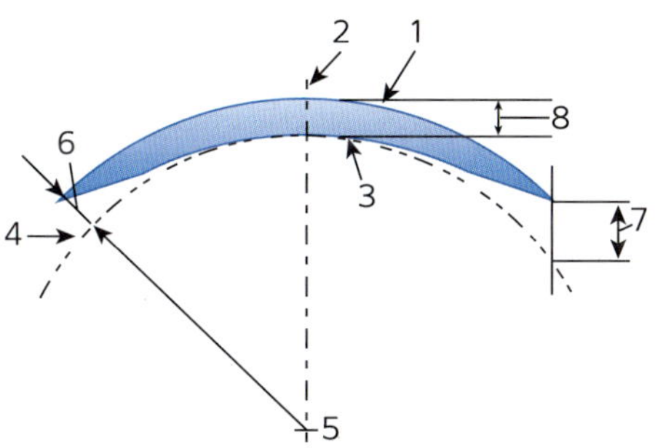

1. 콘택트렌즈 전면(contact lens front surface)
2. 콘택트렌즈 축(contact lens axis)
3. 콘택트렌즈 후면(contact lens back surface)
4. 정점부 구면(vertex sphere)
5. 정점부 중심(center of vertex sphere)
6. 반사상 가장자리 들림(radial edge lift)
7. 축방향 가장자리 들림(axial edge lift)
8. 기하학적 중심두께(geometric center thickness)

그림 18-5. 콘택트렌즈의 가장자리와 중심의 구조

콘택트렌즈의 디자인은 삼중커브를 중심으로 ISO 18369-1의 기준에 따라 그림 18-4과 그림 18-5와 같이 표기된다.

콘택트렌즈 후면은 각막의 커브에 잘 어울리게 결정되어야 하며, 피팅에 중요한 요인으로 기본 곡률반경(base curve radius)이라 한다. 전체 직경은 콘택트렌즈의 크기를 말하며, 후면 광학부 직경은 동공을 덮을 수 있는 크기가 되어야 하고 이를 광학부 직경이라고도 한다. 렌즈 직경에 따라 렌즈를 분류하면 전체 직경이 8~12.5 mm의 각막렌즈(corneal lens), 12.5~15.0 mm의 각공막렌즈(corneoscleral lens), 15.0~25.0 mm의 공막렌즈(scleral lens)로 분류한다. 이 기준으로 볼 때 RGP를 포함한 하드콘텍트렌즈는 각막렌즈이며, 소프트콘택트렌즈는 각공막렌즈에 속한다.

이 밖에 후면부 커브들 간에 연결 부분을 이행부(transition zone)라 하며 렌즈의 움직임을 원활하게 하고 눈물 순환을 목적으로 디자인되며 착용감과 밀접한 관계가 있다. 전면부 커브와 후면부 커브가 접하는 부분을 가장자리(edge)라 부르며, 착용 시 렌즈 가장자리와 각막 사이의 간격을 가장자리 들림(edge lift)이라 하고, 가장자리 부분은 눈물 순환, 착용감, 렌즈 중심 안정(centration)과 관계된다. 중심 두께는 도수, 직경, 재질 등에 의해 결정되고 산소침투성이 높은 재질은 두껍게 디자인하고 낮은 재질은 얇게 디자인하여 각막에 산소 공급을 원활하게 해야 한다.

4 소프트콘택트렌즈의 재질

소프트콘택트렌즈는 하이드로겔이나 하이드로겔이 아닌 비하이드로겔 재질로 이루어진 렌즈로 함수된 상태에서 쉽게 변형되며 지지대 없이 형태를 유지할 수 없는 렌즈를 말한다. 비하이드로겔 재질의 소프트콘택트렌즈는 silicone rubber로 함수되지 않고 물리적 성질에서 소프트콘택트렌즈이다. 이 렌즈는 산소침투성은 좋으나 습윤성이 좋지 않아 임상적으로 성공하지 못했다.

소프트콘택트렌즈는 단량체(monomer)인 HEMA (2-Hydroxyethyl methacrylate)가 중합반응하여 얻어진 고분자(polymer) 물질인 PHEMA (poly 2-hydroxyethyl methacrylate) 구조를 갖고 있다(그림 18-6). 이를 기본 구조로 하여 렌즈의 함수율, 경도, 습윤성 등 필요한 물성을 나타내도록 하는 다양한 단량체와 가교제(cross-linker)를 혼합하여 여러 가지 물성의 소프트콘택트렌즈가 제조된다(표 18-2). 대부분의 소프트콘택트렌즈는 하이드로겔 재질이며 이온성과 비이온성, 저함수(<50% H_2O)과 고함수(≥50% H_2O)에 따라 그룹 1~4로 나누고, 특히 실리콘하이드로겔 렌즈를 그룹 5로 분류한다. 시중에 유통되고 있는 소프트콘택트렌즈 재질은 표 18-3과 같다.

그룹 1은 MAA (methacrylic acid)가 없는 소수성 단량체를 사용하고, 그룹 2는 MAA가 없는

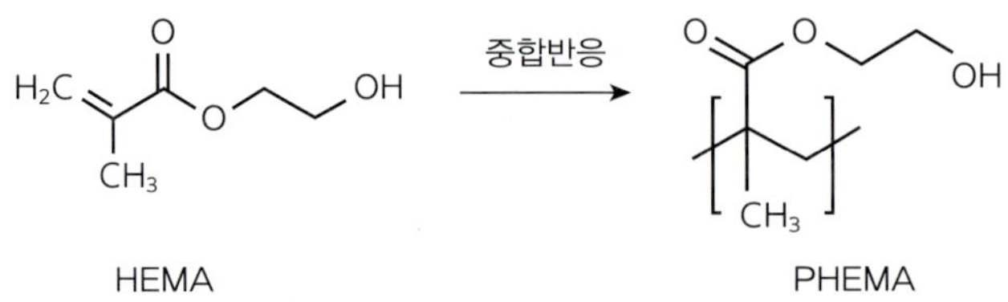

그림 18-6. 소프트콘택트렌즈

표 18-2. 소프트콘택트렌즈의 단량체와 물리적 성질

단량체	종류†	성질
친수성	MAA (methacrylic acid) NVP (N-vinyl pyrrolidone) HEMA (2-hydroxyethyl methacrylate)	함수율과 습윤성 증가, 강도와 탄력성 저하
소수성	PMMA (polymethyl methacrylate) BMA (isobutyl methacrylate) PMA (penthyl methacrylate)	함수율과 습윤성 감소, 강도와 탄력성 증가
가교제	DVB (divinyl benzene) EGDMA (ethylene glycol dimethacrylate)	함수율과 습윤성 감소, 강도와 탄력성 증가

† 친수성과 소수성은 높은 순서로 배열

표 18-3. 소프트콘택트렌즈 분류

Group	일반명(USAD)†
Group 1 Nonionic, <50% H_2O	tefilcon(38%, Dk=8.9), tetrafilcon A(43%, Dk=9), polymacon(38%, Dk=9), hioxifilcon B (49%, Dk=15)
Group 2 Nonionic, ≥50% H_2O	alfafilcon A(66%, Dk=32), omafilcon A(59%, Dk=33), hioxifilcon A(59%, Dk=28), hioxifilcon D(54%, Dk=21), nelfilcon A(69%, Dk=26), nesofilcon A(78%, Dk=42), hilafilcon B(59%, Dk=22), acofilcon A(58%, Dk=25.5), samfilcon A(46%, Dk=163)
Group 3 Ionic, <50% H_2O	bufilcon A(45, Dk=12), deltafilcon A(43%, Dk=10), phemfilcon A(38%, Dk=8)
Group 4 Ionic, ≥50% H_2O	etafilcon A(58%, Dk=28), focofilcon A(55%, Dk=16), ocufilcon A(46%, Dk=15), ocufilcon B(53%, Dk=16), ocufilcon C(55%, Dk=16), ocufilcon D(55%, Dk=19.7), ocufilcon E(65%, Dk=22), phemfilcon A(55%, Dk=16), methafilcon A(55%, Dk=18), methafilcon B(55%, Dk=18), vilfilcon A(55%, Dk=16)
Group 5 Silicone hydrogel	1세대: lotrafilcon A(24%, Dk=140), balafilcon A(36%, Dk=112) 2세대: galyfilcon A(47%, Dk=86), senofilcon C(41%, Dk=103), lotrafilcon B(33%, Dk=110), senofilcon A(38%, Dk=103), narafilcon A(46%, Dk=100), delefilcon A(33% core, ≥80% surface, Dk=140), efrofilcon A(74%, Dk=60), somofilcon A(56%, Dk=60) 3세대: samfilcon A(46%, Dk=163), enfilcon A(46%, Dk=100), comfilcon A(48%, Dk=128), asmofilcon A(40%, Dk=129)

† United States Adopted Name (USAN)

친수성 단량체와 NVP (N-vinyl pyrrolidone)를, 그룹 3은 MAA를, 그룹 4은 NVP가 없는 친수성 단량체와 MAA를 사용하여 제조한다. 따라서 각 그룹 간에 물성이 다르다. 가령 그룹 1은 단백질 침착이 잘 되지 않으나, 그룹 4는 침착이 잘 일어난다. 그리고 그룹 2과 4는 고함수로 열소독을

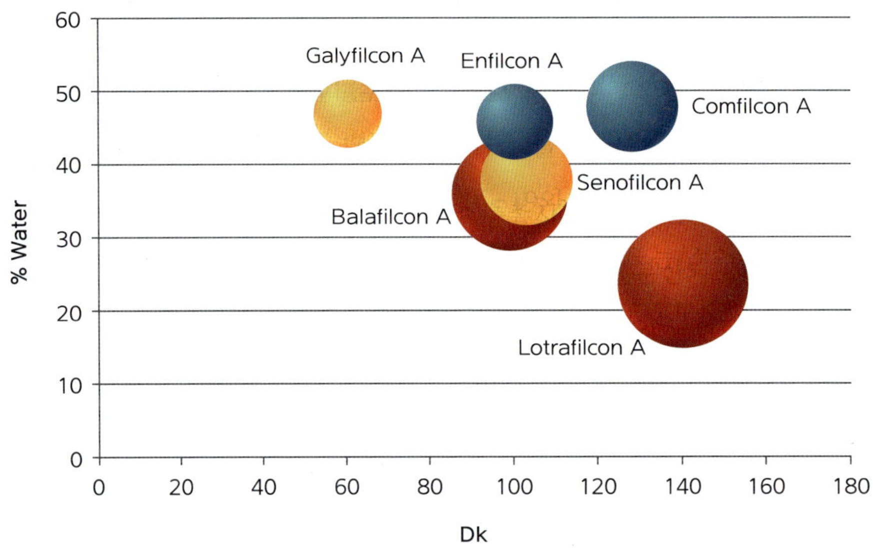

그림 18-7. 실리콘하이드로겔 렌즈의 함수율, Dk 및 경도와의 관계. 구형의 크기: 경도, 적색: 1세대, 황색: 2세대, 청색: 3세대 실리콘하이드로겔 렌즈

피해야 한다.

실리콘하이드로겔 렌즈는 함수율에 따라 산소침투성이 결정되는 하이드로겔 상태의 소프트콘택트렌즈와 달리 함수율에 의존하지 않고 실리콘하이드로겔의 성분에 따라 산소침투성이 결정되는 렌즈이다. 이 렌즈는 실리콘 재질과 소프트콘택트렌즈 재질의 특성을 갖는 TRIS (methacryloxy-propyl tris(trimethylsiloxy)silane) 구조의 단량체를 중합반응으로 제조하여 산소침투성(Dk)이 높은 재질이다. 1세대 실리콘하이드로겔 렌즈는 플라즈마로 표면 처리하여 습윤성을 갖는 렌즈이며, 2세대는 표면처리 없이 습윤성이 유지되고 높은 함수율을 갖는 렌즈이다. 3세대는 표면처리와 습윤제 없이 재질 자체의 높은 함수율과 낮은 경도의 렌즈이다(그림 18-7).

실리콘하이드로겔 렌즈의 특성은 높은 Dk로 연속착용이 가능하여 상대적으로 낮은 Dk를 갖는 연속착용렌즈의 문제점(부작용)을 줄여주는 이점이 있다. 또한 매일 또는 연속착용렌즈로 유연성 있게 렌즈 착용이 가능하며, 전신 건강, 눈의 상태, 눈과 관련된 병력, 착용 동기, 개인의 특성, 생활 방식 및 나이나 성별을 고려한 일반 소프트콘택트렌즈 착용자의 선택 기준과 유사하다.

5 하드콘택트렌즈의 재질

하드콘택트렌즈는 가스 투과성과 불투과성으로 분류되며 가스 투과성 렌즈의 기준은 Dk가 10 이상이다. PMMA 렌즈는 가스 불투과성 렌즈로써 투명하고 변색이 잘 안 되며, 견고하고 제조가 용이하고 광학적으로 우수하다. 그러나 습윤성이 좋지 않고 산소침투성(Dk=0.1)이 나빠 요즘은

표 18-4. RGP 콘택트렌즈 분류

Group	재질성분	
1	규소(silicone)와 불소(fluorine)가 없음	CAB (cellulose acetate butyrate) Styrene
2	규소는 있고 불소가 없음	SA (silicone acrylate) Silicone
3	규소와 불소가 있음	FSA (fluorosilicone acrylate)
4	규소는 없고 불소가 있음	FFP (flexible fluoropolymer)

표 18-5. 콘택트렌즈 재료와 특성

약어	재료	특성
MMA	Methyl methacrylate	• 단독으로 사용하면 하드렌즈 • 소프트콘택트렌즈에 사용하면 단단하고 소수성 증가
HEMA	Hydroxyethyl methacrylate	• 단독으로 사용하면 소프트콘택트렌즈 • 유연성, 습윤성, 산소투과율을 높일 때 사용
MAA	Methacrylic acid	• 함수율 증가, 이온성 증가 • 렌즈 강도, 탄력성 저하
NVP	N-Vinyl pyrrolidone	• 함수율 증가, 비이온성 증가 • 렌즈 강도, 탄력성 저하
DVB	Divinyl benzene	• 소프트콘택트렌즈에서 망사구조 형성에 이용 ㅍ함량에 따라 다공성(pore size)이 결정됨
SA	Silicone acrylate	• 산소투과성렌즈로 산소침투성(Dk=10~90)이 다양함 • 습윤성이 낮음
FSA	Fluorosilicone acrylate	• 산소투과성렌즈로 산소침투성(Dk=30~210)이 다양함 • 습윤성이 좋음
TRIS	Methacryloxypropyl tris (trimethylsiloxy)silane	• 실리콘하이드로겔의 기본 소재 • 산소침투성은 함수율에 의하지 않고 재질 내에 산소가 투과됨
Styrene	Vinylbenzene	• 단독 사용할 경우 RGP렌즈 • 가볍고, 다른 재질과 같이 사용
Silicone	Si (silicon), C (carbon), H (hydrogen), O (oxygen)로 구성된 중합체(고분자)	• 산소침투성이 매우 높은 재질로 silicone resin(RGP 재질)과 silicone rubber(소프트 재질)가 있음 • 소수성이 큼

사용하지 않는다. 가스투과성 렌즈는 CAB (cellulose acetate butyrate) 렌즈를 시작으로 다양한 RGP 콘택트렌즈가 개발되었다(표 18-4).

CAB는 산소침투성(Dk=10~15)이 낮으며, 습윤성이 낮고 흠집과 왜곡이 일어나기 쉬워 요즘은 사용하지 않는다. SA는 산소침투성(Dk=10~90)이 양호하고 재질이 견고하나 열소독이 불가능할 만큼 열에 약하다. 또한 습윤성이 낮고 흠집 생성과 불순물 침착이 잘 되며 깨지기 쉽다. 실리콘은 열경화성 중합체로 산소침투성(Dk=340)이 아주 높고 열에도 안정하나 습윤성이 불량하다. FSA은 내열성, 내화학성, 습윤성이 좋고 산소 용해도가 높아 침착물이 잘 생기지 않는다. 다양한 산소침투성(Dk=30~210)을 가지는 재질을 만들 수 있어 가장 많이 사용되는 재질이다. FFP는 실리콘이 포함되지 않은 불소화된 중합체로 산소침투성(Dk=100)이 높고 표면처리 없이도 습윤성이 좋으나, 제조 원가가 비싸고 각막난시 교정이 떨어진다. Styrene는 매우 가볍고 습윤성과 재질 강도가 좋으나 값이 비싸다.

콘택트렌즈 재료의 특성을 명칭과 그 약자와 함께 표 18-5에 요약하였다.

6 콘택트렌즈의 제조법

RGP 콘택트렌즈는 선반절삭법으로, 소프트콘택트렌즈는 선반절삭법, 주형주조법, 회전주조법으로 제조한다(그림 18-8).

회전주조법(spin casting)은 주형(mould)안에 액체 단량체(HEMA)를 주입 후 원심력과 자외선을 이용하여 중합시켜 제조한다. 렌즈의 크기와 형상에 영향을 주는 변수는 주형 형상, 단량체의 양, 주형의 회전 속도(굴절력 결정)이며, 정수로는 표면 장력, 재질의 농도, 중력이다. 이 방법은 대량생산이 가능하고 제조 단가가 낮아 1회용 렌즈 생산에 적합하다. 특히 눈꺼풀이 팽팽한 사람에게 착용감이 좋다. 렌즈 후면이 비구면으로 정밀도가 낮아 중심이탈, 각막곡률에 맞지 않은 경우가 많고 찢어지기 쉽다.

선반절삭법(lathe cutting)은 고체 재료(button 또는 blank)를 가공 선반에서 먼저 후면 절삭가공 후 전면 절삭가공하고 연마 후 수화시켜 만든다. 정밀도가 높고 다양한 렌즈 생산이 가능하나 대량생산에 불리하다. 렌즈 표면의 광택성이 떨어지는 단점이 있다.

주형주조법(cast moulding)은 주형(오목과 볼록 몰드) 속에 액체를 주입하여 열과 압력 또는 자외선을 이용하여 중합시켜 제조한다. 주형에 따라 전면과 후면의 커브를 자유롭게 설계할 수 있으며, 균일한 제품을 대량 생산할 수 있어 생산비가 저렴하나 다양한 디자인의 렌즈 제조 시 비용이

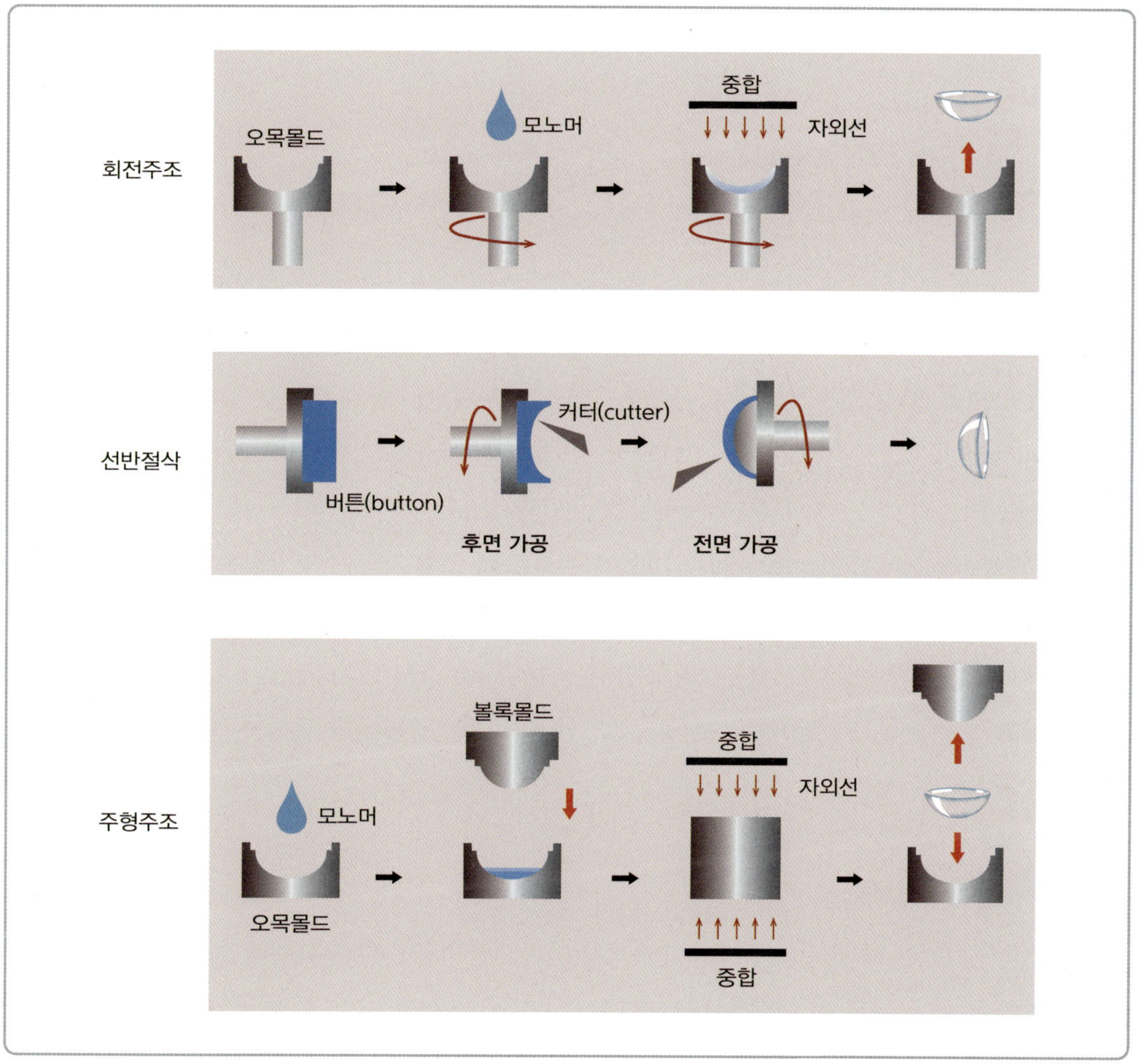

그림 18-8. 콘택트렌즈 제조법

많이 든다.

7 콘택트렌즈의 물리적 특성

7-1. 산소침투성

산소침투성은 재질의 고유한 특성이며, 보통 Dk로 표기한다. Dk는 환산계수와 용해계수의 곱으로 표현되며, 특정 단위를 생략하여 사용한다. 여기서 D는 산소가 재질 내 이동하는 정도를, k는 산소가 재질 내에 용해되는 정도를 나타낸다.

Dk = (확산 계수, D) × (용해계수, k)

단위 $10^{-11}(cm^2/sec) \times (ml\ O_2\ /ml \cdot mmHg)$ 또는

$10^{-11}(cm^2 \cdot ml\ O_2)/(sec \cdot ml \cdot mmHg)$ (=Fatt Dk units 또는 Barrer)

콘택트렌즈의 모양이나 크기와 관계없는 재질의 고유한 특성으로 동일 재질에서 온도가 높을수록 산소침투성은 높다. 함수율 증가에 따라 산소침투성이 증가하고, 굴절률과 렌즈 재질의 강도는 감소한다. 소프트콘택트렌즈의 함수율이 38%, 55%, 75%일 때 Dk는 각각 9, 18, 36 정도이다.

7-2. 산소투과율

산소투과율(oxygen transmissibility, Dk/t)은 렌즈를 통해 각막에 전달되는 산소의 양을 말하며, 특정 단위를 생략하여 사용한다. Dk를 중심두께나 평균두께로 나누어 결정한다. 일반적으로 t는 ±3.00 D의 평균 중심두께이다. Dk/t 단위는 $10^{-9}(cm \cdot ml\ O_2)/(sec \cdot ml \cdot mmHg)$ (=Fatt Dk/t units 또는 Barrer/cm)이다. 콘택트렌즈의 굴절력이 증가하면 두께가 증가하게 되고 산소투과율은 감소한다. 함수율 증가나 두께 감소는 산소투과율을 증가시킨다.

7-3. 당량산소백분율

당량산소백분율(equivalent oxygen performance, EOP)은 각막과 렌즈 사이의 눈물에 녹아 있는 산소량(각막 표면의 산소량)을 대기 중 산소의 %로 표시한 값이다. 눈을 뜬 상태 즉, 각막이 대기 중에서 이용할 수 있는 최고의 EOP는 20.9%(155 mmHg)이고, 눈을 감고 있을 경우 EOP는 8%(산소의 분압 55 mmHg), 낮에 각막부종 방지 조건의 EOP는 10%(75 mmHg, Dk/t=24.1) 이상으로, 매일착용렌즈의 조건이 된다. 12.1%(Dk/t=34.3)의 EOP는 생긴 각막부종을 정상 상태로 되기 위한 최소량이며, 밤중에 각막부종 방지 조건은 EOP가 18%(Dk/t=87) 이상으로, 연속착용렌즈의 조건이 된다.

7-4. 함수율

함수율(water content 또는 water %)은 함수된 상태의 콘택트렌즈 무게에 포함되어 있는 물의 무게를 %로 표기한다. 함수율은 재질의 유연성 즉, 재질의 강도와 관계가 있으며 렌즈의 피팅 상태와 광학적인 효과에 영향을 준다. 즉, 고함수율 렌즈는 렌즈의 유연성과 렌즈의 강도가 크고, 산소침투성이 좋아 착용감이 좋으나 렌즈의 침착물이 생기기 쉽다. 저함수율 렌즈는 이와는 반대의

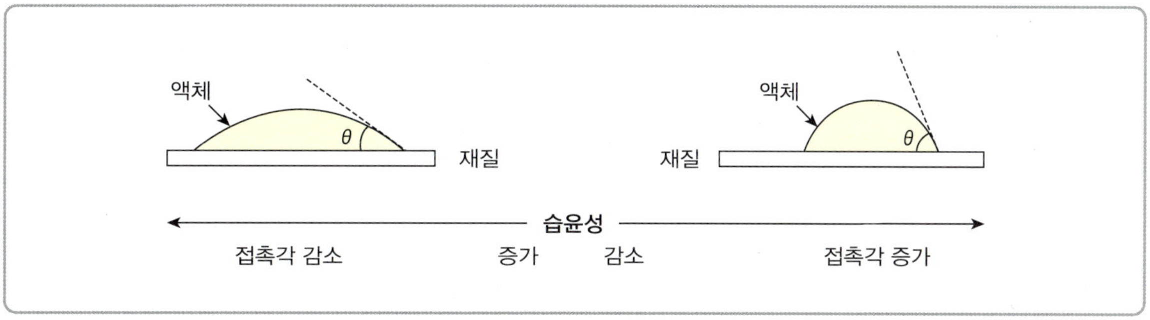

그림 18-9. 접촉각(θ)과 습윤성

특성을 갖는다.

$$함수율(\%) = \frac{물의\ 무게}{함수된\ 콘택트렌즈의\ 무게} \times 100$$

7-5. 표면의 습윤성

표면의 습윤성(wettability)은 액체가 고체 표면에 퍼지는 정도를 말하며, 액체의 응집력과 고체의 부착력에 의해 결정된다. 습윤성은 접촉각(θ)으로 액체표면과 고체표면이 이루는 각으로 표시한다(그림 18-9). 접촉각이 작으면 습윤성이 좋아 친수성이며, 접촉각이 크면 습윤성이 나빠 소수성이다. 접촉각은 PMMA는 60°, silicone이 110°, fluorosilicone acrylate (FSA)가 10~30°이다.

8 콘택트렌즈의 장단점

안경과 비교 시 콘택트렌즈의 장단점은 표 18-6과 같으며, 소프트콘택트렌즈와 RGP 콘택트렌즈의 장단점은 표 18-7, 하드콘택트렌즈 PMMA과 비교되는 RGP 콘택트렌즈의 장단점은 표 18-8과 같다. 그 외 실리콘하이드로겔 렌즈와 1회용 소프트콘택트렌즈의 장단점은 표 18-9, 18-10과 같다. 안경, 콘택트렌즈의 재질별, 착용 방식에 따른 비교를 통하여 콘택트렌즈의 특성을 이해함으로써 콘택트렌즈 착용자에게 적합한 렌즈를 선택하는 데 도움이 될 것이다.

표 18-6. 안경과 비교되는 콘택트렌즈의 장단점

장점	단점
• 망막에 맺힌 상의 변화가 적다. • 시야가 넓다. • 광학중심점을 통해 보기 때문에 수차가 적다. • 부등시나 부정난시의 교정에 좋다. • 안경 착용으로 인한 외모 스트레스를 해소한다. • 안경 휴대나 착용의 불편함이 없다.	• 착용과 관리가 불편하다. • 각막과 결막에 질병 우려가 있다. • 분실과 파손되기 쉽다. • 하드렌즈의 경우 적응에 시간이 필요하다.

표 18-7. 소프트콘택트렌즈와 RGP 콘택트렌즈의 장단점

소프트콘택트렌즈의 장점	소프트콘택트렌즈의 단점
• 초기 착용감이 좋다. • 적응이 용이하다. • 과도착용증후군(overwear syndrome)이 드물다. • 안경흐림(spectacle blur)이 없다. • 각막의 민감도가 유지된다. • 간헐적 착용 등 다양한 방식의 착용이 가능하다. • 이물질 유입이 적다. • 분실 위험이 낮다. • 운동하는 사람에 적합하다.	• 누액렌즈에 의한 각막난시의 교정효과 낮다. • 시력의 변동성이 있다. • 렌즈의 탈수가 일어난다. • 파손되기 쉽다. • 불순물이 침착된다. • 관리용액에 대한 알레르기가 있을 수 있다. • 제한된 렌즈 수명을 갖는다. • 렌즈 소독과 위생적 관리가 필요하다.
RGP 콘택트렌즈의 장점	**RGP 콘택트렌즈의 단점**
• 좋은 시력을 얻을 수 있다. • 각막난시 교정효과가 우수하다. • 관리와 유지가 쉽다. • 높은 산소침투성을 갖는다. • 눈 건강에 좋다. • 장시간 착용에도 편하다. • 눈물순환이 잘 된다. • 합병증이 적다. • 렌즈 수명이 길다.	• 초기 착용감이 나쁘다. • 피팅의 정확성이 요구된다. • 외부 이물질 유입되기 쉽다. • 분실의 위험이 있다. • 렌즈 이탈로 눈부심(flare)이 나타난다.

표 18-8. PMMA과 비교되는 RGP의 장단점

장점	단점
• 산소침투성 높다. • 합병증이 낮다. • 습윤성(착용감)이 좋다. • 적응 기간이 짧다. • 연속착용 가능 • 상의 흐림(flare) 현상이 적다. • 안경흐림(spectacle blur)이 덜 하다.	• 재질이 약하고 휨과 흠집이 잘 생긴다. • 수명이 짧고 제작이 어렵고 비싸다. • 침착물이 잘 생긴다.

표 18-9. 실리콘하이드로겔 렌즈의 장단점

장점	단점
• 매우 높은 Dk(60~140)를 갖는다. • 연속착용에 적당하다. • 적응이 빠르다. • 혈관신생 및 결막 충혈이 적다. • 탈수가 덜 일어나 안구건조증에 유리하다. • 재질의 강도가 커 취급에 유리하다. • 침전물이 적다. • 플루레신 염색약의 흡수가 적다. • 파손이 적다.	• 이중초점 등에 다양성이 부족하다. (단, 토릭은 가능하다.) • 궁상 염색이 잘 된다. • 일회용(일정 기간)으로만 사용한다. • 비싸다. • 뮤신 볼 (mucin balls†)이 나타난다. †각막전면의 침착물 또는 액체상 충전물로 인해 각막 표면이 움푹 들어감

표 18-10. 1회용(disposable) 소프트콘택트렌즈의 장단점

장점	단점
• 침전물 형성될 때까지 작용하지 않는다. • 알레르기 및 감염 위험성이 적다. • 거대 유두결막염의 발생빈도가 적다. • 연속착용이 가능하다. • 개당 단가가 저렴하여 교체비용이 적다. • 여분의 렌즈를 이용할 수 있다. • 렌즈세척 관리의 필요성이 줄어든다. • 계획적인 교체로 새로운 렌즈에 대한 신선감을 유지한다. • 피팅에 용이하다. • 어린이에게 이상적이다.	• 피팅변수와 굴절력의 범위가 제한적이다. • 디자인이 복잡한 렌즈에 부적합하다. • 1년 단위의 소요 경비가 많다. • 렌즈관리가 철저하지 못할 우려가 있다. • 착용 중 문제가 있을 시 렌즈를 교체하려는 경향이 있다. • 각각의 렌즈에 대한 변수 확인이 곤란하다. • 정해진 시간보다 오래 착용 가능성이 있다. • 렌즈의 오염 가능성이 있다. • 연속착용 시 저산소증의 가능성이 있다.

제 19 강 콘택트렌즈의 광학 기초

- 안경의 굴절력과 다른 콘택트렌즈의 굴절력
- 누액렌즈
- 안경과 다른 배율, 조절 및 폭주

굴절이상의 교정은 대부분 안경이나 콘택트렌즈로 이루어지며 상황에 따라 안경에서 콘택트렌즈 교정으로 또는 이와 반대로 교정을 한다. 이러한 교정은 눈의 망막에 초점을 맺는 효과는 동일하지만 안경은 각막으로부터 일정한 거리(12~20 mm)에서 굴정이상을 교정하고 콘택트렌즈는 각막과 접촉하여 교정함으로써 두 교정의 광학적 효과가 다르기 때문이다. 이 장에서는 콘택트렌즈로 교정에서 안경 교정과 다른 요소들인 굴절력, 누액렌즈, 조절과 폭주, 배율 효과 및 기타 광학적 효과를 논의한다.

1 콘택트렌즈의 굴절력

1-1. 중심두께를 고려한 굴절력

렌즈의 굴절력 식은 두꺼운 렌즈의 공식과 얇은 렌즈의 공식이 있다(그림 19-1). 콘택트렌즈의 굴절력은 얇은 렌즈의 공식을 적용하더라도 실용적으로 큰 문제는 없다. 그러나 콘택트렌즈가 얇지만 곡률반경이 매우 짧고 두께가 존재하므로 두꺼운 렌즈의 공식을 적용해야 한다.

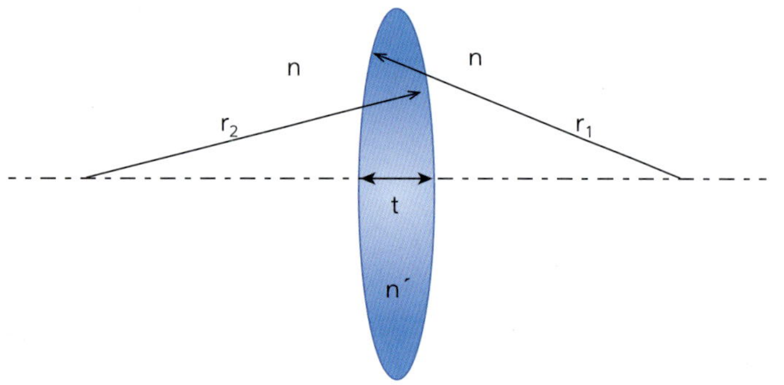

그림 19-1. 렌즈의 단면과 면굴절력

- 얇은 렌즈의 경우 (t=0)
  전체굴절력은 $D' = D_1' + D_2'$이다.
- 두꺼운 렌즈의 경우
  전체굴절력은 $D' = D_1' + D_2' - (t/n)D_1'D_2'$이다.

$D_1' = +65.00$ D, $D_2' = -70.00$ D, t=0.28 mm, n=1.48일 때 얇은 렌즈와 두꺼운 렌즈의 공식을 각각 적용했을 때 차이를 살펴보면 얇은 렌즈 적용에서 −5.00 D, 두꺼운 렌즈 적용에서 −5.86 D로 둘의 차이는 0.86 D이다. 따라서 렌즈 제조사에서는 광학적으로 두꺼운 렌즈로 취급하여 정밀하게 계산하여야 한다.

1-2. 콘택트렌즈의 실용적 굴절력 표기

콘택트렌즈의 실용적 굴절력은 후정점굴절력(back vertex power, D_v')이다. 후정점굴절력은 기준점이 항상 정점에 위치하여 안정적으로 쉽게 굴절력 측정이 가능하다. 이와 달리 주점굴절력은 렌즈의 모양에 따라 기준점이 달라 실용적이지 못하다. 이에 대한 비교는 그림 19-2와 표 19-1과 같다.

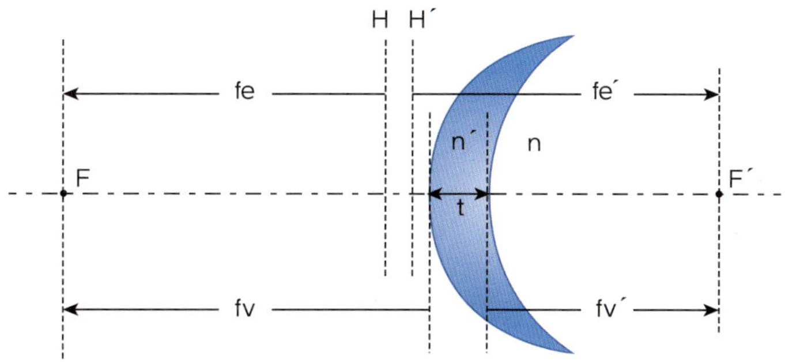

F: 물측초점
F′: 상측초점
H: 제1주점면(주평면)
H′: 제2주점면(주평면)

n: 매질의 굴절률
n′: 렌즈 재질의 굴절률
t: 렌즈의 두께

f_v: 전정점굴절력의 초점거리
f_v': 후정점굴절력의 초점거리
f_e: 물측 주점굴절력의 초점거리
f_e': 상측 주점굴절력의 초점거리

그림 19-2. 주점굴절력과 정점굴절력 비교

표 19-1. 주점굴절력과 정점굴절력 비교

주점굴절력	정점굴절력
• 렌즈의 주점면(물측과 상측)이 기준 • 기준점이 곡률(만곡도)에 따라 달라짐 • 실용적이지 못함	• 렌즈의 정점(전면과 후면)이 기준 • 기준점이 항시 정점에 있음 • 실용적임

• 안경렌즈나 콘택트렌즈의 경우 후정점굴절력을 사용한다.

• 전정점굴절력 $D'_V = \dfrac{D_2}{1-\dfrac{t}{n}D_2} + D_1$

• 후정점굴절력 $D'_V = \dfrac{D_1}{1-\dfrac{t}{n}D_1} + D_2$

• 전정점굴절력 ≠ 후정점굴절력(특히, 고도의 플러스 렌즈의 경우 그 차이가 크다. 단, 대칭렌즈의 경우는 같다.)

다양한 굴절력 표기

(구면원주)
S−2.00 D ◯C−1.00 D, Ax 90°
−2.00 DS/−1.00 DC 90
−2.00 DS −1.00 DC × 90
−3.00/−1.00 × 90; −2.00 −1.00 × 090†
DS : diopter sphere; DC : diopter cylinder
† 콘택트렌즈에서 약식표기를 주로 사용한다.

(구면) S−2.00 D; −2.00 D; −2.00 DS
(원주) C−2.00 D, Ax 90°; −2.00 DC 90
−2.00 × 90 또는 −2.00 × 090†
(각막곡률측정)
42.25 @ 180; 44.25 @ 090†

1-3. 정점거리에 따른 굴절력

눈의 굴절이상의 정도는 굴스트란드의 정식모형안에서 각막 후방 1.348 mm에 떨어진 제1주점에서 원점까지 거리(m)의 역수에 해당되는 디옵터 값을 갖는다. 이러한 비정시 상태의 눈 교정원리는 원점과 안경렌즈의 상측초점을 일치시키는 것이다. 이 때 각막정점으로부터 떨어진 거리에 따라 교정렌즈의 굴절력은 다르다. 즉 정점간거리에 따라 다르므로 이를 고려하여야 한다(그림 19-3).

콘택트렌즈의 교정굴절력은 안경의 교정굴절력과 다르다. 정점간거리에 따른 굴절력 변화는 다음 식으로 그 정도를 구할 수 있다.

$$F_c = \frac{F_s}{1 - dF_s}$$

여기서 F_c=콘택트렌즈 굴절력(D), F_s=안경 굴절력(D) d=정점간거리(mm)이다.

이 식에 의한 정점간거리에 따른 콘택트렌즈 굴절력(F_c)과 안경 굴절력(F_s)의 차이는 정점간거리 12 mm 기준에서 안경 굴절력이 ±4.00 D 미만일 때 그 차이가 0.25 D 이하로 보정할 필요가 없다(콘택트렌즈의 교정굴절력은 최소 0.25 D 단위로 제공된다.). 그러나 안경 굴절력이 ±4.00 D 이상일 때 콘택트렌즈 교정굴절력을 보정하여야 한다. 결과적으로 원시는 안경렌즈보다 높은 굴절력이, 근시는 이와 반대의 낮은 굴절력이 필요하다(그림 19-4).

안경의 교정굴절력을 정점간거리별 콘택트렌즈 교정굴절력으로 환산하는 표는 부록 6의 콘택트렌즈 교정굴절력 환산표를 참고하기 바란다.

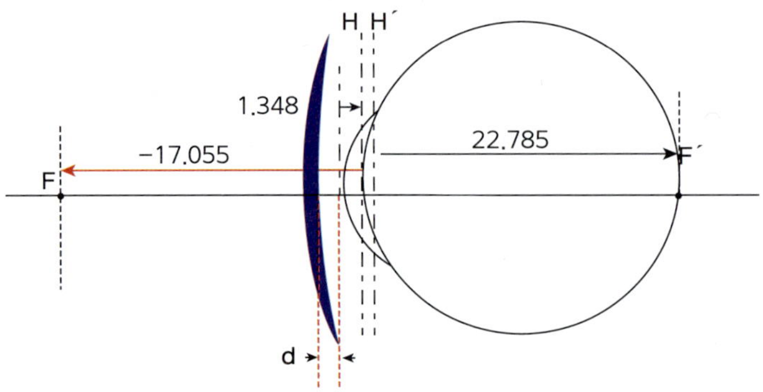

F: 물측초점
F′: 상측초점
H: 제1주점면(주평면)
H′: 제2주점면(주평면)
d: 정점간거리(12~15 mm)

제1주점면에서 물측초점거리(−17.055 mm)
각막정점에서 제1주점면까지 거리(1.348 mm)
제1주점면에서 상측초점까지 거리(22.785 mm)

그림 19-3. 굴스트란드의 정식모형안의 안수치

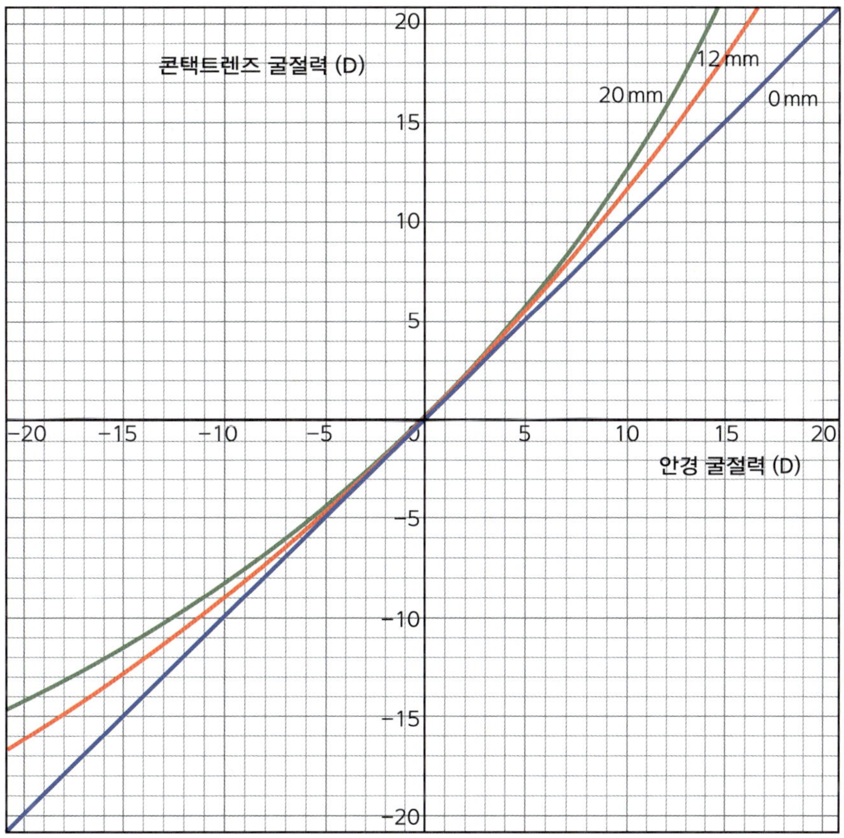

그림 19-4. 정점간거리에 따른 콘택트렌즈 굴절력

2 누액렌즈

콘택트렌즈를 착용했을 경우 각막 전면과 콘택트렌즈의 후면 사이에 누액에 의해 하나의 광학계가 형성된다. 이것이 누액렌즈(tear lens 또는 lacrimal lens 또는 fluid lens)이다. 콘택트렌즈의 굴절력은 누액렌즈를 고려하여야 한다. 누액렌즈의 광학계는 Westheimer에 의해 누액과 콘택트렌즈계의 굴절력 관계를 이끌어 냈다. 누액 광학계는 콘택트렌즈, 누액 및 각막 사이에는 공기가 있고, 누액층의 두께는 얇으며 각막과 누액의 굴절률(n)이 1.3375로 같다는 가정에서 출발한다. 결론적으로 누액렌즈는 콘택트렌즈의 베이스커브(base curve, BC)와 각막의 만곡도(D)에 의해 평면 누액렌즈, (+)누액렌즈, (−)누액렌즈가 형성된다(그림 19−5). 누액렌즈의 효과는 RGP 콘택트렌즈를 포함한 하드콘택트렌즈가 소프트콘택트렌즈보다 크다. 소프트콘택트렌즈의 경우 재질

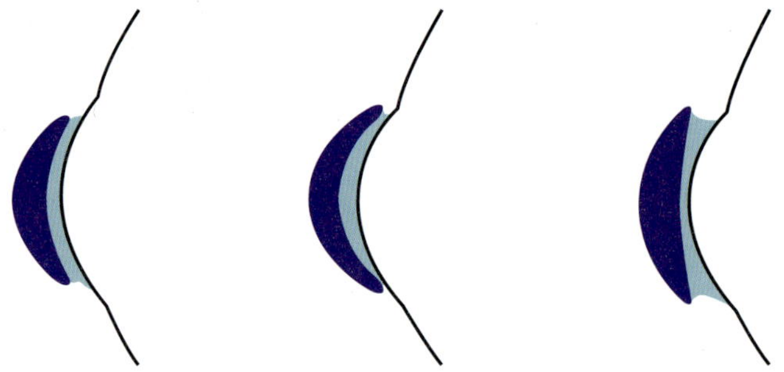

그림 19-5. 누액렌즈

의 유연성이 낮고, 두꺼운 경우에 약간의 누액렌즈의 효과를 가진다.

평면 누액렌즈는 콘택트렌즈의 BC(D)와 각막의 만곡도(D)가 같을 때이며, 콘택트렌즈의 굴절력에 영향이 없다. (+)누액렌즈는 콘택트렌즈의 BC가 각막의 만곡도보다 클 때이며 근시에서는 콘택트렌즈의 교정 굴절력을 높이는 효과로 작용하고, 원시에서는 콘택트렌즈의 교정 굴절력을 낮추는 효과로 작용한다. (−)누액렌즈는 콘택트렌즈의 BC가 각막의 만곡도보다 작을 때이며, 근시에서는 콘택트렌즈의 교정 굴절력을 낮추는 효과로 작용하고 원시에서는 이와 반대의 효과로 작용한다. (+)누액렌즈의 효과는 가파른(steep) 피팅에서 나타나고 (−)굴절력을 더해주는 결과와 같아 'steeper add minus (SAM)'라 하며, (−)누액렌즈의 효과는 편평한(flat) 피팅에서 나타나고 (+) 굴절력을 더해 주는 결과와 같아 'flatter add plus (FAP)'라 하여 'SAMFAP rule'이라 한다.

예제 19-1 완전교정안경굴절력이 S−1.00 D, 각막곡률(K's reading)이 46.00 D(7.34 mm)일 때,

a. 콘택트렌즈 BC 45.00 D(7.50 mm)일 때 교정해야 할 콘택트렌즈의 굴절력은?

b. 콘택트렌즈 BC 46.00 D(7.34 mm)일 때 처방해야 할 콘택트렌즈의 굴절력은?

풀이 19-1 a. 누액렌즈는 −1.00 D(=45.00 D −46.00 D), 콘택트렌즈의 굴절력은 완전교정 콘택트렌즈의 굴절력에서 누액렌즈의 굴절력을 고려한다.

−1.00 D−(−1.00 D)=0.00 D이다.

b. 콘택트렌즈의 굴절력=완전교정 콘택트렌즈의 굴절력−누액렌즈의 굴절력

= −1.00 D−(46.00 D −46.00 D)

= −1.00 D

c. 콘택트렌즈의 굴절력=완전교정 콘택트렌즈의 굴절력−누액렌즈의 굴절력

$= -1.00\,D - (47.00\,D - 46.00\,D)$

$= -2.00\,D$

누액렌즈의 굴절력

- 콘택트렌즈의 BC(D)=각막의 만곡도(D) ⇒ 평면 누액렌즈
- 콘택트렌즈의 BC(D) > 각막의 만곡도(D) ⇒ (+)누액렌즈
- 콘택트렌즈의 BC(D) < 각막의 만곡도(D) ⇒ (−)누액렌즈

Steeper lens: (+)tear lens "steeper add minus(SAM)"
Flatter lens: (−)tear lens "flatter add plus(FAP)" ⇨ SAMFAP rule

3 조절과 폭주

3-1. 콘택트렌즈 착용 시의 조절요구

나안상태에서 조절력이 필요한 순서 즉, 조절 요구량은 원시, 정시, 근시 순으로 크다. 교정상태에서 교정안경렌즈 위치 즉, 정점간거리는 교정굴절력과 안경배율의 영향뿐만 아니라 주시하는 물체의 거리에 따라 조절요구량이 다르다. 조절요구량은 근거리와 원거리 물체를 볼 때 각막에 이르는 버전스 간의 차이로 결정할 수 있다. 조절요구량은 주어진 물체거리, 렌즈의 위치(정점간거리), 렌즈의 굴절력으로 다음 근사식에 의해 쉽게 계산된다.

$$Ac \fallingdotseq -S\,(1-2\,l\,D')$$

여기서 Ac는 조절요구량, S는 주시거리 버전스, l은 정점간거리, D′는 완전교정안경의 굴절력이다.

예를 들어 완전교정안경의 굴절력 −5.00 D, 정점간거리 12 mm, 눈 앞 25 cm를 볼 때 필요한 조절력은 안경 착용시는 $Ac = -(-4.00)\,[1-2(-0.012)(-5.00)] = 3.52\,D$가 되는데 비해, 콘택트렌즈 착용 시는 정점간거리가 없어지므로 4.00 D가 되어 0.48 D 만큼 더 많아진다. 반대로 완전교정안경의 굴절력 +5.00 D, 정점간거리 12 mm, 눈 앞 25 cm를 볼 때 필요한 조절력은 안경 착용시는 4.48 D, 콘택트렌즈 착용 시는 4.00 D로 오히려 0.48 D 만큼 더 적어진다.

결론적으로, 안경 착용 시의 조절과 콘택트렌즈 착용 시의 조절이 다르다. 근시안에서는 콘택트렌즈 착용 시의 조절이 안경착용 시의 조절보다 더 요구되며, 원시안은 이와 반대이다(그림 19-6). 노안에 임박한 근시 또는 원시가 콘택트렌즈를 착용하는 경우, 근시가 노안을 더 느끼게 되고 원시는 덜 느끼게 된다. 따라서 조절력을 기준으로 보았을 때 렌즈 착용에 따른 불편함 정도는 근시가 더 크다고 볼 수 있다.

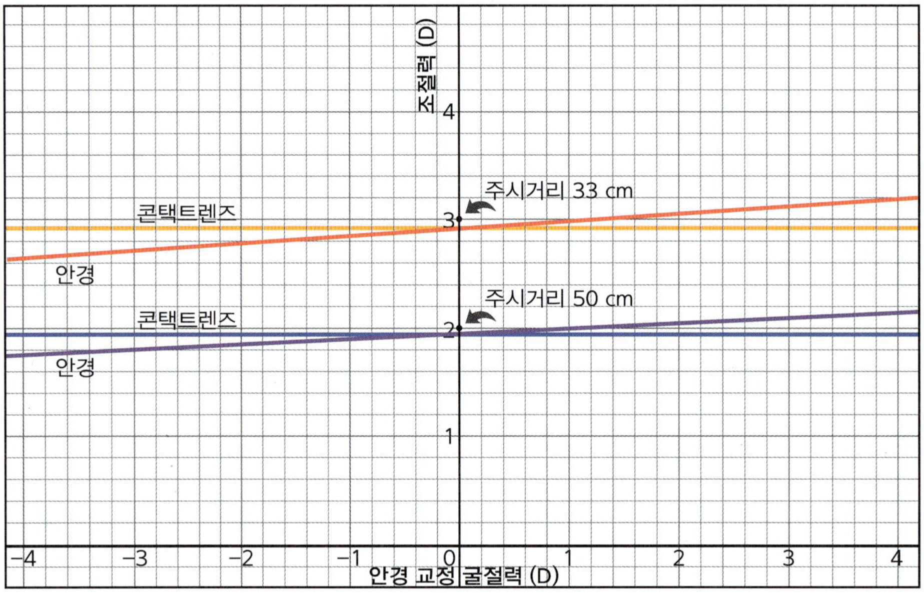

그림 19-6. 주시거리에 따른 필요한 조절력

3-2. 콘택트렌즈 착용 시의 폭주요구

콘택트렌즈는 눈과 함께 움직이므로 가까운 물체를 볼 때 폭주요구는 나안상태의 폭주요구와 같다. 반대로 원거리를 볼 때 교정상태의 근시는 더 이상 안경렌즈의 광학적 중심으로 볼 수 없고,

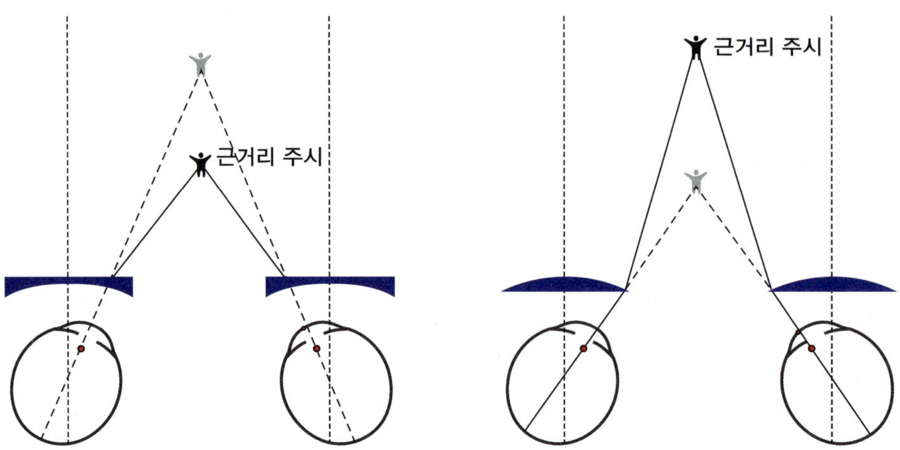

그림 19-7. 안경 착용에서 근거리 주시시의 폭주효과

BI (base-in) 프리즘을 통해 가까운 물체를 보는 것이 된다(그림 19-7). BI 프리즘 효과는 맨눈 또는 콘택트렌즈 착용 사항과 비교할 때 폭주요구가 줄어든다. 그러나 안경으로 교정된 원시는 근거리 주시 시 조절요구가 증가되는 BO (base-out) 상태로 물체를 보게 되므로 나안상태나 콘택트렌즈 착용과 비교할 때 폭주요구가 줄어든다. 안경을 착용할 때와 콘택트렌즈를 착용할 때 폭주량이 달라진다. 근시안은 안경 착용보다 콘택트렌즈 착용에서 더 많이 폭주해야 하고, 원시안은 안경 착용보다 콘택트렌즈 착용에서 폭주요구량이 줄어든다.

안경과 다른 조절과 폭주 요구량

근시안: 콘택트렌즈 착용 시의 조절과 폭주 > 안경착용 시의 조설과 폭주
원시안: 콘택트렌즈 착용 시의 조절과 폭주 < 안경착용 시의 조절과 폭주
즉, 조절요구와 폭주요구는 콘택트렌즈로 교정할 경우 근시가 원시보다 더 많아진다.

4 시야

교정용 안경렌즈를 착용하고 렌즈주변부를 주시할 때 프리즘 효과가 발생한다. 이로 인해 (+)렌즈에서는 윤상암점(ring scotoma)이 (−)렌즈에서는 윤상복시(ring diplopia)가 나타난다(그림 19-8). (+)안경렌즈는 시야가 나안상태나 (−)안경렌즈보다 좁아 눈의 움직임이 적어지고, (−)안경렌즈는 시야가 나안상태나 (+)렌즈보다 넓어 눈의 움직임이 커진다(그림 19-8).

콘택트렌즈를 착용한 경우는 시선이 가는 곳마다 눈을 따라 렌즈가 움직이므로 시야는 나안상태와 같이 시야의 변화는 없다. 그러나 만약 렌즈 또는 광학부 직경이 작다면 정지상태의 주변시야는 약간의 영향을 받을 수 있다. 하드콘택트렌즈의 경우에는 주변시야에서 나오는 광선속에 영향을 미치는 렌즈의 끝이나 광학부에서 단절됨으로써 상 흐림이나 눈부심이 일어날 수 있다.

5 배율

안경배율(spectacle magnification, SM)은 나안상태에서 망막에 맺힌 상의 크기에 대한 안경교정한 상태에서 망막에 맺힌 상의 크기 비율로서, 자기배율이라고도 한다. 이 배율은 특히, 교정 후 부등상시의 증상을 일으키는 부동시의 경우와 주경선 간 굴절력차이로 상 왜곡이 생기는 원주굴절

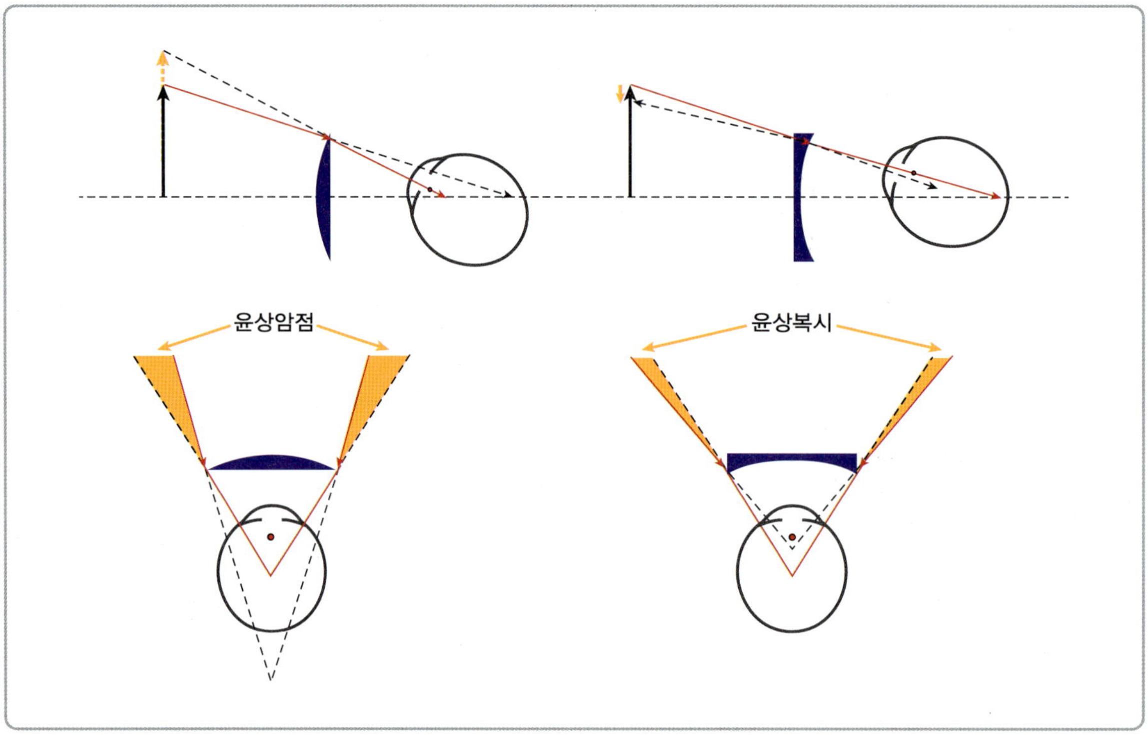

그림 19-8. 안경렌즈 교정에서의 시야

이상일 때 의미가 있다.

안경배율은 다음 식으로 나타낸다.

$$SM = \frac{1}{1 - aF}$$

여기서 F는 교정렌즈의 굴절력, a는 교정렌즈에서 입사동까지의 거리로 콘택트렌즈에서 3 mm, 안경렌즈에서 15 mm이다. 이 식을 기준으로 보면 (+)렌즈에서는 안경의 확대율이 콘택트렌즈의 확대율보다 크고, (−)렌즈에서는 안경의 축소율이 콘택트렌즈의 축소율보다 크다(그림 19−9). 따라서 안경배율 측면에서 볼 때 상의 확대나 축소율이 작은 콘택트렌즈 교정이 유리하다.

부동시의 교정은 안경배율 측면에서 안경보다 콘택트렌즈의 교정이 두 눈에서 일어나는 부등상의 증상, 즉 안정피로와 양안시 기능저하를 훨씬 줄어들게 한다. 또한 안경을 착용하고 중심외 주시를 하면 프리즘이 유발되지만, 콘택트렌즈의 경우 늘 광학중심점 주시가 유지되어 프리즘이 발생되지 않아 콘택트렌즈 교정이 유리하다.

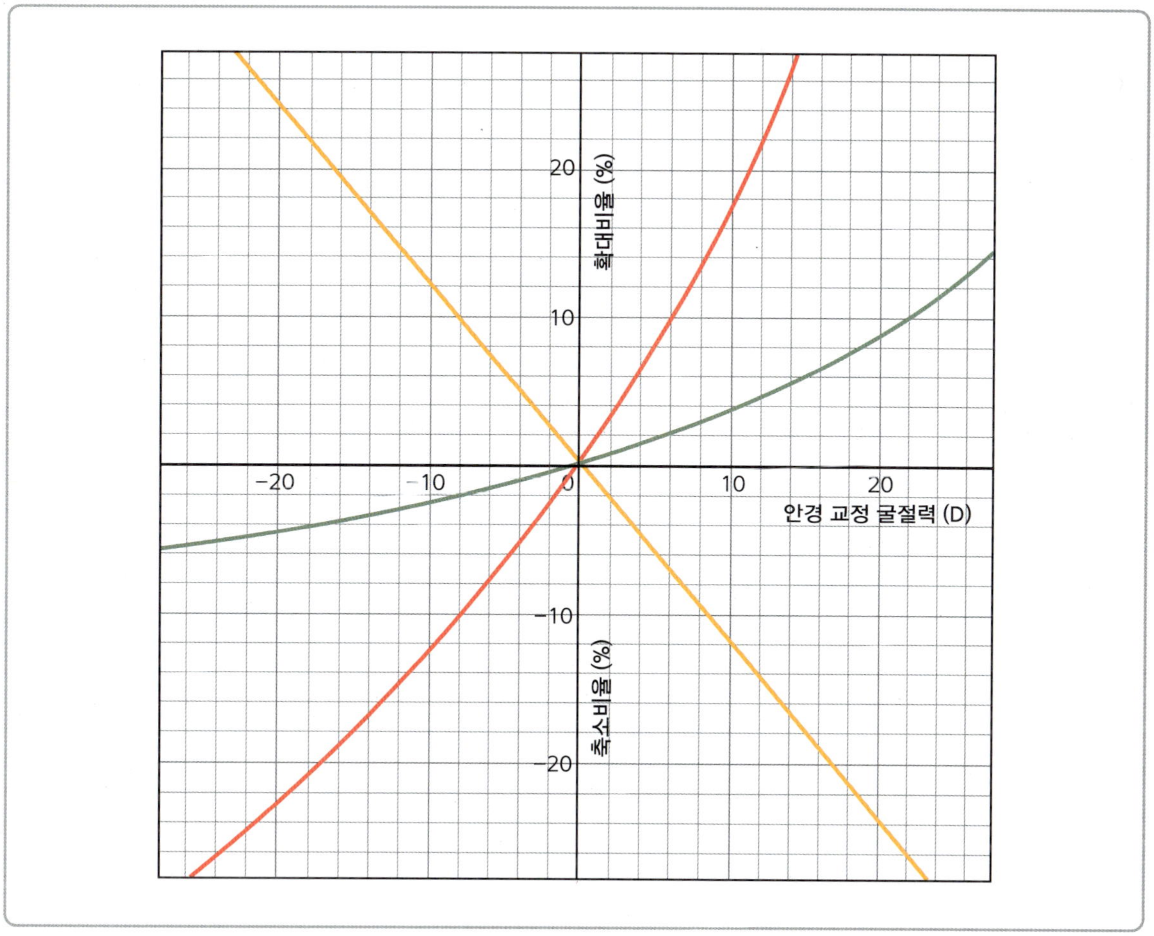

그림 19-9. 안경 및 콘택트렌즈 교정에서의 안경배율

예제 19-2 정점간거리 12 mm에서 안경의 교정굴절력이 −5.00 D일 때 콘택트렌즈의 교정굴절력은?

풀이 19-2 방법 1. 교정 굴절력의 상측초점까지의 거리의 역수에 해당된다. 안경의 교정굴절력이 −5.00 D일 때 상측초점까지의 거리는 안경렌즈로부터 전방 20 cm이다. 콘택트렌즈는 안경렌즈로부터 후방으로 12 mm에 있으므로 콘택트렌즈의 교정굴절력은

$$\frac{1}{(-0.20\,m - 0.012\,m)} = -4.72\ D$$ 이다.

방법 2. $Fc = \dfrac{Fs}{1 - dFs}$ 식에서 정점간거리는 12 mm(0.012 m), 안경의 교정굴절력(F_s)은 −5.00 D이다. 이를 식에 대입하여 계산하면 −4.72 D가 콘택트렌즈의 교정굴절력이다.

예제 19-3 정점간거리 12 mm에서 안경의 교정 굴절력이 +5.00 D일 때 콘택트렌즈의 교정굴절력은?

풀이 19-3 방법 1. 교정굴절력의 상측조점까지의 거리의 역수에 해당된다. 안경의 교정굴절력이 +5.00 D일 때 상측초점까지의 거리는 안경렌즈로부터 후방 20 cm이다. 콘택트렌즈는 안경렌즈로부터 후방으로 12 mm로 콘택트렌즈의 교정굴절력은 $\frac{1}{(+0.20m - 0.012m)} = 5.32\ D$이다.

방법 2. $Fc = \frac{Fs}{1 - dFs}$ 식에서 정점간거리 12 mm(0.012 m), 안경의 교정굴절력(Fs) +5.00 D를 대입하여 계산하면 +5.32 D이다.

교정렌즈의 굴절력은 교정렌즈에서 상측초점까지의 거리이다.

근시의 경우 교정렌즈의 상측초점은 눈 앞에 있고 콘택트렌즈의 상측초점은 안경렌즈보다 길어 콘택트렌즈의 교정굴절력은 낮아진다.
원시의 경우 교정렌즈의 상측초점은 눈 뒤에 있고 콘택트렌즈의 상측초점은 안경렌즈보다 짧아 콘택트렌즈의 교정굴절력은 커진다.

예제 19-4 정점간거리 13 mm에서 안경의 교정굴절력이 −5.00 −1.00 × 180일 때 콘택트렌즈의 교정굴절력은?

풀이 19-4 −5.00 −1.00 × 180로 표기되는 난시교정렌즈의 두 주경선 굴절력은 −5.00 D와 −6.00 D이므로, 각각에 대해서 정점간거리를 따져 계산한 후 표기하면 된다.

안경의 교정굴절력 −5.00 × 090은

$\frac{1}{(-20m - 0.013m)} = -4.69\ D$,

−6.00 × 180는 $\frac{1}{(-0.167m - 0.013m)} = 5.57\ D$이므로

−4.69 −0.88 × 180이다. 안경렌즈나 콘택트렌즈의 굴절력 단위는 0.25 D이므로, 실제 선택할 수 있는 콘택트렌즈의 굴절력은 −4.50 −0.75 × 180이다.

예제 19-5 정점간거리 12 mm에서 안경 교정굴절력이 −5.00 D일 때와 +5.00 D일 때 안경배율은?

풀이 19-5 $SM = \frac{1}{1 - aF}$ 식에서 안경렌즈일 때 교정렌즈에서 입사동까지의 거리로 15 mm이다.

안경 교정굴절력이 −5.00 D일 때

안경배율은 $\frac{1}{(1 - 0.015 \times (-5.00))} = 0.930$로 93.0%이다.

따라서 100%−93.0%=7.0% 만큼의 상 축소효과를 갖는다.

같은 방법으로 +5.00 D일 때

안경배율은 $\frac{1}{(1 - 0.015 \times (+5.00))} = 1.081$로 108.1%이다.

따라서 108.1%−100%=0.81% 만큼의 상 확대효과를 갖는다.

예제 19-6 콘택트렌즈 교정굴절력이 −5.00 D일 때와 +5.00 D일 때 안경배율은?

풀이 19-6 콘택트렌즈일 때 교정렌즈에서 입사동까지의 거리로 3 mm이다.

콘택트렌즈의 교정굴절력이 −5.00 D일 때 안경배율은

$\dfrac{1}{(1-0.003\times(-5.00))}=0.985$ 로 98.5%이다.

따라서 100%−98.5%=1.5% 만큼의 축소효과를 갖는다.

콘택트렌즈의 교정 굴절력이 +5.00 D일 때 안경배율은

$\dfrac{1}{(1-0.003\times(+5.00))}=1.015$ 로 101.5%이다.

따라서 101.5%−100%=1.5% 만큼의 확대효과를 갖는다.

예제 19-7 정점간거리 12 mm에서 안경 교정굴절력 −5.00 D를 콘택트렌즈로 교정할 때 상의 변화는?

풀이 19-7 정점간거리 12 mm에서 안경 교정굴절력이 −5.00 D의 7% 만큼 축소된다. 안경 교정굴절력 −5.00 D를 콘택트렌즈 교정할 때의 굴절력은 −4.72 D이고, 교정렌즈에서 입사동까지의 거리로 3 mm이다. 따라서 안경배율은 $\dfrac{1}{(1-0.003\times(-4.72))}=0.986$로 100%−98.6%=1.4% 만큼 축소된다. 콘택트렌즈를 착용할 경우 안경배율은 축소율이 1.4%로 안경 착용의 축소율 7%보다 작아 배율 측면에서 부등상시가 적어 콘택트렌즈가 유리하다.

제 20 강 콘택트렌즈의 피팅과 관리

- 피팅을 위한 예비검사 및 굴절검사
- 피팅에 필요한 외안부 수치
- 피팅에 필요한 콘택트렌즈 변수(파라미터)와 변수 조정
- 렌즈 관리의 목적
- 렌즈 관리 체계
- 관리 용액의 성분과 기능

콘택트렌즈 피팅의 기본 개념은 렌즈착용에 적합한 대상자에게 적합한 콘택트렌즈를 선택하여 착용시킨 후 렌즈가 역학적으로나 생리적으로 안정적이고 안전하게 작용하도록 하는 것이다. 콘택트렌즈의 선택과 피팅은 여러 개념이 있기 때문에 절대적 기준의 완벽한 피팅보다 렌즈의 착용목적에 적합한 이상적인 피팅이 되게 하는 것이다. 그러기 위해서는 착용 대상자의 광학적, 생리학적 평가, 렌즈의 재질, 디자인, 제조법에 따른 특성을 잘 파악하여야 하며, 피팅된 렌즈와 눈 상호작용까지 평가할 수 있어야 한다.

콘택트렌즈의 관리목적은 렌즈에 침전물 침착을 방지하여 편안한 착용감과 안정된 시력을 유지하도록 하며, 안전한 렌즈관리로 렌즈수명 유지와 침전물을 억제하기 위해서이다. 또한 감염을 방지하여 눈의 부작용이 생기지 않도록 하는 데 있다.

1 상담

콘택트렌즈 착용에 적합한 대상자 선정은 1차적으로 상담을 통해 결정되어야 한다.

1-1. 문진

문진은 콘택트렌즈의 착용 가능성을 판단하는 기초 자료가 된다. 무엇보다 렌즈착용 동기와 목적이 확실하면 렌즈착용의 성공률을 높다. 대상자에 따라 착용 기준이 달라 절대적인 기준 설정은 무의미한 만큼 변수가 많다. 상황(착용 환경)과 목적에 따라 다르므로 개별적으로 접근해야 한다. 문진에서는 착용 동기와 이유, 눈의 외상, 질병 또는 수술 유무, 전신질환, 약물 복용 여부, 시기능 문제 등이 포함되어야 한다.

1-2. 나이

콘택트렌즈 착용 가능한 나이는 렌즈 취급의 용이성을 기준으로 판단한다. 대체적으로 나이가 많을수록 건성안 증상을 호소하고 40세 전후에는 노안으로 불편함을 호소할 수 있다. 특히 근시의 경우 콘택트렌즈 착용 시 근업작업에서 조절과 폭주요구량이 많아지므로 원시보다 더 많이 불편을 호소할 수 있다.

1-3. 착용 경험

과거 착용경험의 유무가 렌즈착용의 예후를 판단하는 중요한 자료이다. 과거의 실패 원인과 현재의 상태를 파악하여 예후를 판단하여야 한다. 또한 과거 착용한 렌즈의 종류, 제조사, 시력, 관리 방법 등의 여러 환경을 파악하여 현재 교정 가능한 것인지 아닌지를 판단하여야 한다.

1-4. 직업

직업이나 환경 요인에 따라 렌즈착용의 성공률이 달라진다. 콘택트렌즈 착용 환경은 청결유지가 필수적이고 건조한 곳을 피해야 한다. 또한 장시간 근거리 작업이나 컴퓨터, 독서의 경우도 좋은 조건은 아니다. 특히 5D's (dirty, drunk, diseased, disabled, dumb)에 해당되는 경우 예후가 나빠질 가능성이 높으므로 렌즈착용을 피해야 한다. 배우, 아나운서 등은 미용 목적의 렌즈가 적합하고, 운동선수는 종목이나 활동성에 따라 테니스 선수는 RGP보다 소프트콘택트렌즈가 적합하고, 수영 선수의 경우 소프트렌즈는 부적합하다. 또 습기가 많은 장소에서는 적합하고, 먼지, 바람 또는 고산지대에서는 부적합하다.

스포츠에 적합한 콘택트렌즈는 어떻게 선택할 것인가? 선택기준은 신체 활동량이나 시력 의존성에 따라 다르게 결정된다. 신체적 접촉이 심한 스포츠의 경우 비교적 크기가 크고 물리적 압박이 적은 소프트콘택트렌즈나 공막렌즈 또는 하이브리드(hybrid는 중심은 RGP소재, 주변부는 소프트렌즈 소재로 된 렌즈)를 선택하는 것이 좋다. 움직임이 적거나 시력이 중요하게 작용하는 스포츠의

표 20-1. 스포츠 종목별 선호되는 콘택트렌즈 유형

스포츠 종목	소프트콘택트렌즈	소프트 또는 RGP	Hybrid 또는 공막렌즈
야구	●	●	●
농구	●		●
권투	●		●
미식축구	●		●
하키	●		●
축구	●		●
레슬링	●		●
골프	●		●
사냥		●	●
조깅		●	●
등반		●	●
핸드볼	●		
라켓볼	●		
스쿼시	●		
테니스	●		
스쿠버 다이빙	●		
스키		●	●
수영	●		

경우 RGP가 좋다. 이를 요약하면 다음 표 20-1과 같다.

1-5. 눈의 이상 유무

충혈, 이물감, 건조감, 통증, 분비물 등의 증상의 경우 안과적 치료가 우선이다.

1-6. 전신 질환 유무

당뇨병은 각막지각 감소를 가져오게 되어 눈의 부작용 자각이 느리며 회복이 느리다. 교원(질)병과 류머티즘은 눈물층 이상을 초래할 수 있으며, 갑상선질환은 안구돌출로 인한 눈깜박임 장애를 유발할 수 있어 피해야 한다.

1-7. 사용 약물

항히스타민, 항콜린제, 항우울제, 피임약 등은 눈물층 이상을 초래할 수 있으며, 임신 중에는 각막곡률의 일시적 변화와 눈물층 이상이 초래될 수 있으므로 렌즈착용을 피해야 한다.

1-8. 콘택트렌즈 착용 후보군 분류

콘택트렌즈 착용 예후에 따라 후보군을 분류하면 표 20-2과 같다.

표 20-2. 콘택트렌즈 착용 후보군 분류

A. 예후에 따른 분류	
〈예후가 좋은 그룹〉 13~18세, 여자 ±1.50 D 이상의 굴절이상, TBUT (tear break-up time)＞15 sec 난시＜1.50 D, K값 41.00~46.00 D	〈예후가 나쁜 그룹〉 7일 착용자, 흡연자, 노안 임박한 사람, 착용동기가 약한 사람, −1.00 D 미만 근시, 사시, 안검하수, 알레르기, 만성 눈꺼풀염, 안구돌출, 관절염, 위생관념이 없는 사람, 5D's (dirty, drunk, diseased, disabled, dumb)
B. 착용 가능성을 줄여주는 질환들	
피부질환(마른버짐, 피부염, 눈꺼풀염), 건성안, 위장약, 피임약, 항우울제, 각막질환, 알레르기, 단안, 폐경기, 당뇨병, 갑상선 질환 등	
C. 특별한 콘택트렌즈 착용자	
안진(시력개선과 안진의 감소 유도), 홍채의 색소 결핍, 무홍채(선천성 또는 외상 후 손상)	

2 예비검사

2-1. 각막의 크기

각막의 크기는 렌즈크기를 결정하는 요소 중 하나다. 각막은 투명하므로 각막의 직경은 수평방향의 가시홍채직경을 측정하여 결정한다(그림 20-1의 A). 수평방향의 가시홍채직경(horizontal visible iris diameter, HVID)은 실제 각막의 크기보다 작으며, 1~2 mm 더한 값이 각막의 직경이 된다. 소프트콘택트렌즈의 직경은 각막의 직경보다 크게 결정되고, RGP 콘택트렌즈를 비롯한 하드콘택트렌즈는 각막의 직경보다 작게 결정된다.

- 평균 HVID = 10.5~12.5 mm
- 소프트콘택트렌즈의 직경 = HVID + 2~3 mm
- RGP 콘택트렌즈의 직경 = HVID ≤ 11.0 mm일 때 8.7 mm

  HVID ≥ 12.0 mm일 때 9.7 mm

  11.0mm ＜HVID＜12.0 mm일 때 9.2 mm

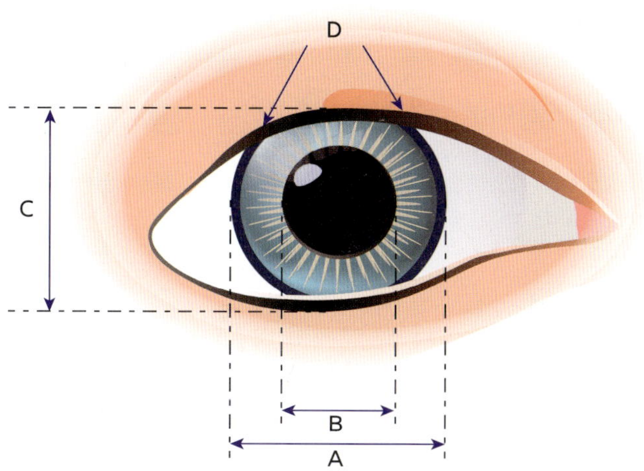

그림 20-1. 전안부 치수(A: 가시홍채직경, B: 동공크기, C: 검열 폭, D: 눈꺼풀 위치)

2-2. 동공의 크기

동공크기는 어두운 조명에서 수평위치를 측정해야 하고(그림 20-1의 B), 렌즈크기는 동공의 크기보다 커야 한다. 소프트콘택트렌즈보다 작은 하드콘택트렌즈의 경우 광학부직경이 동공을 덮을 수 없을 때 눈부심현상이 일어날 수 있다. 소프트콘택트렌즈는 피팅상태가 편평하지 않다면 각막에 밀착되어 대부분 움직임이 작아 동공을 충분히 덮을 수 있을 만큼 렌즈가 크다고 볼 수 있지만, 모든 소프트콘택트렌즈가 큰 광학부직경을 갖는 것은 아니다. RGP 콘택트렌즈의 경우 렌즈크기가 작고 렌즈의 움직임이 클 경우 동공을 충분히 덮을 수 없는 상태가 되기 쉽다.

- 평균 동공크기 = 5~7 mm
- RGP 콘택트렌즈의 직경 = 동공크기 ≤ 6 mm일 때 8.8~9.0 mm
  6 mm < 동공크기 < 8 mm일 때 9.2~9.4 mm
  동공크기 ≥ 8 mm일 때 9.6~9.8 mm

2-3. 검열의 폭

검열의 폭은 자연스런 주시상태에서 윗눈꺼풀과 아래눈꺼풀의 수직거리로 측정한다(그림 20-1의 C). 검열폭이 크면 렌즈의 직경을 크게 한다.

- 평균 검열의 폭 = 8~11 mm

- 소프트콘택트렌즈의 직경 = 검열의 폭에 비례적으로 크게 선택하고 보다 편평하게 피팅
- RGP 콘택트렌즈의 직경 = 검열의 폭 ≤ 9.0 mm일 때 8.8~9.0 mm
  검열의 폭 ≥ 10.5 mm일 때 9.2~9.4 mm
  9.0 mm < 검열의 폭 < 10.5 mm일 때 9.6~9.8 mm

2-4. 눈꺼풀의 위치

이상적 렌즈의 위치는 윗눈꺼풀이 각막의 10시와 2시 방향이 덮인 상태이다(그림 20-1의 D). 이러한 눈꺼풀 위치에서 착용 후 정면 주시 시 렌즈의 상단면이 윗눈꺼풀 안에 있어야 착용감이 좋다. 정상적으로 눈꺼풀 위치할 경우 렌즈는 평균 크기로 하고, 그 외 눈꺼풀이 위치할 경우 렌즈크기를 조정하여 눈깜박임 시 착용감과 중심잡기가 좋도록 한다.

2-5. 눈꺼풀의 탄력도

눈꺼풀의 탄력도는 눈꺼풀 장력을 나타내며 윗눈꺼풀을 뒤집어 눈꺼풀의 탄력정도를 측정한다. 윗눈꺼풀의 끝 쪽을 잡고 가볍게 당기면서 바깥으로 뒤집는다. 뒤집어지는 정도에 따라 탄력의 정도는 느슨함, 팽팽함, 정상으로 분류한다. 눈꺼풀 탄력도가 높으면 콘택트렌즈가 상방이탈 되기 쉽고 느슨한 경우 하방이탈 되기 쉽다.

2-6. 눈깜박임 횟수

정상적인 눈깜박임은 분당 10~15회이며, 눈깜박임이 나쁘면 눈물순환이 잘 안 되고 작열감이나 눈부심을 호소할 수 있다. 특히 하드콘택트렌즈의 경우 렌즈의 중심이탈, 각막탈수현상, 혹은 렌즈에 이물질침착이 일어나기 쉽다.

2-7. 누액 검사

누액의 양과 질은 콘택트렌즈 착용 가능성, 착용할 렌즈의 종류를 결정하는 중요한 요인이다. 누액평가는 쉬르머검사, 눈물파괴시간검사, 눈물 프리즘관찰 등으로 할 수 있으며, 착용 대상자의 눈물막과 안구표면의 평가를 근거로 콘택트렌즈를 적절히 선택할 수 있는 임상적 판단을 할 수 있다. 예를 들면, 환자가 병리학적으로 건조안은 아니지만 약간의 건조안이라고 진단되면 매일착용 콘택트렌즈는 가능하지만 연속착용 콘택트렌즈는 적당하지 않을 것이다. 또 다른 예로 눈물의 질은 좋으나 그 양이 상당히 적다고 한다면 RGP 콘택트렌즈보다 친수성 소프트콘택트렌즈가 타당할 것이다. 몇 가지 검사의 기대치는 다음과 같다.

- 쉬르머검사의 기대치 = 10~15 mm/5분
- 눈물파괴시간검사의 기대치 = 15~30초
- 눈물 프리즘관찰의 기대치 = 중심에서 0.2~0.4 mm, 주변부 0.1~0.2 mm

용·어·설·명

- 눈물 프리즘관찰(tear prism observation): 주로 하안검연(아래눈꺼풀테) 중심으로 눈물의 높이와 너비를 세극등 광선의 폭으로 누액의 부피를 측정하여 평가한다. 정상 눈물 프리즘의 중심 높이가 0.2~0.4 mm, 주변부 높이가 0.1~0.2 mm이다.

3 콘택트렌즈 디자인 선택

각막곡률은 각막 전면의 곡률반경을 말하며, 각막의 만곡도와 각막난시를 알 수 있어 콘택트렌즈 피팅에서 렌즈의 종류를 선택하거나 베이스커브를 결정하는 것과 밀접한 관련이 있다. 따라서 각막곡률을 측정함으로써 각막외형에 대한 이해와 콘택트렌즈 처방의 기본자료로 활용된다. 각막곡률 측정장비는 각막곡률계와 각막지형계 등이 있다.

측정된 각막곡률로부터 각막난시 유형을 파악하고 굴절검사로부터 전체난시(안경난시)를 결정하여 수정체난시 또는 잔여난시를 분석한 다음 렌즈 종류를 결정한다(표 20-3).

표 20-3. 난시 유형에 따른 콘택트렌즈 선택

난시의 유형	렌즈의 선택
대부분이 각막난시인 경우	• 각막난시가 −1.00 D 이하이고 근시 굴절력의 1/4(1/3) 이하이면 소프트콘택트렌즈를 선택한다. • 각막난시가 −2.50 D 이하이면 제1 선택은 구면 RGP 콘택트렌즈이며, 이차적으로 토릭 소프트콘택트렌즈나 비구면 RGP 콘택트렌즈를 선택한다. • 각막난시가 −2.50 D 초과되는 경우 덧댐굴절검사하여 잔여난시가 −0.75 D 이하이면 구면 RGP 콘택트렌즈를, −0.75 D 초과하면 비구면 또는 토릭 RGP 콘택트렌즈를 선택한다.
대부분이 수정체난시인 경우	• 전면 토릭의 RGP 콘택트렌즈나 소프트콘택트렌즈를 선택한다.
전체난시가 없는 경우	• 각막난시와 수정체난시가 있을 경우 구면소프트콘택트렌즈를 선택한다. • 각막과 수정체난시가 없는 경우 구면 또는 비구면 콘택트렌즈를 선택한다.
모두 난시가 있는 경우	• 구면 RGP 콘택트렌즈나 소프트 콘택트렌즈를 선택 후 덧댐굴절검사에 드러난 잔여난시에 따라 렌즈를 선택한다. 즉, 잔여난시가 적거나 없다면 구면 콘택트렌즈를 선택하고, 무시할 수 없는 잔여난시라면 토릭 콘택트렌즈를 선택한다.

용·어·설·명

• 덧댐굴절검사(over-refraction): 콘택트렌즈를 착용한 상태에서 굴절검사를 실시하여 최종적으로 렌즈의 굴절력을 결정하는 단계를 말한다. 잔여난시는 덧댐굴절검사에서 남아 있는 난시를 말한다. 대부분 잔여난시는 수정체난시에 의해 나타나므로 경우에 따라 수정체난시라고도 한다.

콘택트렌즈의 베이스커브는 각막의 곡률이나 렌즈의 직경에 따라 결정된다. 소프트콘택트렌즈의 경우 BC는 가장 편평한 각막곡률(K-reading 또는 K값)보다 더 편평한 것으로 한다. 일반적으로 렌즈의 직경이 12~13 mm라면 K값에 0.4~0.6 mm 더하고, 렌즈의 직경이 14~15 mm라면 K값에 0.6~1.0 mm를 더하여 결정한다. 또는 렌즈의 BC는 K값에 1.1을 곱하여 선택하는 경우도 있으며, 함수율에 따라 플랫한 K값보다 0.7~1.3 mm 정도 더하며, 고함수렌즈의 경우 0.3~1.0 mm를 더하여 결정한다. 소프트콘택트렌즈의 BC는 평균적으로 다음과 같이 선택할 수 있다(표 20-4).

표 20-4. 소프트콘택트렌즈의 BC선택 기준

편평한(flat) K	BC 선택	예
>45.00 D	가파른 BC	8.3 또는 8.4 mm
41.00~45.00 D	중간 BC	8.6 또는 8.7 mm
<41.00 D	편평한 BC	8.9 또는 9.0 mm

RGP 콘택트렌즈의 경우 각막난시가 1.50 D일 때 편평한 경성의 K값(on K)으로 하고 이보다 난시가 작으면 편평하게, 난시가 이보다 크면 가파르게 선택한다(표 20-5). 각막난시의 양에 따라 BC는 렌즈제조 회사별로 차이가 있으므로 제조사에 제공된 데이터를 참고로 결정하는 것이 좋다.

표 20-5. RGP 콘택트렌즈의 BC 선택 기준

각막난시	BC 선택	
	직경 9.4 mm	직경 9.8 mm
0~0.75 D	K보다 0.50 D 편평하게	K보다 0.75 D 편평하게
1.00~1.25 D	K보다 0.25 D 편평하게	K보다 0.50 D 편평하게
1.50~1.75 D	On K	K보다 0.25 D 편평하게
2.00~2.25 D	K보다 0.25 D 가파르게	On K
≥2.50 D	Bitoric 디자인	Bitoric 디자인

4 소프트콘택트렌즈의 선택과 피팅 기준

4-1. 소프트콘택트렌즈 선택 기준

소프트콘택트렌즈의 선택은 적응의 용이성에 따라 적응증과 금기증을 고려하여 판단할 수 있다(표 20-6).

표 20-6. 소프트콘택트렌즈의 선택 기준

적응증	금기증
• 눈물의 양과 질이 좋은 경우 • 구면 굴절이상 • 낮은 난시도 • 낮은 수정체난시 • 운동선수 • RGP 콘택트렌즈 적응하지 못한 경우 • 간헐적 착용자 • 미용렌즈를 착용 희망자 • RGP 콘택트렌즈의 부착이 일어난 경우 • RGP 콘택트렌즈 착용에 의한 3시-9시 염색 • 착용동기가 강한 사람	• 전안부 안질환 • 위생 관념이 약한 사람 • 착용 동기가 약한 사람 • 알레르기, 항히스타민 복용자 • 렌즈 착용으로 더 악화되는 전신질환 • 자가면역질환/약한 면역력 • 눈물의 양과 질이 좋지 않은 경우 • 부정난시 • 방사상각막절개술 • 건조 환경 • 거대유두결막염

4-2. 소프트콘택트렌즈 피팅 기준

- "Three-point touch"가 되어야 한다(그림 20-2). 즉 렌즈는 각막의 각막정점과 각막의 주변부에 가벼운 접촉이 가능하여야 한다.
- 각막의 직경보다 큰 렌즈를 선택한다. 각막의 크기는 수평방향의 가시홍채직경에 1~3 mm(평균 1.25 mm) 정도 더해 준다.
- BC는 가장 편평한 K값보다 2~5 D 더 편평한 것으로 한다.
- 렌즈의 직경과 BC로 피팅의 변화 즉, 편평하게 하거나 가파르게 할 수가 있다(그림 20-3).

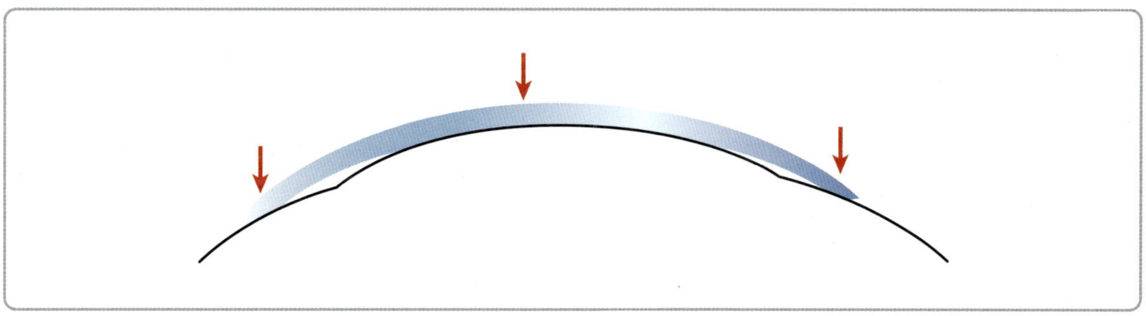

그림 20-2. Three-point touch

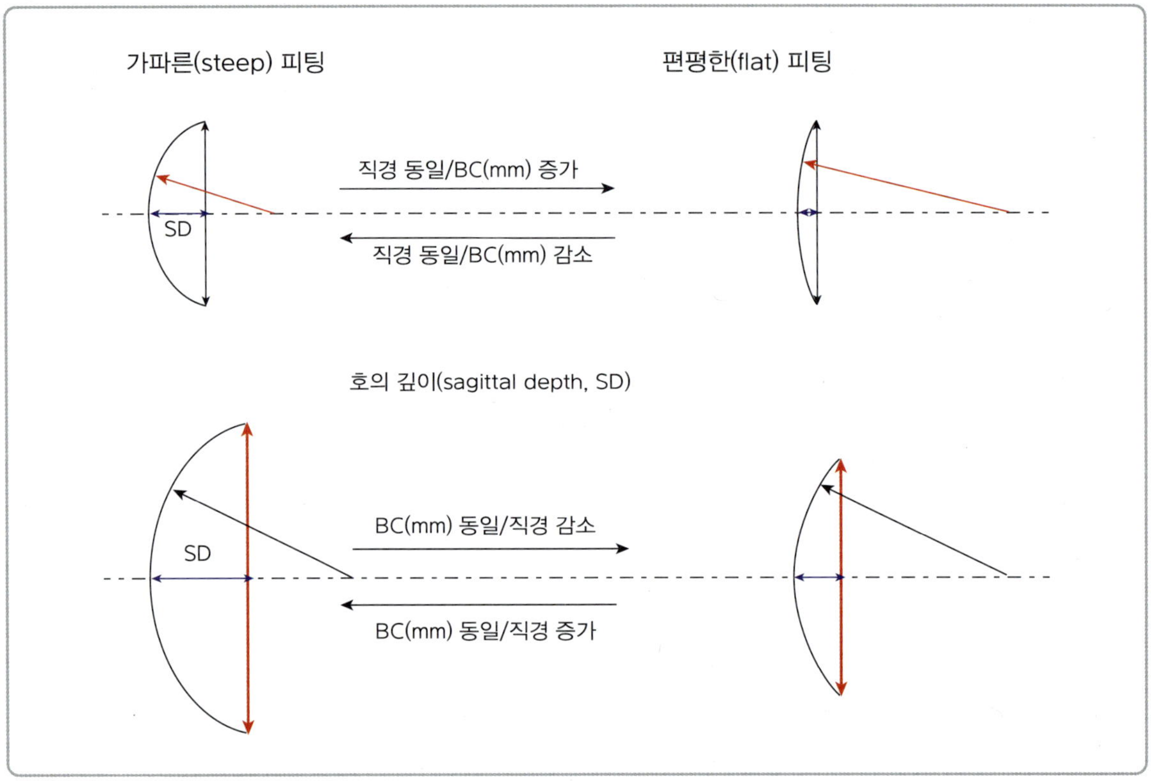

그림 20-3. 피팅 상태의 변화

BC (mm)를 증가시키거나 직경을 줄이면 호의 깊이(sagittal depth, SD)가 낮아져 편평한 피팅 상태가 되고, BC를 감소시키거나 직경을 늘리면 호의 깊이가 높아져 가파른 피팅 상태가 된다.

- 보다 더 편평하게 피팅을 해야 할 경우는 검열폭이 큰 경우, 각막직경이 큰 경우, 낮은 함수율의 렌즈, 유연성이 낮은 렌즈, 두꺼운 렌즈, 산소침투성이 낮은 렌즈인 경우다.
- 저함수일수록 렌즈의 침전물이 적고 내구성이 좋으며, 함수렌즈는 침전물이 많고, 파손되기 쉽다.
- 얇은 렌즈일수록 산소침투성이 높으나 주름지는 현상을 막기 위해 가파른 피팅이 좋다.
- 고도수의 두꺼운 렌즈는 산소결핍을 유발하여 흐린 시력을 보이기도 한다.
- 눈꺼풀 탄력도가 높거나 각막의 크기가 크거나 도난시의 경우 콘택트렌즈의 중심이탈이 쉽다.
- 난시량이 1.00 D 이상인 경우 구면소프트렌즈로는 교정효과가 떨어져 토릭소프트콘택트렌즈나 RGP, 또는 안경처방이 좋다.
- 렌즈가 무거운 경우 보통 크기의 렌즈보다 큰 렌즈가 좋다.

- 렌즈의 유연성이 크면 더 가파르게 피팅한다.
- 건성안의 경우 저함수이고 두꺼운 렌즈가 좋다.

5 하드콘택트렌즈의 선택과 피팅 기준

5-1. RGP 콘택트렌즈 선택 기준

RGP 콘택트렌즈의 선택은 적응의 용이성에 따라 적응증과 금기증을 고려하여 판단할 수 있다(표 20-7).

표 20-7. RGP 콘택트렌즈 선택 기준

적응증	금기증
• 소프트콘택트렌즈 교정되지 않는 난시 • 소프트콘택트렌즈 교정되지 않는 노안의 경우 • 성장기의 진행성 근시 • 원추각막 • 부정난시 • 경계 건성안(borderline dry eye) • 각막굴절교정렌즈 • 연속착용 또는 겸용착용의 경우	• 이물에 대한 감각이 예민한 눈 • 간헐적 착용의 경우 • 착용 동기가 약한 사람 • 항히스타민이 필요한 만성 알레르기 • 건성안 • 당뇨병

5-2. RGP 콘택트렌즈의 재질 선택 기준

렌즈의 크기나 BC의 선택은 앞서 언급한 기준에 따르고 여기서는 재질의 특성을 나타내는 Dk 선택기준을 제시한다.

- 매일착용 방식으로 근시교정은 대부분 낮은 Dk (25~50)를 선택한다. 이러한 선택은 렌즈의 표면 습윤성과 치수의 안정성을 갖는다.
- 겸용착용의 원시교정이나 연속착용의 근시교정은 높은 Dk (51~99)를 선택한다.
- 연속착용이나 30일까지 계속착용(continuous wear, CW)에는 hyper Dk (≥100)를 선택한다.
- 근시교정은 낮은 Dk (25~50)를 선택하며, 원시교정은 높은 Dk (51~99)를 선택한다.
- 1.50 D 이하의 낮은 난시는 높은 Dk를 선택하며, 2.50 D 이상의 높은 난시는 낮은 Dk를 선택한다.
- 장시간 근거리 작업에서는 습윤성 좋고 낮은 Dk를 선택하고, 매일착용 또는 연속착용을 겸용으로 할 경우 높은 Dk를 선택한다.

6 피팅 평가

콘택트렌즈에서 좋은 피팅은 중심안정, 적절한 움직임, 안정된 시력, 선명한 시력을 보이는 덧댐 굴절검사가 되어야 한다.

소프트콘택트렌즈에서 이상적인 피팅(normal fitting)은 다음 조건을 만족시켜야 한다.

- 착용감이 좋아야 한다.
- 렌즈가 각막 전체를 덮어야 한다.
- 눈깜박임 시 움직임은 0.5 mm, 주시방향에 따른 움직임은 1.0 mm 정도여야 한다.
- 시력이 눈깜박임과 상관없이 안정적이고 좋아야 한다.
- 아래눈꺼풀에 검지를 대고 렌즈를 밀어 올렸을 때 쉽게 움직여야 하고, 손가락을 뗐을 때 렌즈가 부드럽게 정상 회복되어야 한다(push-up검사).

RGP 콘택트렌즈에서 이상적인(normal) 피팅은 다음 조건을 만족시켜야 한다.

- 렌즈가 중심에서 이탈되지 않아야 한다.
- 렌즈는 윗눈꺼풀에 접촉되고 아래눈꺼풀에서는 접촉되지 않는 것이 좋다.
- 렌즈의 광학부 직경이 동공을 덮어야 한다.
- 렌즈의 움직임은 최소 1 mm에서 최대 3 mm가 좋다.
- 적절한 가장자리 들림(edge lift)으로 눈물순환이나 이물질 배출이 되어야 한다.

예제 20-1 안경 처방굴절력 −2.00 −1.00 × 180, 각막곡률 측정값 42.00 @ 180; 42.25 @ 090일 때, 잔여난시(수정체난시)는?

풀이 20-1 전체난시(안경난시) = 각막난시 + 잔여난시
잔여난시 = (−1.00 × 180) − (−0.25 × 180) = −0.75 × 180

예제 20-2 안경 처방굴절력 −2.00 −1.00 × 180, 각막곡률 측정값 42.00 @ 180; 44.00 @ 090일 때,
a. 구면 RGP렌즈로 처방할 때 예상되는 잔여난시는?
b. 구면소프트콘택트렌즈로 처방할 때 잔여난시는?

풀이 20-2 a. 구면 RGP렌즈로 처방할 때 각막난시 −2.00 × 180는 교정되어 안경난시 −1.00 × 180가 과교정된 상태이다.
전체난시(안경난시) = 각막난시 + 잔여난시

잔여난시 = (−1.00 × 180) − (−2.00 × 180)
= +1.00 × 180로 과교정상태이다.
이를 표기 전환하면, +1.00−1.00 × 090로
잔여난시는 −1.00 × 090이다.

b. 구면소프트콘택트렌즈로 처방할 때 안경난시는 교정되지 않고 전체난시가 잔여난시로 남게 된다. 따라서 잔여난시는 −1.00 × 180이다.

7 소프트콘택트렌즈의 관리

콘택트렌즈 관리체계는 세척, 헹굼, 소독, 보관 및 단백질제거로 구성된다. 관리용액은 식염수, 세척액, 소독액, 단백질제거제, 윤활제, 기타 방부제(항생 물질), 완충제, 삼투압조절제 등으로 구성된다.

7-1. 식염수

식염수의 용도는 렌즈의 함수율 유지, 헹굼, 열소독이나 단백질 제거할 때 용액으로 사용된다. 누액보다 약간 낮은 290 mOsm/Kg 삼투압을 유지하며, 산도는 pH=7.2~7.6이다. 식염수의 성분은 멸균 증류수, 삼투압 조절제로 염화나트륨(NaCl) 0.9%, 완충제로서 붕산/붕산나트륨, 인산/인산나트륨, 구연산/구연산나트륨, 방부제로 구성된다.

7-2. 세척액

단백질, 지방, 칼슘, 점액 등의 성분과 먼지 등이 렌즈표면에 부착하면 시력저하, 렌즈변색, 자극감을 유발한다. 소프트콘택트렌즈에서 단백질 침전물은 분자량이 작고 양전하를 가지는 라이소자임이 가장 많다. 또한 거대유두결막염을 유발하기도 하며, 렌즈에 흰 혼탁으로 시력을 저하시킨다. 지방침전물은 하드렌즈에서 흔하게 나타나 회색을 띠고 단백질과 결합하여 지질단백을 형성한다. 또한 방부제 성분 중 chlorhexidine과 침전물 형성을 촉진하고 자극감과 열감을 유발한다. 지방침전물은 제거가 어렵고 시력과 착용감을 저하시키며, 건성안이나 건조한 환경에서 많이 발생한다. 칼슘침전물은 흰색을 띠며, 단백질, 지방과 함께 jelly bump를 형성하기도 한다. 눈깜박임이 적은 사람, 누액의 양과 질이 떨어질수록 칼슘침전물이 많이 형성되며, 고함수의 연속착용의 경우에도 많이 관찰된다. 이 침전물은 제거를 하여도 렌즈표면에 흠집을 남겨 착용감을 저하시킨다. 색소침전물은 노랑색과 갈색을 띠며 열소독에 의해 촉진된다. 점액찌꺼기는 실리콘하이드로겔렌즈를 연속 착용할 경우 각막과 렌즈 사이에 남게 되고, 지질과 결합하여 mucin ball을 형성하여 각막을 누르는 부작용을 발생시킨다. 그 외 먼지, 화학물질, 화장품, 니코틴, 관리용액의 방부제(chlorhexidine, sorbic acid, thimerosal)등 주위 환경인자에 의한 침전물이 있다. 세척액은 이러한 각종 침전물을 제거하도록 하여 부작용을 줄이고 렌즈수명을 연장시키는 기능을 갖는다.

세척액의 성분은 단백질과 지방의 제거와 소독효과 기능을 갖는 계면활성제(poloxamers, tweens, poloxamines, alkyl triethanol ammonium chloride, bezalkonium chloride), 세척액의 변질을 막아주는 완충용액, 칼슘침전물을 제거하는 킬레이팅제(disodium edetate, EDTA), 삼투압 조절제, 방부제, 렌즈와 세척액 사이의 접촉시간을 늘려주어 세척효과를 증진하는 점성유지제(hydroxypropylmethyl cellulose, hydroxyethyl celluose, hydroypropyl cellulose), 그리고 세척강화제를 포함한다.

7-3. 소독액

소독은 열, 화학, 초음파를 사용한다. 열소독은 80℃에서 1분 또는 70℃에서 5분(1972 FDA승인)이면 된다. 실제 소프트콘택트렌즈의 열소독은 10분에 걸쳐 80℃까지 온도를 올리는 방법을 사용한다. 이 소독법은 가장 오래되고 널리 알려진 방법이나 렌즈의 변성이나 변질의 우려가 있고 렌즈의 수명이 단축된다. 방부제에 예민한 사람에게 유리하며, 확실한 소독 효과를 갖는다.

요즘은 대부분 화학소독법을 사용한다. 화학소독은 간편하고 열소독보다 렌즈의 수명이 길어지지만 자극감을 유발하고 소독하는 시간이 길다. 화학소독은 관리용액에 사용되는 방부제 성분과 유사하다.

- 과산화수소(H_2O_2): 미생물 세포의 원형질막에 결합하여 세포를 파괴시켜 소독효과를 발휘한다. 이 소독법은 3%의 과산화수소로 1~4시간 소요되며, 살균효과가 우수하다. 소독 후 잔류 과산화수소는 충혈, 각막미란 등의 부작용을 유발함으로 이를 중화하는 과정이 필요하다. 중화는 백금에 의한 중화, catalase에 의한 중화, 그 외 중화법으로 피루빈산나트륨(sodium pyruvate, $CH_3COCOONa$), 아황산나트륨(Na_2SO_3), 이황산나트륨($Na_2S_2O_3$)을 이용한다.
- Thimerosal: 세포막 단백질과 결합하여 살균효과를 갖는다. 이 소독법은 수은이 함유되어 있어 눈에 자극과 독성을 유발하고 렌즈를 회백색으로 변색시킨다. 여러나라에서 사용 금지된 소독법이다.
- BAK (benzalkonium chloride): 세포막의 인지질과 결합하여 살균효과를 갖는 소독이다. 이 소독법은 소프트콘택트렌즈의 재질과 결합하여 눈에 독성을 유발함으로 부적합한 방법이다.

- CHG (chlorhexidine): 살균효과가 좋으나 과민반응자가 많다. 또한 지질단백침전물의 형성을 촉진한다.
- Benzyl alcohol (phenylmethanol): 0.1% 용액으로 사용하나 녹농균에 효과가 없다.
- Dymed: 최근에 많이 사용되고 있으며, 살균효과가 우수하고 독성이 거의 없다.
- Polyquad: 45% 이하 함수율 렌즈에 적합하며, 소독 효과가 좋으나 고함수에는 부적합하다.
- Sorbate/sorbic acid: pH 4.5 근처에서 최적 활성도를 보이며, 살균 효과가 적어 chlorhexidine, EDTA, thimerosal 등과 혼합물 형태로 사용한다. 또한 눈의 독성이 적고 열소독할 경우 렌즈가 노랗게 변색되기도 한다. 냉장 보관하여 사용하며 식염수의 방부제로 많이 이용된다.

열소독에서 화학소독으로 변경 시 변싱 단백질과 화학성분이 알레르기반응을 유발시키며 화학소독에서 열소독으로 변경 시 렌즈의 변형을 초래한다.

7-4. 단백질제거제

소프트콘택트렌즈는 일주일에 1회 단백질제거가 필요하다. 완전한 단백질제거는 힘들어 렌즈를 주기적으로 교체할 필요가 있다. 단백질제거는 효소에 의해 분해하여 제거한다. 사용되는 효소는 나무에서 추출한 효소로서 papain, 미생물(Streptomycis griseus, 방사균 일종)에서 추출한 효소로서 pronase, 돼지의 췌장에서 추출한 pancreatin, 간균(Bacillus bacteria)에서 추출한 subtilisin이 있다. 그 외 단백질제거에 필요한 성분은 효소분해제의 보조첨가제로 세척효과와는 무관한 bulking agent(NaCl, 유당), 효소가 식염수에 쉽게 용해하도록 도움을 주는 거품형성제(타르타르산, 탄산나트륨), 완충용액 그리고 윤활제(polyethyene glycol)가 있다.

7-5. 다목적용액

다목적용액(multi-purpose solution, MPS)은 세척, 헹굼, 소독, 보관과 단백질제거까지 모두 할 수 있는 용액으로 식염수, 세척액, 소독액의 성분이 포함되어 있다. 다목적용액은 렌즈 관리를 절차에 따라 효과적으로 수행할 수 없는 착용자, 여행이 잦은 착용자에게 적합하다. 그러나 과민성 눈을 가진 사람은 알레르기반응이 유발될 수 있어 적합하지 못하다.

8 하드(RGP) 콘택트렌즈의 관리

8-1. 세척액

세척액(cleaner)은 지방이나 단백질제거 기능을 갖는다. 성분은 방부제로서 thimerosal 또는 chlorobutanol, benzalkonium chloride (BAK), EDTA, CHG, PHMB (DYMED), benzyl alcohol, 계면활성제로 구성된다. 세척액의 사용목적은 단백질부착에 의한 습윤성저하 방지, 세균이나 곰팡이에 의한 감염위험 방지에 있다.

8-2. 습윤액

습윤액(wetting solution)은 습윤성 유지, 소독, 각막과 렌즈 사이의 완충역할을 한다. 구성성분은 살균제로 BAK, thimerosal, EDTA와 습윤제로 methylcellulose, polyvinyl alcohol(PVA), 완충용액, 증류수이다.

8-3. 침윤액

침윤액(soaking solution)은 습윤상태 보존과 친수성 유지, 렌즈를 소독하여 감염 예방하는 기능을 하며, 구성성분은 BAK, chlorobutanol, EDTA 등이다.

8-4. 윤활제

윤활제(lubricants)는 눈의 건조와 렌즈의 습윤성저하 방지의 기능을 갖는다. 구성성분은 sorbic acid, thimerosal, EDTA, BAK, chlorobutanol, chlorhexidine, boric acid 등이다.

부록

부록 1 국내 안경광학과 현황(2023년 1월 신입생 모집 기준)

No	학제	학교명	주소	비고
1	4	가톨릭관동대학교	강원도 강릉시 범일로 579번길 24	
2		강원대학교	강원도 삼척시 도계읍 황조길 346	대학원(석, 박사과정)
3		건양대학교	대전광역시 서구 관저동로 158	대학원(석, 박사과정)
4		경동대학교	강원도 원주시 문막읍 견훤로 815	
5		김천대학교	경상북도 김천시 대학로 214	
6		대구가톨릭대학교	경북 경산시 하양읍 하양로 13-13	대학원(석, 박사과정)
7		동신대학교	전라남도 나주시 건재로 185	대학원(석, 박사과정)
8		백석대학교	충청남도 천안시 동남구 문암로76	대학원(석사과정)
9		서울과학기술대학교	서울시 노원구 공릉로 232	대학원(석, 박사과정)
10		신한대학교	경기도 의정부시 호암로 95	
11		을지대학교	경기도 성남시 수정구 산성대로 553	대학원(석, 박사과정)
12	3	강동대학교	충청북도 음성군 감곡면 대학길 278	
13		광주보건대학교	광주광역시 광산구 북문대로 419번길 73	
14		국제대학교	경기도 평택시 장안웃길 56(장안동)	
15		김해대학교	경남 김해시 삼안로 112번길 198	
16		대경대학교	경북 경산시 자인면 단북1길 65	
17		대구과학대학교	대구광역시 북구 영송로 47	
18		대구보건대학교	대구광역시 북구 영송로 15	
19		대전과학기술대학교	대전광역시 서구 혜천로 100	
20		대전보건대학교	대전광역시 동구 충정로21	
21		동남보건대학교	경기도 수원시 장안구 천천로 74번길 50	
22		동원과학기술대학교	경상남도 양산시 명곡로 321	
23		마산대학교	경남 창원시 마산회원구 내서읍 함마대로 2640	
24		백석문화대학교	충청남도 천안시 동남구 문암로 58	
25		부산과학기술대학교	부산광역시 북구 사랑로 132번길 88	
26		서영대학교	경기도 파주시 월롱면 서영로 170	
27		성덕대학교	경상북도 영천시 신녕면 대학길 105	
28		수성대학교	대구광역시 수성구 달구벌대로 528길 15	
29		여주대학교	경기도 여주시 세종로 338	
30		원광보건대학교	전라북도 익산시 익산대로 514	
31		제주관광대학교	제주특별자치도 제주시 애월읍 평화로 2715	
32		청암대학교	전라남도 순천시 녹색로 1641	
33		춘해보건대학교	울산광역시 울주군 웅촌면 대학길 9	

No	학제	학교명	주소	비고
34	2	강릉영동대학교	강원도 강릉시 공제로 357	
35		경북과학대학교	경상북도 칠곡군 기산면 지산로 634	
36		부산여자대학교	부산광역시 부산진구 진남로 506	
37		선린대학교	경상북도 포항시 북구 흥해읍 초곡길 36번길 30	
38		전북과학대학교	전라북도 정읍시 정읍사로 509	

부록 2 국가별 눈 관련 전문가의 분류와 주요 업무

<table>
<tr><th rowspan="2"></th><th colspan="5">국가구분</th><th rowspan="2">직종 별 주요 업무</th></tr>
<tr><th>한국</th><th>미국</th><th>호주 및
뉴질랜드</th><th>독일</th><th>일본</th></tr>
<tr><td rowspan="4">직종구분</td><td>안과의사
(ophtalmologist)</td><td>안과의사
(ophtalmologist)</td><td>안과의사
(ophtalmologist)</td><td>안과의사
(ophtalmologist)</td><td>안과의사
(ophtalmologist)</td><td>안질환 진단 및 치료를 위한 약물처방과 수술, 사시수술, 굴절이상 수술 등</td></tr>
<tr><td rowspan="2">안경사</td><td>검안의
(Doctor of optometry)</td><td>검안사
(optometrist)</td><td>안경기능장
(augenoptiker-meister)</td><td rowspan="2">안경기술자
(민간자격)</td><td>굴절이상교정을 위한 굴절검사, 안경조제 및 판매, 콘택트렌즈 피팅 및 판매</td></tr>
<tr><td>조제안경사
(dispensing optician)</td><td>조제안경사
(dispensing optician)</td><td>안경기능공
(augenoptik-ergeselle)</td><td>안경조제 및 판매, 콘택트렌즈 피팅 및 판매</td></tr>
<tr><td>–</td><td>시교정사
(orthoptist)</td><td>시교정사
(orthoptist)</td><td>시교정사
(orthoptist)</td><td>시교정사
(orthoptist)</td><td>자각적 굴절검사, 타각적 굴절검사, 사시와 약시진단, 시훈련 치료</td></tr>
</table>

부록 3 국가별 검안안경사의 업무

검사 및 직무범위		국가명					사용용도
		한국	미국	호주 및 뉴질랜드	독일	일본	
주요검사	자동굴절검사	○	○	○	○	○	굴절이상도 기초검사
	자각적굴절검사	○	○	○	○	○	굴절이상도 정밀측정
	시기능검사	○	○	○	○	○	조절 및 폭주기능 검사
기기사용유무	검영기	×	○	○	○	○	굴절이상도, 조절기능
	틈새현미경	×	○	○	○	○	전안부평가, 콘택트렌즈 평가
	검안경	×	○	○	○	×	안저검사
	안압측정계	×	○	○	○	×	안압측정
	시야검사기	×	○	○	○	×	시야검사
진단약물사용		×	○	○	○	×	진단
치료약물사용		×	○	○	×	×	처치
안경판매 및 피팅		○	○	○	○	○	안경테 및 광학렌즈 판매, 관리방법설명, 피팅
안경조제가공		○	○	○	○	○	안경렌즈 조제가공
콘택트렌즈 판매		○	○	○	○	○	관리방법설명, 판매
콘택트렌즈 피팅		×	○	○	○	○	검사자가 직접 착용시켜 상태평가

부록 4 미국 검안대학 현황

미국의 검안대학 현황
• University of Alabama at Birmingham, AL • Midwestern University Arizona College of Optometry Glendale, AZ • University of California, Berkeley, CA • Southern California College of Optometry, CA • Western University of Health Sciences, CA • Nova Southeastern University, FL • Illinois College of Optometry, IL • Midwestern University Chicago College of Optometry, IL • Indiana University, IN • University of Pikeville–Kentucky College of Optometry, KY • New England College of Optometry, MA • Massachusetts College of Pharmacy and Health Sciences, MA • Michigan College of Optometry at Ferris State University, MI • University of Missouri at St. Louis, MO • State University of New York in New York City, NY • The Ohio State University, OH • Northeastern State University Oklahoma College of Optometry, OK • Pacific University in Portland, OR • Pennsylvania College of Optometry, PA • Interamerican University of Puerto Rico, School of Optometry, PR • Southern College of Optometry, TN • University of Houston, TX • University of the Incarnate Word, TX

부록 5 호주 및 뉴질랜드 검안대학 현황

호주의 검안대학 현황	뉴질랜드의 검안대학 현황
• Bachelor of Vision Science and Master of Optometry (BVisSci MOptom), Deakin University • Bachelor of Medical Science (Vision Science) and Master of Optometry, Flinders University • Bachelor of Vision Science and Master of Clinical Optometry (BVisSc MClinOptom), University of New South Wales • Bachelor of Vision Science and Master of Optometry, Queensland University of Technology • Doctor of Optometry, Melbourne University (post-graduate)	• Bachelor of Optometry (BOptom), The University of Auckland

부록 6 콘택트렌즈 교정굴절력 환산표

안경 굴절력 (D)	정점간거리 10 mm		정점간거리 11 mm		정점간거리 12 mm		정점간거리 13 mm		정점간거리 14 mm		정점간거리 15 mm	
	−	+	−	+	−	+	−	+	−	+	−	+
4.00	−3.85	4.17	−3.83	4.18	−3.82	4.20	−3.80	4.22	−3.79	4.24	−3.77	4.26
4.25	−4.08	4.44	−4.06	4.46	−4.04	4.48	−4.03	4.50	−4.01	4.52	−4.00	4.54
4.50	−4.31	4.71	−4.29	4.73	−4.27	4.76	−4.25	4.78	−4.23	4.80	−4.22	4.83
4.75	−4.53	4.99	−4.51	5.01	−4.49	5.04	−4.47	5.06	−4.45	5.09	−4.43	5.11
5.00	−4.76	5.26	−4.74	5.29	−4.72	5.32	−4.69	5.35	−4.67	5.38	−4.65	5.41
5.25	−4.99	5.54	−4.96	5.57	−4.94	5.60	−4.91	5.63	−4.89	5.67	−4.87	5.70
5.50	−5.21	5.82	−5.19	5.85	−5.16	5.89	−5.13	5.92	−5.11	5.96	−5.08	5.99
5.75	−5.44	6.10	−5.41	6.14	−5.38	6.18	−5.35	6.21	−5.32	6.25	−5.29	6.29
6.00	−5.66	6.38	−5.63	6.42	−5.60	6.47	−5.57	6.51	−5.54	6.55	−5.50	6.59
6.25	−5.88	6.67	−5.85	6.71	−5.81	6.76	−5.78	6.80	−5.75	6.85	−5.71	6.90
6.50	−6.10	6.95	−6.07	7.00	−6.03	7.05	−5.99	7.10	−5.96	7.15	−5.92	7.20
6.75	−6.32	7.24	−6.28	7.29	−6.24	7.34	−6.21	7.40	−6.17	7.45	−6.13	7.51
7.00	−6.54	7.53	−6.50	7.58	−6.46	7.64	−6.42	7.70	−6.38	7.76	−6.33	7.82
7.25	−6.76	7.82	−6.71	7.88	−6.67	7.94	−6.63	8.00	−6.58	8.07	−6.54	8.13
7.50	−6.98	8.11	−6.93	8.17	−6.88	8.24	−6.83	8.31	−6.79	8.38	−6.74	8.45
7.75	−7.19	8.40	−7.14	8.47	−7.09	8.54	−7.04	8.62	−6.99	8.69	−6.94	8.77
8.00	−7.41	8.70	−7.35	8.77	−7.30	8.85	−7.25	8.93	−7.19	9.01	−7.14	9.09
8.25	−7.62	8.99	−7.56	9.07	−7.51	9.16	−7.45	9.24	−7.40	9.33	−7.34	9.42
8.50	−7.83	9.29	−7.77	9.38	−7.71	9.47	−7.65	9.56	−7.60	9.65	−7.54	9.74
8.75	−8.05	9.59	−7.98	9.68	−7.92	9.78	−7.86	9.87	−7.80	9.97	−7.73	10.07
9.00	−8.26	9.89	−8.19	9.99	−8.12	10.09	−8.06	10.19	−7.99	10.30	−7.93	10.40
9.25	−8.47	10.19	−8.40	10.30	−8.33	10.40	−8.26	10.51	−8.19	10.63	−8.12	10.74
9.50	−8.68	10.50	−8.60	10.61	−8.53	10.72	−8.46	10.84	−8.38	10.96	−8.32	11.08
9.75	−8.88	10.80	−8.81	10.92	−8.73	11.04	−8.65	11.17	−8.58	11.29	−8.51	11.42
10.00	−9.09	11.11	−9.01	11.24	−8.93	11.36	−8.85	11.49	−8.77	11.63	−8.70	11.76
10.50	−9.50	11.73	−9.41	11.87	−9.33	12.01	−9.24	12.16	−9.15	12.31	−9.07	12.46
11.00	−9.91	12.36	−9.81	12.51	−9.72	12.67	−9.62	12.84	−9.53	13.00	−9.44	13.17
12.00	−10.71	13.64	−10.60	13.82	−10.49	14.02	−10.38	14.22	−10.27	14.42	−10.17	14.63

찾아보기

INDEX

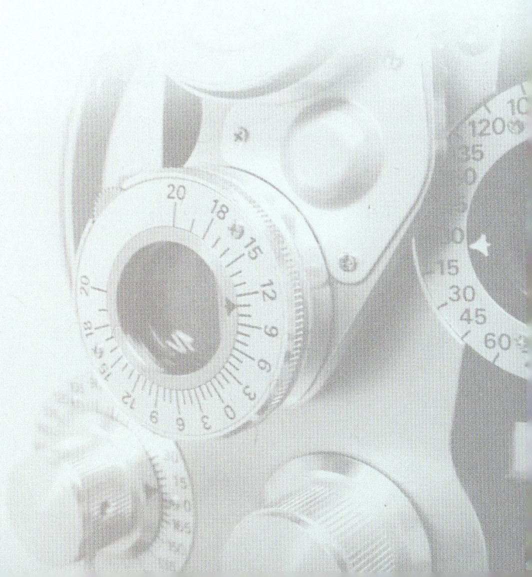

ㄷ

ㄹ

ㅇ

ㅎ

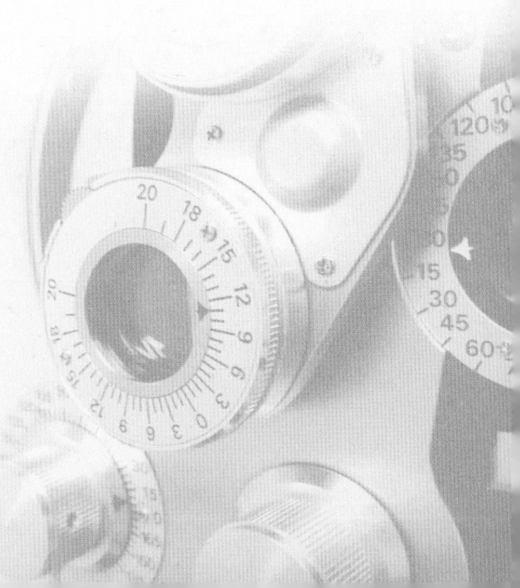

안경학개론 INTRODUCTION OF OPTOMETRY

2018년 3월 8일 1판 발행
2020년 3월 2일 2판 발행
2023년 3월 4일 3판 발행

저 자 한국안경광학과교수협의회
발행인 윤 진 영
발행처 도서출판 대학서림
주 소 03076 서울시 종로구 혜화로 2길 8
전 화 02) 763-1220, 744-2811
팩 스 02) 744-1210
등 록 1965. 1. 20
번 호 1-88
정 가 25,000원

ISBN 978-89-6940-304-9 93510
www.daihaks.com